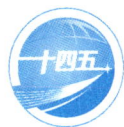

国家卫生健康委员会"十四五"规划教材

全国中医药高职高专教育教材

供中医学、针灸推拿、护理等专业用

免疫学与病原生物学

第5版

主　编　刘文辉　田维珍

副主编　张丹丹　龚宗跃　唐翔宇　陶　涛　阳　莉

编　委（按姓氏笔画排序）

王革新（南阳医学高等专科学校）　　　李　宁（山东药品食品职业学院）

王贵年（四川护理职业学院）　　　　　杨园园（运城护理职业学院）

石中全（重庆三峡医药高等专科学校）　张丹丹（黑龙江中医药大学佳木斯学院）

田维珍（湖北中医药高等专科学校）　　陈　莉（山东中医药高等专科学校）

先国兰（遵义医药高等专科学校）　　　唐翔宇（江西中医药高等专科学校）

刘文辉（山东中医药高等专科学校）　　陶　涛（宁波卫生职业技术学院）

关静岩（黑龙江护理高等专科学校）　　龚宗跃（湖南中医药高等专科学校）

孙运芳（山东医学高等专科学校）　　　覃宁玲（湖北中医药高等专科学校）

阳　莉（四川中医药高等专科学校）

秘　书　陈　莉（兼）

人民卫生出版社

·北　京·

图书在版编目（CIP）数据

免疫学与病原生物学 / 刘文辉，田维珍主编 . —5
版 . —北京：人民卫生出版社，2023.8（2025.10重印）
ISBN 978-7-117-34964-2

Ⅰ.①免⋯　Ⅱ.①刘⋯②田⋯　Ⅲ.①医药学 – 免疫
学 – 高等职业教育 – 教材②病原微生物 – 高等职业教育 –
教材　Ⅳ.①R392②R37

中国国家版本馆 CIP 数据核字 (2023) 第 141247 号

人卫智网	www.ipmph.com	医学教育、学术、考试、健康， 购书智慧智能综合服务平台
人卫官网	www.pmph.com	人卫官方资讯发布平台

免疫学与病原生物学
Mianyixue yu Bingyuan Shengwuxue
第 5 版

主　　编：刘文辉　田维珍
出版发行：人民卫生出版社（中继线 010-59780011）
地　　址：北京市朝阳区潘家园南里 19 号
邮　　编：100021
E - mail：pmph @ pmph.com
购书热线：010-59787592　010-59787584　010-65264830
印　　刷：人卫印务（北京）有限公司
经　　销：新华书店
开　　本：850×1168　1/16　印张：16　插页：2
字　　数：451 千字
版　　次：2005 年 6 月第 1 版　　2023 年 8 月第 5 版
印　　次：2025 年 10 月第 5 次印刷
标准书号：ISBN 978-7-117-34964-2
定　　价：59.00 元
打击盗版举报电话：010-59787491　E-mail：WQ @ pmph.com
质量问题联系电话：010-59787234　E-mail：zhiliang @ pmph.com
数字融合服务电话：4001118166　E-mail：zengzhi @ pmph.com

《免疫学与病原生物学》
数字增值服务编委会

主　编　刘文辉　田维珍

副主编　张丹丹　龚宗跃　唐翔宇　陶　涛　阳　莉

编　委（按姓氏笔画排序）

　　　　王革新（南阳医学高等专科学校）

　　　　王贵年（四川护理职业学院）

　　　　石中全（重庆三峡医药高等专科学校）

　　　　田维珍（湖北中医药高等专科学校）

　　　　先国兰（遵义医药高等专科学校）

　　　　刘文辉（山东中医药高等专科学校）

　　　　关静岩（黑龙江护理高等专科学校）

　　　　孙运芳（山东医学高等专科学校）

　　　　阳　莉（四川中医药高等专科学校）

　　　　李　宁（山东药品食品职业学院）

　　　　杨园园（运城护理职业学院）

　　　　张丹丹（黑龙江中医药大学佳木斯学院）

　　　　陈　莉（山东中医药高等专科学校）

　　　　唐翔宇（江西中医药高等专科学校）

　　　　陶　涛（宁波卫生职业技术学院）

　　　　龚宗跃（湖南中医药高等专科学校）

　　　　覃宁玲（湖北中医药高等专科学校）

秘　书　陈　莉（兼）

修订说明

为了做好新一轮中医药职业教育教材建设工作，贯彻落实党的二十大精神和《中医药发展战略规划纲要（2016—2030 年）》《教育部 国家卫生健康委 国家中医药管理局关于深化医教协同进一步推动中医药教育改革与高质量发展的实施意见》《教育部等八部门关于加快构建高校思想政治工作体系的意见》《职业教育提质培优行动计划（2020—2023 年）》《职业院校教材管理办法》的要求，适应当前我国中医药职业教育教学改革发展的形势与中医药健康服务技术技能人才培养的需要，人民卫生出版社在教育部、国家卫生健康委员会、国家中医药管理局的领导下，组织和规划了第五轮全国中医药高职高专教育教材、国家卫生健康委员会"十四五"规划教材的编写和修订工作。

为做好第五轮教材的出版工作，我们成立了第五届全国中医药高职高专教育教材建设指导委员会和各专业教材评审委员会，以指导和组织教材的编写与评审工作；按照公开、公平、公正的原则，在全国 1 800 余位专家和学者申报的基础上，经中医药高职高专教育教材建设指导委员会审定批准，聘任了教材主编、副主编和编委；确立了本轮教材的指导思想和编写要求，全面修订全国中医药高职高专教育第四轮规划教材，即中医学、中药学、针灸推拿、护理、医疗美容技术、康复治疗技术 6 个专业共 89 种教材。

党的二十大报告指出，统筹职业教育、高等教育、继续教育协同创新，推进职普融通、产教融合、科教融汇，优化职业教育类型定位，再次明确了职业教育的发展方向。在二十大精神指引下，我们明确了教材修订编写的指导思想和基本原则，并及时推出了本轮教材。

第五轮全国中医药高职高专教育教材具有以下特色：

1. 立德树人，课程思政　教材以习近平新时代中国特色社会主义思想为引领，坚守"为党育人、为国育才"的初心和使命，培根铸魂、启智增慧，深化"三全育人"综合改革，落实"五育并举"的要求，充分发挥思想政治理论课立德树人的关键作用。根据不同专业人才培养特点和专业能力素质要求，科学合理地设计思政教育内容。教材中有机融入中医药文化元素和思想政治教育元素，形成专业课教学与思政理论教育、课程思政与专业思政紧密结合的教材建设格局。

2. 传承创新，突出特色　教材建设遵循中医药发展规律，传承精华，守正创新。本套教材是在中西医结合、中西药并用抗击新型冠状病毒感染疫情取得决定性胜利的时候，党的二十大报告指出促进中医药传承创新发展要求的背景下启动编写的，所以本套教材充分体现了中医药特色，将中医药领域成熟的新理论、新知识、新技术、新成果根据需要吸收到教材中来，在传承的基础上发展，在守正的基础上创新。

3. 目标明确，注重三基　教材的深度和广度符合各专业培养目标的要求和特定学制、特定对象、特定层次的培养目标，力求体现"专科特色、技能特点、时代特征"，强调各教材编写大纲一定要符合高职高专相关专业的培养目标与要求,注重基本理论、基本知识和基本技能的培养和全面素质的提高。

4.能力为先,需求为本　教材编写以学生为中心,一方面提高学生的岗位适应能力,培养发展型、复合型、创新型技术技能人才;另一方面,培养支撑学生发展、适应时代需求的认知能力、合作能力、创新能力和职业能力,使学生得到全面、可持续发展。同时,以职业技能的培养为根本,满足岗位需要、学教需要、社会需要。

5.规划科学,详略得当　全套教材严格界定职业教育教材与本科教育教材、毕业后教育教材的知识范畴,严格把握教材内容的深度、广度和侧重点,既体现职业性,又体现其高等教育性,突出应用型、技能型教育内容。基础课教材内容服务于专业课教材,以"必需、够用"为原则,强调基本技能的培养;专业课教材紧密围绕专业培养目标的需要进行选材。

6.强调实用,避免脱节　教材贯彻现代职业教育理念,体现"以就业为导向,以能力为本位,以职业素养为核心"的职业教育理念。突出技能培养,提倡"做中学、学中做"的"理实一体化"思想,突出应用型、技能型教育内容。避免理论与实际脱节、教育与实践脱节、人才培养与社会需求脱节的倾向。

7.针对岗位,学考结合　本套教材编写按照职业教育培养目标,将国家职业技能的相关标准和要求融入教材中,充分考虑学生考取相关职业资格证书、岗位证书的需要。与职业岗位证书相关的教材,其内容和实训项目的选取涵盖相关的考试内容,做到学考结合、教考融合,体现了职业教育的特点。

8.纸数融合,坚持创新　新版教材进一步丰富了纸质教材和数字增值服务融合的教材服务体系。书中设有自主学习二维码,通过扫码,学生可对本套教材的数字增值服务内容进行自主学习,实现与教学要求匹配、与岗位需求对接、与执业考试接轨,打造优质、生动、立体的学习内容。教材编写充分体现与时代融合、与现代科技融合、与西医学融合的特色和理念,适度增加新进展、新技术、新方法,充分培养学生的探索精神、创新精神、人文素养;同时,将移动互联、网络增值、慕课、翻转课堂等新的教学理念、教学技术和学习方式融入教材建设之中,开发多媒体教材、数字教材等新媒体形式教材。

人民卫生出版社成立70年来,构建了中国特色的教材建设机制和模式,其规范的出版流程,成熟的出版经验和优良传统在本轮修订中得到了很好的传承。我们在中医药高职高专教育教材建设指导委员会和各专业教材评审委员会指导下,通过召开调研会议、论证会议、主编人会议、编写会议、审定稿会议等,确保了教材的科学性、先进性和适用性。参编本套教材的1 000余位专家来自全国50余所院校,希望在大家的共同努力下,本套教材能够担当全面推进中医药高职高专教育教材建设,切实服务于提升中医药教育质量、服务于中医药卫生人才培养的使命。谨此,向有关单位和个人表示衷心的感谢!为了保持教材内容的先进性,在本版教材使用过程中,我们力争做到教材纸质版内容不断勘误,数字内容与时俱进,实时更新。希望各院校在教材使用中及时提出宝贵意见或建议,以便不断修订和完善,为下一轮教材的修订工作奠定坚实的基础。

人民卫生出版社有限公司
2023年4月

前　言

本教材根据国家卫生健康委员会"十四五"规划教材建设指导委员会意见及原则编写,是全国中医药高职高专第五轮规划教材。本教材体现课程思政、立德树人:强化教材意识形态建设,筑牢思想根基;深度融合、立体构建:完善纸数融合,发挥数字化教学优势和特点;能力为先、需求为本:以职业技能的培养为根本,满足岗位需要、学教需要、社会需要。

教材与课程是落实党的教育方针,落实立德树人的核心抓手。高职教材建设必须以习近平新时代中国特色社会主义思想为指导,紧紧围绕立德树人的根本任务,坚持正确政治方向,旗帜鲜明加强思想政治教育、品德教育,加强社会主义核心价值观和中华优秀传统文化教育,要把疫情防控的精神、抗击疫情的精神融入教材当中,用心打造培根铸魂、启智增慧的精品教材。

教材紧紧围绕中医学、针灸推拿、护理等专业培养目标,针对高职高专教育的特点,强调基本理论、基本知识、基本技能,注重教材的思想性、科学性、先进性、启发性及适应性。教材内容突出重点,深入浅出,简明扼要,文理通畅。教材各部分尽量体现中医药院校特点,介绍本学科研究新动向。在保持学科特色的基础上,增加了一些中医学对本学科的认识及应用。

本教材主要分上、中、下三篇。上篇医学免疫学,第一章到第七章主要介绍免疫学基础知识;第八章介绍免疫学在临床的实际应用。中篇医学微生物学,第九章到第十八章介绍病原微生物学,包括细菌、其他原核细胞型微生物、真菌、病毒的基础知识及临床常见致病微生物;下篇人体寄生虫学,第十九章到第二十一章介绍寄生虫学的基础知识,及医学蠕虫、医学原虫、医学节肢动物。每篇都附有思考题,帮助学生提高分析和解决实际问题的能力。为帮助学生对学科系统性、连贯性及实用性的掌握,对某些章节进行了调整和处理。

本教材可供3年制及5年制高职高专中医学、针灸推拿、护理等专业教学使用。各专业可根据教学目标和实际情况选用。建议教学时数安排为54~72学时。

本教材编写过程中,参编的各校同仁付出了艰辛劳动,在此一并致谢。对第1~4版参加编写的老师表示深深的谢意!教材可能存在一定缺陷和不足,望各校在使用过程中总结经验,提出宝贵意见,以便今后修订完善。

《免疫学与病原生物学》编委会

2023年4月

目　录

中篇　医学微生物学

下篇 人体寄生虫学

绪　论

> ## 学习目标
> 　　掌握免疫、微生物、病原生物的概念；熟悉免疫学、微生物学、医学微生物学、病原生物学。

思政元素

微生态与生态文明建设

　　党的二十大报告再次指明了生态文明建设的重要意义。过去十年，在习近平生态文明思想的科学指引下，生态文明建设和生态环境保护发生历史性、转折性、全局性变化。我们把"美丽中国"纳入社会主义现代化强国目标，把"生态文明建设"纳入"五位一体"总体布局，把"人与自然和谐共生"纳入新时代坚持和发展中国特色社会主义基本方略。微生物构成人体的微生态，只有保持微生态平衡，我们的机体才能保持健康和正常活力。

一、免疫与免疫学

　　"免疫（immunity）"原意为"免除，豁免"，由拉丁语"immunis"而来，也包含"免于疫患"之意。免疫学（immunology）是一门既古老又新兴的学科，免疫学的发展是人们在生活和实践中不断探索、总结、创新的结果。免疫应答是机体对抗原刺激的反应，是对抗原物质进行识别和排除的连续生物学过程，是机体识别"自己"与"非己"，对自身抗原（自己）形成天然免疫耐受，对"非己"抗原产生排斥作用的一种生理功能。

　　医学免疫学是研究机体免疫系统组成、结构和功能以及免疫应答发生机制，在疾病诊断与防治中应用的一门学科。随着医学免疫学的迅猛发展，并与其他学科交叉已形成的分支学科有基础免疫学、临床免疫学、免疫病理学、免疫遗传学、移植免疫学、肿瘤免疫学和分子免疫学等。医学免疫学既是一门医学基础学科，又是一门应用学科，是医药学工作者必修的一门重要科学。

二、微生物与微生物学

　　微生物（microorganism）是存在于自然界中的一群个体微小、结构简单、肉眼直接看不见，必须借助光学显微镜或电子显微镜放大数百倍、数千倍，甚至数万倍才能观察到的微小生物。微生物具有体形微小、结构简单、繁殖迅速、适应力强、容易变异、种类繁多、分布广泛等特点。

　　微生物学（microbiology）主要研究微生物的种类、分布、基本结构、代谢、生长繁殖、遗传变异以及与人类、动植物、自然界等相互关系的一门学科。随着微生物学研究的深入，又形成了许多分支，如微生物生理学、微生物生态学、微生物遗传学、微生物基因组学等；按研究对象不同可分为细菌学、病毒学、真菌学；按研究领域分为农业微生物学、工业微生物学、食品微生物学、医学微生物学等。

医学微生物学（medical microbiology）是微生物学的一个分支，是研究病原微生物的生物学性状、致病性与免疫性、微生物学检查方法、防治原则等的一门学科。学习医学微生物学的目的在于掌握和运用微生物学的基本知识、基本理论和基本技能，为学习其他基础医学、临床医学及预防医学打下坚实基础，并有助于控制和消灭传染性疾病和与之有关的免疫性疾病，达到保障和提高人类健康水平的目的。

三、病原生物与病原生物学

病原生物是指自然界中能对人、动植物造成危害的生物总称，或称病原体，主要包括病毒、细菌、放线菌、衣原体、立克次体、支原体、螺旋体、真菌、寄生虫（医学原虫、医学蠕虫、医学节肢动物）。病原生物学是生命科学的一个分支，是一门医学基础课，主要研究病原生物的形态、结构，生命活动规律及与机体和环境相互作用的一门学科，主要包括医学微生物学、医学寄生虫学。

? 复习思考题

1. 解释免疫、微生物、病原生物的概念。
2. 简述病原生物的类型。

ER-0-3

扫一扫，测一测

上篇　医学免疫学

概　　述

　　掌握免疫的概念与功能、免疫应答的类型；熟悉固有免疫应答和适应性免疫应答参与成分和特点；了解免疫学的发展简史。

　　免疫（immunity）是人们与传染病斗争过程中逐渐建立起来的，immunity 这个词原意是免除徭役或兵役，后引申为对疾病（特别是传染病）的免疫力。所以传统的免疫概念是指机体抗传染病的一种能力，即抗感染免疫。随着对免疫机制的深入研究，人们发现了多种与感染无关的现象，如血型不符引起的输血反应、器官移植后的排斥反应等，因此人类对免疫的认识也发生了改变，20 世纪六七十年代以后出现了现代免疫的概念。近几十年来免疫学发展迅速，成为一门重要的独立学科。

　　医学免疫学是研究机体免疫系统组成、结构与功能、免疫应答发生机制，疾病的诊断、预防和治疗的一门医学基础学科。随着医学免疫学迅猛的发展，已形成了基础免疫学、临床免疫学、免疫病理学、免疫遗传学、移植免疫学、肿瘤免疫学和分子免疫学等分支学科。成为生命科学领域的前沿学科，该学科既是一门医学基础学科，又是一门应用学科，是成为生命科学领域工作者必修的一门重要科学。

一、免疫的概念与功能

　　免疫的现代概念是指机体识别"自己"与"非己"，并排除"非己"抗原性异物，以维持机体生理平衡和稳定的功能。免疫概念的变化使免疫学研究和应用范畴大大拓宽。机体免疫系统不仅担负着抗感染和抗肿瘤等正常免疫功能，当机体免疫功能失调时也会造成免疫病理损伤。此外，运用免疫学方法诊断及防治疾病也是现代免疫学研究的重要内容。免疫的功能主要表现如表 0-1。

表 0-1　免疫功能及表现

免疫功能	正常表现	异常表现
免疫防御	识别、清除病原体等非己抗原	超敏反应（高）；免疫缺陷病（低）
免疫稳定	识别、清除自身衰老及损伤细胞	自身免疫病（失调）
免疫监视	识别、清除机体突变的细胞	易被病毒感染及患肿瘤（低）

二、免疫应答及分类

　　免疫应答（immune response）是指机体针对抗原性异物所发生的一系列排异反应的过程，是免疫学的核心内容。免疫应答有两种类型，即固有免疫应答及适应性免疫应答（表 0-2）。机体一旦遭受病原微生物的侵袭或抗原的刺激,首先由固有免疫应答迅速发挥防御及清除作用,通常不能完全清除病原体或抗原;之后,机体则启动适应性免疫应答,从而更有效地彻底清除病原体或抗原。

表 0-2　固有免疫应答和适应性免疫应答比较

	固有免疫应答(天然性、非特异性免疫)	适应性免疫应答(获得性、特异性免疫)
参与成分	组织屏障、吞噬细胞、补体等	T 细胞(细胞免疫) B 细胞(体液免疫)
抗原参与	无需抗原激发	需抗原激发
获得形式	与生俱有	后天获得
清除抗原	非特异性	特异性
免疫记忆	无	有
发挥作用时间	早期、快速(几分钟至 4 天)	4~5 天后发挥作用

固有免疫应答,也称天然性或非特异性免疫应答,是生物在长期进化中逐渐形成,是机体抵御病原体入侵的第一道防线。参与固有免疫应答的细胞包括单核巨噬细胞、树突状细胞、NK 细胞等,其识别抗原不像 T 细胞、B 细胞那样具有高度特异性,但可以通过模式识别受体去识别病原生物表达的病原体相关模式分子,产生固有免疫。

适应性免疫应答,也称获得性或特异性免疫应答,是指体内 T 细胞、B 细胞接受"非己"物质(主要指抗原)刺激后,自身活化、增殖、分化产生效应细胞或抗体,发挥生物学效应的全过程。与固有免疫应答相比,适应性免疫应答具有三个主要特点:特异性、耐受性和记忆性。适应性免疫应答包括细胞免疫和体液免疫两种。细胞免疫由 T 细胞介导,主要针对胞内病原体。体液免疫由 B 细胞介导,主要针对胞外病原体和毒素。

三、免疫学的发展简史

免疫学发展经历了长期的过程,从对免疫学的朦胧认识到对免疫学比较系统的认识,该发展过程是连续和渐进的。此过程可分为三个时期,即经验免疫学时期、实验免疫学时期和科学免疫学时期。

(一)经验免疫学时期

人类对免疫学的认识首先从与传染病的斗争开始。人类观察到得了传染病的患者在痊愈之后可以获得抵抗该种疾病的免疫力,由此开始尝试通过人工轻度感染某种传染病的方法以获得对该种疾病的抵抗力。例如,葛洪所著的《肘后备急方》和孙思邈所著的《备急千金要方》对于防治狂犬病就有"取狂犬脑敷之,后不复发"的文字记载,是我国古代医学家进行的"预防接种"实践。天花曾是一种烈性传染病,通过呼吸道传播,病死率极高,严重威胁人类生存。18 世纪欧洲发生天花大流行,造成 6 000 万人死亡。早在 16 世纪,我国古代民间医家就开始使用人痘接种预防天花,将天花患者康复后的皮肤痂皮磨碎成粉,吹入未患病儿童的鼻腔。种痘法开启了原始免疫学的先河。18 世纪末,英国乡村医生 Edward Jenner 在人痘预防天花提示下,发明了牛痘预防天花,为免疫预防开辟了新途径。

(二)实验免疫学时期

1. 实验免疫学的兴起　病原菌的发现和疫苗的研制推动免疫学的发展。德国细菌学家 Robert Koch 提出了病原菌致病的概念,颠覆了人们先前对"瘟疫"的认识。在此基础上,进一步认识到将减毒的病原体给动物接种,可预防因病原体感染引发的疾病。法国微生物学家 Louis

Pasteur 发现了预防炭疽病和狂犬病的疫苗。随后，随着越来越多的致病菌被发现，多种多样的疫苗也相继问世。

2. 细胞免疫和体液免疫学派的形成　19 世纪末，德国人 Behring 用经动物免疫得到的白喉抗毒素成功治愈了一位患白喉的女孩，引起科学家们从血清中寻找杀菌物质的极大兴趣，促进了血清学的发展，抗原和抗体概念也逐步形成，并陆续建立了体外检测抗原或抗体的多种血清学技术。1899 年，比利时医生 Jules Bordet 发现了补体，这种成分存在于新鲜血清中，在抗体存在的条件下，具有溶菌溶细胞的作用。出现了探讨免疫机制的两大学派：以梅契尼可夫为代表的细胞免疫学派和以欧立希为代表的体液免疫学派。由于两派的不停争论，各自进行多种实验，最后得到统一。当时，人们对免疫的认识仅局限于抗感染免疫，免疫结果都对人体有利。1959 年，英国生物化学家 Rodney Porter 和美国生物学家 Gerald Edelman 各自阐明了免疫球蛋白结构，为以后抗体多样性形成机制的研究奠定了基础。

3. 免疫重大学说和理论　鉴于抗体的广泛作用，科学家们对于抗体产生的机制进行了深入研究，提出了不同学说。

1897 年，Paul Erhlich 提出了抗体产生的侧链学说，从不同程度解读了抗体产生的机制，为后续研究提供借鉴。

1957 年，澳大利亚免疫学家 Burnet 提出了克隆选择学说，这是免疫学发展史中最为重要的理论。该学说认为：全身的免疫细胞是由众多识别不同抗原的细胞克隆组成，同一种克隆细胞表达相同的特异性受体，淋巴细胞识别抗原的多样性是机体接触抗原以前就预先形成的，是在生物长期进化中获得的。抗原入侵后，机体只是从免疫细胞库中选择能识别这种抗原的相应的淋巴细胞克隆，并使其活化、增殖，扩增出许多具有相同特异性的子代细胞，产生大量特异性抗体。机体自身的组织抗原成分在胚胎期就被相应的细胞克隆识别，这些细胞克隆产生特异性免疫耐受，赋予机体免疫系统区分"自己"和"非己"的能力。

1974 年，Niels Jerne 提出了免疫网络学说，该学说认为抗原刺激机体产生抗体，抗体分子上的独特型决定簇在体内又能引起抗独特型抗体的产生，抗独特型抗体又能引起针对于此抗独特型抗体的抗体，如此下去，在抗体和淋巴细胞中产生一个复杂的级联网络。在免疫应答调节中发挥重要作用。

（三）科学免疫学时期

到 20 世纪中期，由于分子生物学及遗传学等的进展，使免疫学飞速发展到现代免疫学阶段。对免疫过程中的多种机制的认识得以在基因、分子、细胞等层次上深入理解，如抗原识别受体多样性的产生、信号转导途径的发现、细胞程序性死亡途径的发现及应用免疫学的发展等。现代免疫学的进展，推动着生命科学不断向纵深发展，造福于人类。

🌐 **知识链接**

牛痘疫苗的发现

公元 11 世纪，我国早在宋朝已有吸入天花痂粉预防天花的传说，到明代，17 世纪 70 年代已有接种"人痘"预防天花的正式记载。18 世纪传至朝鲜、俄国、日本、东南亚、欧洲等地，在英国得到了应用和发展，为 Jenner 发明牛痘苗提供了经验。18 世纪后叶，英国医生 Jenner 观察到挤牛奶工人手臂感染牛痘，却不得天花，为此他将牛痘接种于男孩手臂，2 个月后再接种天花病人的痘液，只引起手臂局部疱疹，不引起全身天花。这一实验确认用牛痘可以预防天花，且比人痘更为安全、可靠。

（陈　莉）

? 复习思考题

1. 简述免疫的概念和功能。
2. 简述免疫应答的类型、参与成分与特点。

ER-S-4

扫一扫，测一测

第一章　抗　原

掌握抗原的概念、特性和分类；熟悉决定抗原特异性的物质基础；了解影响抗原免疫原性的因素和医学上重要的抗原。

第一节　抗原的概念与特性

一、抗原的概念

免疫是机体通过区别"自己"与"非己"，对非己物质进行识别、应答和清除的生物学效应总和。这些非己物质就是抗原。抗原（antigen，Ag）指能与T淋巴细胞、B淋巴细胞表面特异性抗原受体（TCR/BCR）结合，促使其活化、增殖、分化，产生免疫效应物质（效应淋巴细胞或抗体）并能与相应的免疫效应物质特异性结合，进而发挥适应性免疫应答效应的物质。

二、抗原的特性

抗原一般具备两种基本特性。

1. 免疫原性　指抗原能与TCR或BCR识别并结合，刺激T细胞、B细胞活化、增殖、分化，诱导机体产生效应淋巴细胞或抗体的能力。

2. 免疫反应性　指抗原能与相应免疫效应物质即效应淋巴细胞或抗体发生特异性结合的能力，又称抗原性。

第二节　抗原的性质与交叉反应

一、抗原的性质

（一）异物性

异物性是抗原的重要性质。除自身抗原外，抗原通常为非己物质。一般来说，抗原与机体的亲缘关系越远，组织结构差异越大，异物性越强，其免疫原性也就越强。各种病原体、动物蛋白制剂等对人体是强抗原；鸡卵蛋白对鸭是弱抗原，对马则是强抗原。即使同一种属不同个体之间也存在异物性，如同种异体的器官移植物具有很强的免疫原性；未发生改变的自身成分，如果在胚胎期未与淋巴细胞接触诱导建立特异性免疫耐受，也具有免疫原性，如晶状体蛋白等在正常情况下被屏障隔离于免疫系统之外，如因外伤溢出接触淋巴细胞，可诱导强免疫应答。

（二）特异性

抗原与淋巴细胞或免疫效应物质结合具有高度特异性，特异性是免疫应答最重要的特征，也是将免疫学理论用于临床诊断及防治的重要依据。抗原特异性即是针对性、专一性，表现在免疫原性及免疫反应性两方面，即某一抗原只能刺激机体产生针对自己的免疫效应物质；也只能与针对自己的免疫效应物质结合，产生免疫应答。决定抗原特异性的物质基础是抗原表位。

1. 抗原表位的概念　抗原表位（antigenic epitope）指存在于抗原分子中决定抗原特异性的特殊化学基团，又称抗原决定基（antigenic determinant）。表位是抗原分子中决定免疫应答特异性的特殊化学基团，是抗原与T细胞、B细胞抗原受体或抗体特异性结合的最小的结构与功能单位。表位通常由5～15个氨基酸或5～7个多糖残基或核苷酸组成。1个抗原分子中能与抗体结合的抗原表位的总数（功能性表位的总数）称为抗原结合价。天然蛋白质分子通常为多价抗原，含多种抗原表位，可诱导机体产生含有多种特异性抗体。半抗原为单价抗原，仅能与T细胞、B细胞抗原受体或抗体分子的一个结合部位结合。抗原表位对抗原特异性的影响与其组成的化学性质、数量、空间排列及构型存在的差异有关。

2. 抗原表位的类型　根据抗原表位中氨基酸的空间结构特点，分顺序表位和构象表位（图1-1）。由不连续排列、但在空间上彼此接近的若干氨基酸构成构象表位；由呈线性或连续性的氨基酸构成顺序表位。T细胞仅识别顺序表位，而B细胞则可识别顺序或构象表位。因此，根据T细胞、B细胞识别的抗原表位的不同，将其分为T细胞表位和B细胞表位（表1-1）。位于抗原分子内部一般不能引起免疫应答的表位，称为隐蔽性表位；位于抗原分子表面易被相应淋巴细胞识别，启动免疫应答的表位，称为功能性表位。

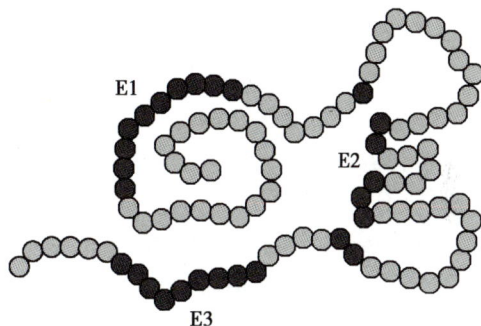

图1-1　抗原分子中的顺序表位（E1、E3）和构象表位（E2）

表1-1　T细胞表位与B细胞表位特异性比较

	T细胞表位	B细胞表位
识别表位受体	TCR	BCR
MHC分子参与	必需	无需
表位性质	蛋白多肽	蛋白多肽、多糖等
表位大小	8～10个氨基酸（CD8$^+$T细胞表位），13～17个氨基酸（CD4$^+$T细胞表位）	5～15个氨基酸
表位类型	线性表位	构象表位或线性表位
表位位置	抗原分子任意部位	通常位于抗原分子表面

二、共同抗原与交叉反应

天然抗原分子表面结构复杂，表位种类繁多，各具特异性。有时不同抗原分子表面也会出现相同或相似的表位，带有相同或相似表位的抗原称为共同抗原。存在于同一种属或近缘种属物质间的共同抗原称类属抗原；存在于不同种属生物体间的共同抗原又称为异嗜性抗原。共同抗原刺激机体产生的抗体，可与共同抗原中的另一抗原上的相同表位结合发生反应，称交叉反应。

　　交叉反应的意义具有二重性,主要见于:某些微生物结构与人体组织细胞间有共同抗原,当人被这些微生物感染时,因交叉反应而诱发病理性免疫,造成疾病。如机体感染链球菌导致的急性肾小球肾炎或风湿性心脏病的主要原因是链球菌中含有与肾小球基底膜或心肌抗原的交叉抗原,其诱导的抗体可交叉攻击肾小球基底膜或心肌,从而导致交叉反应性疾病;在免疫诊断中,因交叉反应造成结果判断的混乱;有时也可利用不同微生物间的异嗜性抗原,用一种微生物代替另一种微生物进行传染病诊断,如外斐反应中用变形杆菌某些菌株代替立克次体做立克次体病的诊断。

三、影响抗原免疫原性的因素

(一)抗原分子方面的因素

　　1. 异物性　异物性是免疫原性的核心。具有异物性的物质主要包括:①异种物质;②同种异体物质;③异常或隐蔽的自身成分。

　　2. 化学性质　大分子有机物具有免疫原性,无机物没有免疫原性。蛋白质、脂蛋白、糖蛋白都具有良好的免疫原性,多肽和多糖也具有一定的免疫原性,核酸和脂类免疫原性一般较弱。

　　3. 分子量　抗原物质分子量通常应在10kD以上。抗原分子量越大,含有抗原表位越多,结构越复杂,则免疫原性越强。

　　4. 分子结构　分子量大小不是决定免疫原性的绝对因素,分子结构的复杂性同样重要。明胶的分子量为100kD,主要由直链氨基酸组成,稳定性差,免疫原性弱。而胰岛素分子量虽仅为5.7kD,但因其结构中含复杂的芳香族氨基酸,免疫原性仍较强。

　　5. 分子结构的易接近性　指抗原表位在空间上被淋巴细胞抗原受体接近的程度。

　　6. 分子构象　抗原表位的分子构象很大程度上影响抗原的免疫原性。表位的性质、数目、位置和空间构象均可影响抗原的免疫原性和免疫反应性。

　　7. 物理性状　聚合状态的蛋白质较单体蛋白质免疫原性强,颗粒性抗原较可溶性抗原免疫原性强。通常在免疫实验中将免疫原性弱的抗原吸附于某些大颗粒表面,以增强其免疫原性。

(二)宿主方面因素

　　1. 遗传因素　机体对抗原的免疫应答是受遗传基因控制的。个体遗传基因不同,对同一抗原免疫应答的程度也不一样。

　　2. 年龄、性别及健康状况　青壮年比老人和幼儿对抗原的免疫应答强;雌性比雄性抗体水平高,但受孕后应答能力显著下降;感染或免疫抑制剂都会影响免疫系统对抗原的应答。

(三)抗原进入机体的方式

　　抗原进入机体的剂量、途径、免疫间隔时间、免疫次数及是否使用佐剂和佐剂类型等都影响机体对抗原的应答。一般说抗原剂量要适中,太低或太高容易诱导免疫耐受;免疫途径以皮内注射最佳,皮下注射次之,腹腔和静脉注射效果差,口服易诱导耐受;注射间隔时间要适当,次数不要太频;要选择适当的免疫佐剂,弗氏佐剂主要诱导产生IgG类抗体,明矾佐剂主要诱导产生IgE类抗体。

第三节　抗原的分类

一、根据抗原基本特性分类

　　1. 完全抗原　既具有免疫原性又具有免疫反应性的物质称完全抗原。细菌、病毒、动物血清等异种蛋白质均为完全抗原。

2. 半抗原　又称不完全抗原，只有免疫反应性而无免疫原性的物质。半抗原分子量 <4kD。半抗原不能单独刺激机体产生相应免疫效应物质，但能与相应的免疫效应物质特异性结合发生免疫反应，大多数多糖、类脂、小分子药物（如青霉素）等均属半抗原。半抗原与蛋白质载体结合后可获得免疫原性成为完全抗原。青霉素降解产物青霉烯酸，本身无免疫原性，但与血清蛋白质结合可成为完全抗原，可诱导机体产生 IgE 抗体，介导 I 型超敏反应。

二、根据诱导机体产生抗体时是否需 Th 细胞参与分类

1. 胸腺依赖性抗原（thymus dependent antigen，TD-Ag）　绝大多数天然抗原如微生物、血细胞、血清蛋白等刺激 B 细胞产生抗体时，必须依赖 T 细胞的辅助，称 TD-Ag。先天性胸腺缺陷和后天 T 细胞功能缺陷的个体，TD-Ag 诱导机体产生抗体的能力明显低下。

2. 非胸腺依赖性抗原（thymus independent antigen，TI-Ag）　细菌的脂多糖、荚膜多糖等抗原可直接刺激 B 细胞产生抗体，不需要 T 细胞的辅助，称 TI-Ag。

三、根据抗原与机体亲缘关系分类

1. 异嗜性抗原　指存在于人、动物及微生物等不同种属之间的共同抗原。例如，溶血性链球菌的 M 蛋白与人肾小球基底膜和心肌组织存在共同抗原，故链球菌感染机体产生的抗体可与具有共同抗原的心、肾组织发生交叉反应，导致急性肾小球肾炎或心肌炎。该抗原最初由 Forssman 发现。1911 年，Forssman 发现豚鼠组织中含有与绵羊红细胞相同的抗原成分，这种抗原后来又被称为 Forssman 抗原。

2. 异种抗原　指来自另一物种的抗原物质。如病原微生物及其产物、异种动物血清（抗毒素）等。临床上使用的马血清抗毒素既含有可中和毒素的特异性抗体，又同时为异种抗原。

3. 同种异型抗原　指同一种属不同个体间的抗原物质，也称同种异体抗原。常见的有人类红细胞血型抗原和人类白细胞抗原。人类红细胞血型抗原包括 ABO 血型抗原和 Rh 血型抗原。人类白细胞抗原（HLA）是人的主要组织相容性抗原，在外周血白细胞表面发现。

4. 自身抗原

（1）隐蔽的自身组织暴露：凡与血流隔绝及胚胎期与机体免疫系统未接触过的自身组织均有免疫原性，如晶状体蛋白、甲状腺蛋白、脑组织、男性精子等。因各种原因使它们进入血流，可成为自身抗原，引起自身免疫病。

（2）改变结构的自身组织：机体在各种因素（感染、电离辐射、药物等）作用下，使自身正常组织结构发生改变，致隐蔽的抗原表位暴露或形成新的功能性表位，成为自身抗原，引起自身免疫性疾病。

四、根据抗原提呈细胞内抗原的来源分类

1. 内源性抗原　指在抗原提呈细胞内合成的抗原，如病毒感染细胞合成的病毒蛋白、肿瘤细胞内合成的肿瘤抗原等。此类抗原在细胞内加工处理为抗原肽，与 MHC I 类分子结合形成复合物，被 CD8[+]T 细胞的 TCR 识别。

2. 外源性抗原　指来源于抗原提呈细胞外的抗原物质，此类抗原不在抗原提呈细胞内合成，如细菌蛋白等。抗原提呈细胞摄取外源性抗原后，经过加工处理形成抗原肽，与 MHC II 类分子结合形成复合物，被 CD4[+]T 细胞的 TCR 识别。

五、其他分类

根据抗原产生方式不同,可将抗原分为天然抗原和人工抗原;根据物理性状不同,分为颗粒性抗原和可溶性抗原;根据抗原的化学性质不同,分为蛋白质抗原、多糖抗原及多肽抗原等。

第四节　医学上重要的抗原物质

一、病原生物及其代谢产物

细菌、病毒、寄生虫等的表面抗原组成很复杂,有较强免疫原性,如细菌有菌体抗原、荚膜抗原、鞭毛抗原等。某些细菌产生的外毒素毒性及免疫原性均很强,人体感染后,既可致严重疾病,也可刺激机体产生相应抗体(抗毒素)。外毒素经 0.3%～0.4% 甲醛处理后,使其失去毒性,保留免疫原性成为类毒素,可接种人体,用于预防由外毒素引起的疾病。

二、动物免疫血清

是用类毒素免疫动物(如马)后,再取动物血清制成。可用于紧急预防和治疗细菌外毒素引起的疾病。动物免疫血清对人体有双重作用:一方面,作为特异性抗体可中和细菌产生的外毒素,用于紧急预防和治疗疾病;另一方面,作为异种动物血清蛋白,对人有较强免疫原性,重复使用,可导致少数人发生过敏反应。

三、人类红细胞血型抗原

包括 ABO 血型抗原和 Rh 血型抗原。血型不同的个体之间,由于血清中天然 ABO 血型抗体的存在,或 Rh 血型阴性者反复接受 Rh 阳性者血液及母胎间 Rh 血型不合,可发生病理性免疫应答,引起溶血反应。

四、主要组织相容性抗原

人的主要组织相容性抗原称人类白细胞抗原(human leukocyte antigen,HLA)。该抗原型别极多,不同个体间差异较大,是人体内最复杂的同种异型抗原系统。HLA 参与机体免疫应答及调节,也是导致异体器官移植失败的主要原因,同时也与强直性脊柱炎等疾病的发生有关。

五、自身抗原

能诱导机体发生免疫应答的自身物质称为自身抗原。正常情况下机体免疫系统对自身正常组织不发生免疫应答,即免疫耐受。但某些情况可致免疫耐受消失,使自身组织成为抗原,引起自身免疫病。

EB-1-3

动物免疫血清

六、异嗜性抗原

A 族溶血性链球菌与人体肾小球基底膜及心肌组织间存在异嗜性抗原,感染链球菌后,因交叉反应可引起肾小球肾炎、风湿热等疾病。详细内容见抗原分类。

七、肿 瘤 抗 原

泛指在肿瘤发生、发展过程中新出现或过度表达的抗原物质。

1. 肿瘤特异性抗原 正常组织或其他肿瘤细胞不表达,只在某种肿瘤细胞表面表达的特异性抗原,如结肠癌、乳腺癌、黑色素瘤等肿瘤细胞表面出现的特异性抗原。

2. 肿瘤相关抗原 不是肿瘤细胞所特有,正常细胞表面也可微量表达,当细胞恶变时会明显增高的抗原。此类抗原只表现出量的变化,无严格肿瘤特异性。

知识链接

超抗原和免疫佐剂

超抗原是由细菌外毒素及逆转录病毒蛋白构成的抗原物质。此类抗原免疫原性极强,微量便可活化多个克隆 T 细胞,作用不受 MHC 限制,无严格抗原特异性。它们与 T 细胞的活化、免疫耐受产生及某些自身免疫性疾病和毒素性疾病发生的关系密切。

免疫佐剂指预先或与抗原一起注入人体,可增强机体对抗原的免疫应答或改变免疫应答类型的物质。常见有细菌脂多糖、氢氧化铝、植物油、矿物油及分枝杆菌等。

（陈　莉）

? 复习思考题

1. 简述抗原的概念和分类。
2. 试述抗原的特异性及其物质基础。
3. 试述影响抗原免疫原性的因素。
4. 简述医学上重要的抗原。

ER-1-4

扫一扫,测一测

第二章　免疫球蛋白与抗体

学习目标

掌握免疫球蛋白和抗体的概念、免疫球蛋白的功能及各类免疫球蛋白的特点；理解免疫球蛋白的基本结构和水解片段；了解人工制备抗体的类型。

抗体（antibody，Ab）是 B 细胞接受抗原刺激后，活化、增殖、分化为浆细胞后所分泌的能与抗原特异性结合的球蛋白。抗体是生物学功能性概念，主要存在于血清、组织液等体液中。

免疫球蛋白（immunoglobulin，Ig）是指具有抗体活性或化学结构与抗体相似的球蛋白。是化学结构性概念，包括抗体及结构与抗体相似但无抗体活性的球蛋白，如骨髓瘤、巨球蛋白血症等患者血清中的球蛋白。免疫球蛋白分为分泌型和膜结合型两类，前者主要存在于血液、组织液和外分泌液中，后者主要存在于细胞膜上。

知识链接

抗体的发现

1890 年，德国学者 Behring 及日本学者北里柴三郎首次描述了抗体对白喉毒素的抵抗作用。他们提出了血清中存在一种可以与外来抗原相反应的某种介质的假设。1897 年，保罗·埃尔利希提出了抗体与抗原互动的侧链理论假说。其他研究人员认为抗体存在于血液中。到了 20 世纪 20 年代，发现抗体是一种蛋白质。20 世纪 40 年代，莱纳斯·鲍林通过抗体抗原的互动能力取决于各自的形状而不是其化学成分，证明了埃尔利希所提出的一把钥匙配一把锁的免疫学理论。此后研究工作的重点转向了识别抗体蛋白质结构中各部分的作用。20 世纪 60 年代，杰拉尔德·埃德尔曼和约瑟夫·盖里发现了抗体的轻链，这是一项重大的突破。随着研究不断深入，科学家们对免疫球蛋白的结构进行了推测并描述了完整氨基酸序列。

第一节　免疫球蛋白的结构与功能

一、免疫球蛋白的基本结构

（一）重链和轻链

免疫球蛋白单体由 4 条对称的多肽链组成，2 条长链称为重链；2 条短链称为轻链。4 条肽链间均由二硫键连接，分氨基端和羧基端（图 2-1）。

1. 重链（heavy chain，H 链）　分子量 50～75kD，含 450～550 个氨基酸。根据重链抗原性不同，将免疫球蛋白分为 5 类，即 IgG、IgA、IgM、IgD、IgE，其相应的重链分别为 γ 链、α 链、μ 链、δ 链、ε 链。

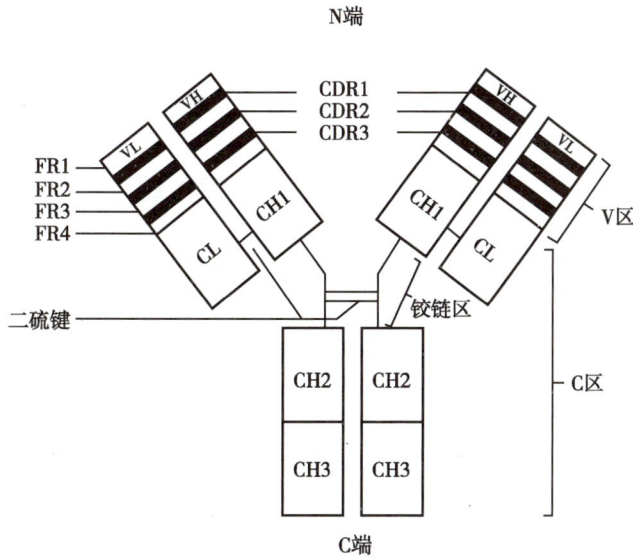

图2-1 免疫球蛋白（IgG）的基本结构和功能区示意图

不同类的免疫球蛋白具有不同的特征，即使同一类 Ig，其铰链区氨基酸组成和重链二硫键的数目、位置也不同，据此又可将同类 Ig 分为不同的亚类。如人 IgG 可分为 IgG1～IgG4，IgA 可分为 IgA1 和 IgA2。

2. 轻链（light chain，L 链） 分子量25kD，约含 214 个氨基酸。有 κ 和 λ 两种类型。正常人血清中轻链 κ 与 λ 之比约为 2∶1，比例异常反映免疫系统异常。人体中各类 Ig 的两条重链或两条轻链总是同型的。

（二）分区

1. 可变区（variable region，V 区） 免疫球蛋白轻链近 N 端 1/2，重链近 N 端 1/4（γ、α、δ）或 1/5（μ、ε）的区域氨基酸序列变化较大，称为可变区。重链和轻链的 V 区分别称为 VH 和 VL。其中某些特定区域氨基酸的组成和排列顺序高度可变，称为高变区（hypervariable region，HVR）或互补决定区（complementarity determining region，CDR）。V 区中 CDR 之外的区域氨基酸的组成和排列变化不大，称为骨架区（framework region，FR）（图2-1）。

2. 恒定区（constant region，C 区） 由 Ig 分子轻链近 C 端 1/2，重链近 C 端 3/4 或 4/5 共同组成，其氨基酸组成和排列顺序较恒定不变，称为恒定区。重链和轻链的 C 区分别称为 CH 和 CL。不同种类的 Ig 的 CH 长短不一，IgG、IgA 及 IgD 重链 C 区分 CH1—CH3 三个结构域，IgM、IgE 重链 C 区分 CH1—CH4 四个结构域。C 区具有多种生物学功能，如结合补体、通过胎盘、与细胞表面 Fc 受体结合等。

3. 免疫球蛋白的功能区 在免疫球蛋白重链或轻链内，由一个链内二硫键将大约 110 个氨基酸连接而成的肽环结构，称为 1 个功能区。轻链有 VL 和 CL 两个功能区；重链有 VH、CH1、CH2 和 CH3 共 4 个功能区。μ 及 ε 重链（IgM 及 IgE）还有 CH4，共 5 个功能区。

4. 铰链区 位于 CH1 与 CH2 之间，含有丰富的脯氨酸，可自由折叠，有利于 V 区抗原结合部位与不同距离抗原表位结合。该区对多种蛋白水解酶敏感，是 Ig 分子被水解后断裂的部位。

二、免疫球蛋白的其他结构

（一）J 链

J 链是由浆细胞产生的一种糖蛋白。它能连接多个 Ig 单体形成二聚体或多聚体。如 sIgA（分泌型 IgA）是 2 个 Ig 单体经 J 链连接形成二聚体，IgM 是 5 个单体由 J 链连接形成五聚体。

（二）分泌片

分泌片是由黏膜上皮细胞合成的一种多肽，与 J 链一起连接 2 个 IgA 分子，组成 sIgA。分泌片能抵抗蛋白水解酶对 sIgA 的消化作用，并运送 IgA 至黏膜表面发挥抗感染作用。

三、免疫球蛋白的水解片段

木瓜蛋白酶和胃蛋白酶是最常用的两种 Ig 水解酶，借此研究 Ig 的结构和功能，分离和纯化特定的 Ig 多肽片段（图 2-2）。

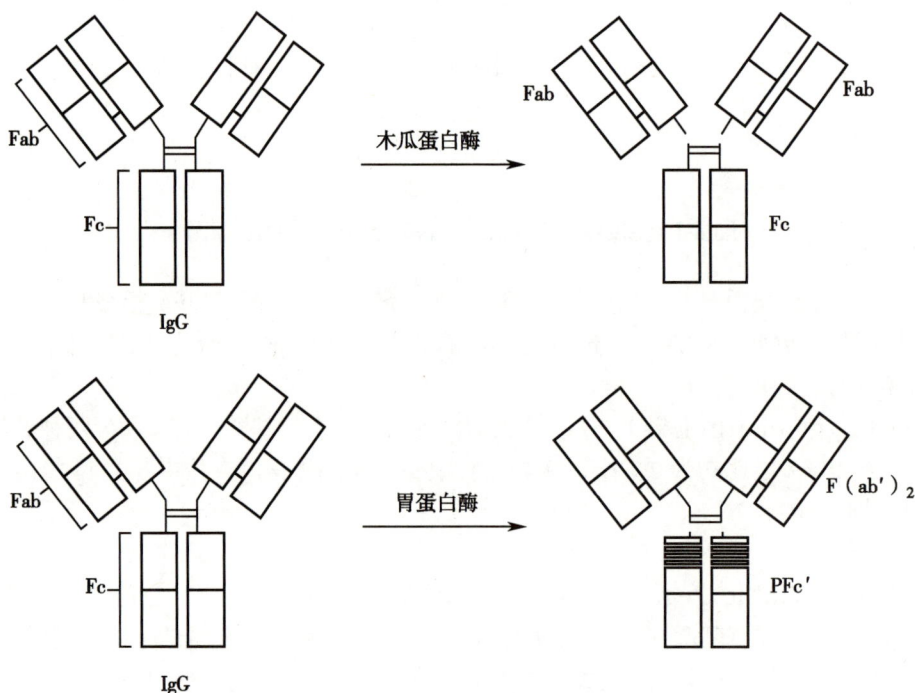

图 2-2　免疫球蛋白（IgG）的水解片段示意图

（一）木瓜蛋白酶水解片段

木瓜蛋白酶可从铰链区近 N 端将 Ig 裂解为 2 个完全相同的抗原结合片段（fragment antigen binding，Fab）和 1 个可结晶片段（fragment crystallizable，Fc）（图 2-2）。1 个 Fab 段由 VL、CL、VH 和 CH1 区组成，只结合 1 个抗原表位，抗体结合价为单价。Fc 段包括 CH2、CH3 及 CH4 区（IgM 与 IgE），是 Ig 与补体或某些细胞结合的部位。

（二）胃蛋白酶水解片段

胃蛋白酶可将 Ig 重链间二硫键的近 C 端水解，形成一个 F(ab)′₂ 片段和若干个小片段 pFc′（图 2-2）。F(ab)′₂ 片段抗体结合价为双价，可同时结合两个抗原表位，小片段 pFc′ 无生物学意义。胃蛋白酶水解免疫球蛋白具有重要的医学意义，用胃蛋白酶水解来源于动物的破伤风抗毒素，可去除其 Fc 段而减弱其免疫原性，但保留了其中和外毒素的能力，避免了因 Fc 段免疫原性可能引起的副作用和超敏反应，可制成精制的破伤风抗毒素，目前被广泛用于制备生物制品。

四、免疫球蛋白的功能

（一）可变区（V 区）的功能

特异性结合抗原是免疫球蛋白最重要的功能之一。可变区的 CDR 部位在识别并特异性结合抗原中起决定性作用。单体、二聚体、五聚体结合抗原表位的能力不同。一个单体 Ig 分子可结合 2 个抗原表位,为双价;sIgA 可结合 4 个抗原表位,为 4 价;五聚体 IgM 理论上可结合 10 个抗原表位,但由于空间位阻,通常只能结合 5 个,为 5 价。

可变区与抗原特异性结合后可发挥多种生物学效应,如中和外毒素、阻止病毒穿入宿主细胞、阻止病原菌在细胞表面吸附等。

(二)恒定区(C 区)的功能

1. 激活补体 IgG1、IgG2、IgG3 及 IgM　可从经典途径激活补体,发挥免疫效应。IgA、IgE、IgG4 本身难于激活补体,但形成聚合物后可通过旁路途径激活补体。

2. 与某些细胞表面结合 Fc 受体后发挥免疫效应

(1)调理吞噬作用:抗体的调理吞噬是指抗体与抗原结合后,再由其 Fc 段与吞噬细胞表面的 Fc 受体结合,调理抗原与吞噬细胞位置,增强其吞噬作用(图 2-3)。

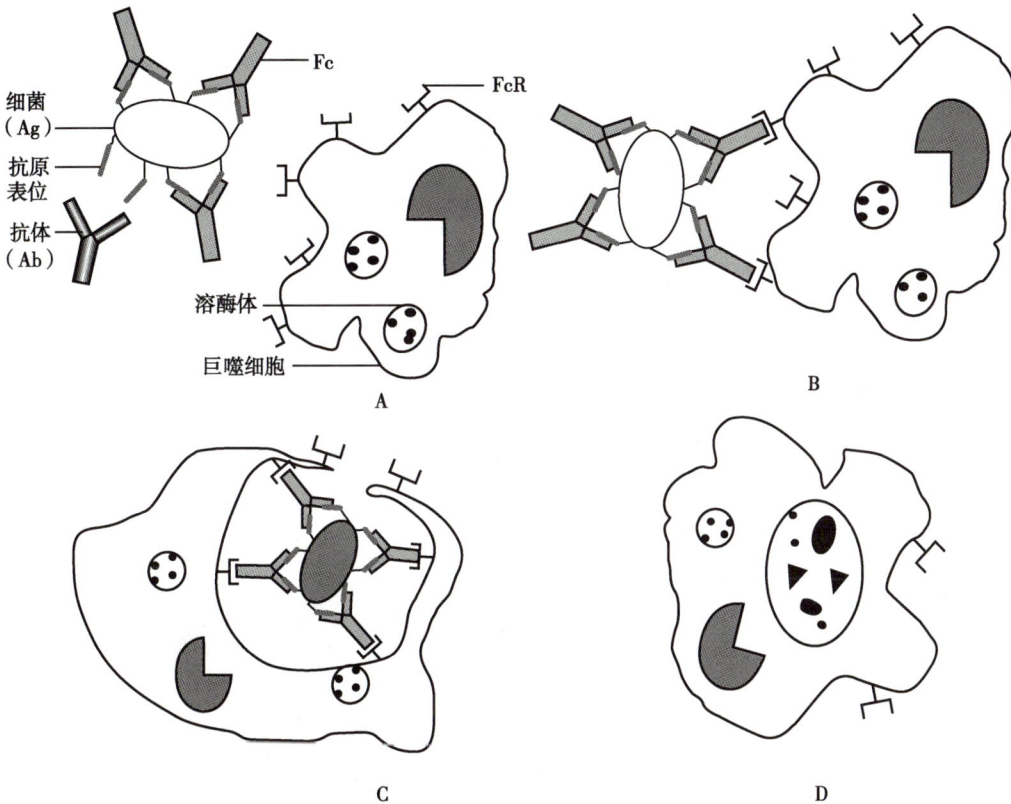

图 2-3　抗体的调理吞噬作用示意图

A. 抗体与细菌表面相应抗原表位特异性结合,形成抗原抗体复合物。B. 抗体的 Fc 段和巨噬细胞的 Fc 受体(FcR)结合。C. 巨噬细胞的吞噬细菌的能力增强,形成吞噬体。D. 形成吞噬溶酶体,从而溶解细菌

(2)抗体依赖性细胞介导的细胞毒作用(antibody-dependent cell-mediated cytotoxicity,ADCC):指 IgG 的可变区和病毒感染的细胞或肿瘤细胞表面的抗原表位结合形成抗原 - 抗体复合物,复合物中 IgGFc 段与 NK 细胞表面的 Fc 受体结合,导致 NK 细胞被激活,释放毒性物质,杀伤靶细胞(图 2-4)。ADCC 的效应细胞多为 NK 细胞,也可是单核巨噬细胞、中性粒细胞、嗜碱性粒细胞等。

(3)介导Ⅰ型超敏反应:IgE Fc 段可与肥大细胞及嗜碱性粒细胞表面 IgE Fc 受体结合,使机体致敏,再次接触变应原后,肥大细胞及嗜碱性粒细胞可释放多种生物活性物质,导致Ⅰ型超敏反应(见第六章)。

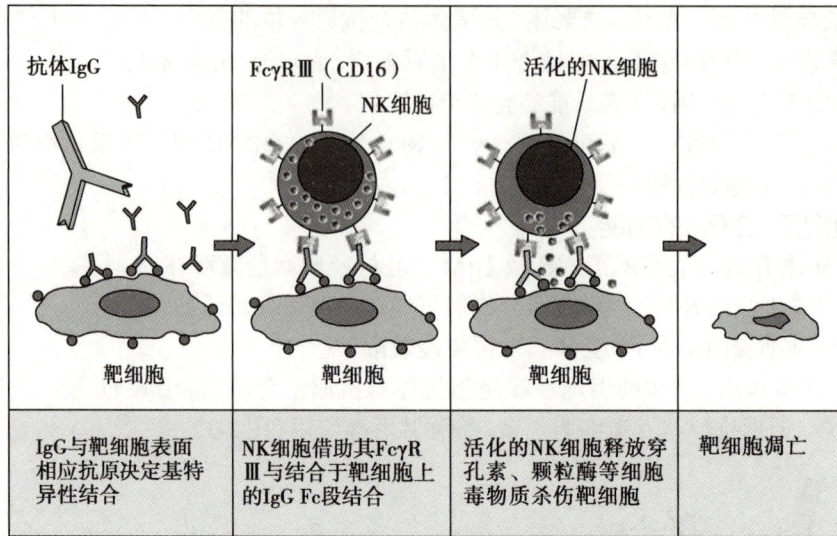

图2-4　抗体依赖性细胞介导的细胞毒作用示意图

（4）穿过黏膜及胎盘：在黏膜下固有层合成的分泌型IgA（sIgA），靠Fc段被转运到呼吸道和消化道黏膜表面发挥黏膜局部抗感染作用。IgG是唯一能通过胎盘的免疫球蛋白，母体内的IgG靠Fc段与胎盘滋养层细胞表达的特异性输送蛋白结合，进入胎儿血液循环中，对新生儿抗感染起到重要作用。

第二节　各类免疫球蛋白的特点与功能

各类免疫球蛋白虽都有结合抗原的共性，但它们在分子结构方面各具特点（图2-5）。

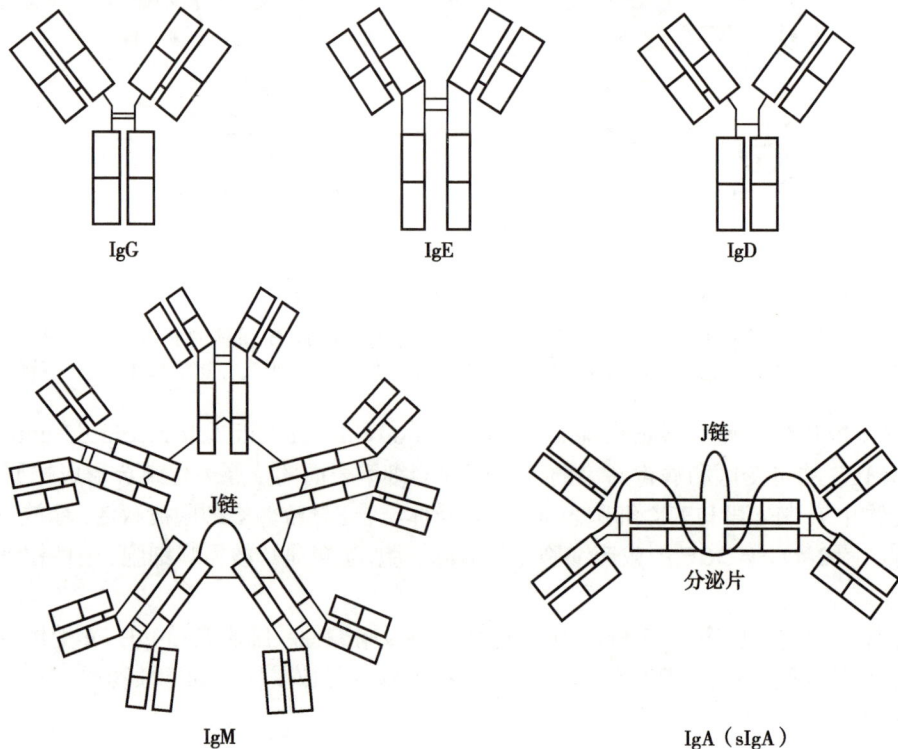

图2-5　5种类型免疫球蛋白结构示意图

一、IgG

单体，是血清和胞外液中含量最高的免疫球蛋白，约占血清 Ig 总量的 75%～80%。分子量最小（150kD），是唯一能通过胎盘的免疫球蛋白，在新生儿抗感染免疫中起重要作用。出生后 3 个月开始合成，主要由脾脏和淋巴结中浆细胞合成，3~5 岁达成人水平。体内半衰期约 23 天。IgG 能激活补体、介导调理吞噬及 ADCC、中和毒素及病毒，是人体内抗菌、抗病毒及抗毒素的主要抗体。IgG 还参与某些病理性免疫应答。

二、IgM

血清中 IgM 是由 5 个单体通过一个 J 链和二硫键连接成的五聚体，分子量最大（900kD），又称巨球蛋白。主要分布于血液中，占血清 Ig 总量的 5%～10%。IgM 比 IgG 结合位点多，通过经典途径激活补体的能力比 IgG 强，天然的 ABO 血型抗体为 IgM，故血型不相符输血可导致严重的输血反应。IgM 是个体发育中最早出现的免疫球蛋白，胚胎晚期即可合成，主要由脾脏及淋巴结内浆细胞合成，故胎血中 IgM 含量增高提示有宫内感染。IgM 也是初次体液免疫应答中出现最早的抗体，是机体抗感染的"先头部队"，故检测 IgM 含量有助于感染的早期诊断。IgM 可参与 Ⅱ 型和 Ⅲ 型超敏反应，类风湿患者产生的类风湿因子为 IgM。

单体 IgM 以膜结合型（mIgM）表达于 B 细胞表面，构成 B 细胞抗原受体（BCR），但是只表达 mIgM 的 B 细胞为未成熟的 B 细胞。

三、IgA

IgA 有血清型和分泌型两种形式。前者为单体，主要存在于血清中，参与抗菌、抗病毒、抗毒素作用；后者为二聚体，称为分泌型 IgA（sIgA），主要存在于支气管和胃肠道分泌液、初乳、泪液和唾液中。sIgA 能阻止病原菌在黏膜表面吸附，发挥调理吞噬、中和病毒及毒素作用，是黏膜局部抗感染的重要因素，是机体抗感染的"边防军"。婴儿可经母亲乳汁（特别是初乳）中获得 sIgA，增强呼吸道、消化道抵抗力，是重要的自然被动免疫。

四、IgD

单体，含量较低，占血清 Ig 总量的 0.3%。IgD 容易被蛋白酶水解，半衰期 3 天。分为血清型和膜结合型，前者生物学功能尚不清楚；后者位于 B 细胞表面构成 BCR，是 B 细胞分化发育成熟的标志。成熟 B 细胞可同时表达 mIgM 和 mIgD，称为初始 B 细胞；活化的 B 细胞或记忆 B 细胞其表面的 mIgD 逐渐消失。

五、IgE

单体，含量最低，占血清 Ig 总量的 0.002%，分子量 190kD。IgE 是一类亲细胞性抗体，其 Fc 段与肥大细胞及嗜碱性粒细胞表面 IgE Fc 受体（FcεR）结合，可使细胞活化并释放多种生物活性物质，引起 Ⅰ 型超敏反应。此外，IgE 还参与抗寄生虫感染。

第三节　人工制备抗体的类型

抗体在疾病的诊断、免疫防治及医学研究中发挥着重要作用。人工制备抗体是获得大量抗体的有效途径。根据抗体制备的原理和方法不同，人工制备的抗体可分为 3 类，即多克隆抗体、单克隆抗体和基因工程抗体。

一、多克隆抗体

细胞克隆是指由抗原刺激一株细胞增殖成的单一的无性细胞群体。一种抗原表位可刺激一个 B 细胞克隆合成并分泌一种特异性抗体。天然抗原分子表面常同时具有多种抗原表位，以该抗原物质刺激机体免疫系统，可激活多个 B 细胞克隆，合成并分泌针对多个抗原表位的特异性抗体的混合物，称多克隆抗体（polyclonal antibody，pAb），为第一代抗体。获得多克隆抗体的途径主要有动物免疫血清、恢复期患者血清或免疫接种人群。多克隆抗体的优点是：作用全面、来源广泛、制备容易。其缺点是：特异性不高、易发生交叉反应，在实际应用中受到限制。

二、单克隆抗体

指针对单一抗原表位，由一个 B 细胞克隆合成并分泌的特异性抗体叫单克隆抗体（monoclonal antibody，mAb），为第二代抗体。20 世纪 70 年代，由 Kohler 和 Milstein 用细胞融合技术，将小鼠脾脏 B 细胞与小鼠骨髓瘤细胞在体外进行融合，得到了保留骨髓瘤细胞和 B 细胞主要特性的杂交瘤细胞。该细胞既有骨髓瘤细胞无限制增生的特性，又具有免疫 B 细胞合成和分泌特异性抗体的能力。

单克隆抗体具有特异性强、结构均一、高效价、高纯度、少或无交叉反应等优点，现已广泛用于医学及生物学各领域。单抗在免疫学诊断中常用于检测各种抗原、受体、激素、细胞因子、神经递质等；也用于治疗同种异体排斥反应及自身免疫病。将单抗与抗癌药、放射性核素、毒素等耦联再制成生物导弹可用于治疗肿瘤。其缺点是其鼠源性对人具有较强的免疫原性，反复使用可以诱导机体产生免疫应答甚至诱发病理损伤。

三、基因工程抗体

目前，利用基因工程方法及 DNA 重组技术已获得了几种可用于人体的重要基因工程抗体，如人 - 鼠嵌合抗体、双特异性抗体、人源化抗体等，为第三代抗体。基因工程抗体的优点是克服单克隆抗体鼠源性弊端，抗体人源化或完全人源化，均一性强，可工业化生产；缺点是亲和力弱，效价不高。

（杨园园）

？复习思考题

1. 解释抗体与免疫球蛋白的概念。
2. 试述免疫球蛋白的基本结构和功能。
3. 简述 5 种免疫球蛋白的特点。

第三章 免 疫 系 统

> ## 学习目标
>
> 　　掌握免疫系统的组成和功能;熟悉免疫细胞的主要种类、特点和功能,T淋巴细胞、B淋巴细胞的表面标志、亚群及功能;了解NK细胞及抗原提呈细胞的主要功能。

　　免疫系统由免疫器官、免疫细胞、免疫分子三部分构成,是机体对抗原刺激产生免疫应答、执行免疫功能的重要物质基础。

第一节　免　疫　器　官

　　机体的免疫器官根据功能差异分为中枢免疫器官和外周免疫器官,两者通过血液循环及淋巴循环相互联系。

一、中枢免疫器官

　　人类和哺乳动物的中枢免疫器官包括胸腺和骨髓,禽类为腔上囊。它们是各类免疫细胞产生、增殖、分化和成熟的场所,并对外周免疫器官的发育及免疫功能的调节发挥重要作用。在中枢免疫器官内发育成熟的淋巴细胞迁移到外周免疫组织内,行使免疫功能。

(一)骨髓

　　骨髓是人体的造血器官,是各种血细胞的发源地,也是人和哺乳动物的体液免疫中枢。骨髓内的造血干细胞可发育为髓样干细胞和淋巴干细胞。前者增殖分化为红细胞、粒细胞、单核巨噬细胞以及血小板等血细胞;后者分化发育为淋巴细胞。骨髓是人体B细胞分化、成熟的场所。

　　由于骨髓是人体中重要的造血器官和免疫器官,当机体骨髓功能障碍时,不仅会严重影响机体的造血功能,而且会导致细胞免疫应答和体液免疫应答缺陷。

(二)胸腺

　　胸腺是T细胞分化、发育、成熟的重要场所。从胚胎第6周开始出现,胚胎20周发育成熟。幼年期体积迅速增大,青春期达高峰,以后随年龄增长逐渐萎缩,功能衰退。淋巴干细胞随血流进入胸腺,胸腺上皮细胞可产生多种细胞因子和胸腺激素,为T细胞分化成熟提供了微环境。在胸腺微环境的作用下,来自骨髓的T前体细胞经过分化发育,成为成熟的T细胞。

　　胸腺还具有机体免疫平衡调节、自身耐受的建立、维持自身免疫稳定等功能。实验表明,动物新生期摘除胸腺,易出现细胞免疫功能及全身免疫功能缺陷。

二、外周免疫器官

外周免疫器官是成熟免疫细胞定居的场所，包括淋巴结、脾脏及黏膜相关淋巴组织；也是产生适应性免疫应答的主要场所。

（一）淋巴结

淋巴结为近似圆形的网状淋巴组织。人体淋巴结沿淋巴管道遍布全身，位于淋巴管道的分支处，成群分布在浅表的颈部、腋窝、腹股沟以及深部的纵隔和腹腔内，500～600个。

淋巴结的表面为结缔组织被膜，实质分为皮质和髓质两部分，皮质又分为浅皮质区和深皮质区。浅皮质区主要是B细胞定居的部位，故称为非胸腺依赖区，同时含有树突状细胞及少量$CD4^+$T细胞；深皮质区（副皮质区）内含大量T细胞，故称为胸腺依赖区，也含巨噬细胞和并指状细胞。髓质位于淋巴结中央，主要含B细胞、浆细胞和巨噬细胞。

淋巴结是淋巴细胞，主要是T细胞定居和接受抗原刺激后产生免疫应答的重要场所；淋巴细胞周而复始地从血液进入外周淋巴组织，再通过淋巴管道回到血液中，不断完成再循环，与机体整体免疫系统发生功能联系；淋巴结通过淋巴窦内的吞噬细胞可以吞噬和清除病原微生物，发挥过滤作用净化淋巴液，防止病原体扩散。

（二）脾脏

脾脏是人体中最大的免疫器官。胚胎期有造血功能，出生后停止。其结构类似淋巴结，分结缔组织被膜和实质，实质又分白髓和红髓。白髓是淋巴细胞聚集处，包括胸腺依赖区和非胸腺依赖区，前者主要含T细胞，后者主要含B细胞；红髓由髓索和髓窦组成，髓索内有丰富的B细胞、巨噬细胞及树突状细胞，可对髓窦内循环的血液进行过滤。红白髓交界处为边缘区，内含T细胞、B细胞和巨噬细胞。脾脏在结构上不与淋巴管道相连，无淋巴窦，但含有大量的血窦。故脾脏中无淋巴循环，病原体或抗原分子经血液被带到脾脏，经Mφ吞噬、加工处理为抗原肽，由T细胞识别并引起免疫应答。脾脏中B细胞占60%～65%。

脾脏中的巨噬细胞可以吞噬被抗体包被的微生物，所以脾脏切除导致细胞免疫和体液免疫功能的紊乱，影响肿瘤的发生和发展。

（三）黏膜相关淋巴组织

黏膜相关淋巴组织由呼吸道、消化道、泌尿生殖道的黏膜上皮中的淋巴细胞、黏膜固有层中弥散淋巴组织以及扁桃体、肠集合淋巴结及阑尾等被膜化的淋巴组织组成，是发生黏膜免疫的主要部位。黏膜相关的淋巴组织中含有T淋巴细胞、B淋巴细胞和抗原提呈细胞。B细胞产生sIgA，经黏膜上皮细胞分泌到黏膜表面，抵御病原微生物的入侵。另外，这些组织可参与吞噬及加工处理抗原。该系统针对经黏膜表面入侵机体的病原微生物产生免疫应答，在局部免疫中发挥重要作用。

知识链接

神奇的肝脏

近年来，很多研究表明，肝脏也是一个免疫器官。它通过门脉系统从肠道获得80%的血供，其中富含细菌产物、毒素和食物抗原。富含抗原的血液进入肝脏，通过肝窦网络，被一系列抗原提呈细胞和淋巴细胞所获取，随之展开一系列复杂的免疫应答过程，包括免疫清除和免疫耐受。天然免疫可以通过模式识别受体（PRRs）特异性地识别由入侵病原体表达的并被称作病原体相关分子模式（PAMPs）的特殊结构，从而特异性地探测到感染。肝脏也表达膜结合型 PRRs，如 Toll 样受体（TLRs），可识别特定的 PAMPs，并激活特殊的信号通路和抗微生物反应。肝脏细胞可表达多种 TLRs，参与肝脏的损伤与修复，并涉及许多肝脏疾病的发病机制。肝脏是一个有着强大天然免疫和获得性功能的器官，参与了肝内抗病毒、抗细菌和抗肿瘤的防御过程，在调节肝脏损伤、纤维化和再生中发挥重要作用。

第二节　免疫细胞

免疫细胞是免疫系统的功能单元，是指参与固有免疫应答及适应性免疫应答的各种细胞，包括淋巴细胞、抗原提呈细胞、各种粒细胞、肥大细胞、红细胞、上皮细胞等。绝大多数的免疫细胞由造血干细胞分化而来。

一、淋 巴 细 胞

（一）T 淋巴细胞

T 淋巴细胞属于特异性免疫细胞，是淋巴干细胞经胸腺激素、细胞分化因子及 HLA 分子等构成的胸腺微环境作用后分化、发育、成熟的，故又称为胸腺依赖性淋巴细胞，简称 T 淋巴细胞或 T 细胞。成熟 T 细胞随血流迁移、定居于外周免疫器官的胸腺依赖区，外周循环的淋巴细胞约70% 为 T 细胞。它们主要参与细胞免疫，在体液免疫和免疫调节中也发挥重要作用。

1. T 细胞表面标志及功能

（1）T 细胞抗原受体（T cell receptor，TCR）：是 T 细胞表面特异性识别和结合抗原肽的部位。多数成熟 T 细胞的 TCR 是由 α、β 两条肽链组成，少数由 γ、δ 两条肽链组成，TCR 每条肽链的结构均类似 Ig 的结构，含有胞外区、跨膜区和胞内区。TCR 与 CD3 分子结合形成复合物（图 3-1），其中 TCR 特异性识别 APC 加工、并由其表面 HLA 分子提呈的抗原肽，所产生的抗原刺激信息（T 细胞活化第一信号）由 CD3 分子传入细胞内。

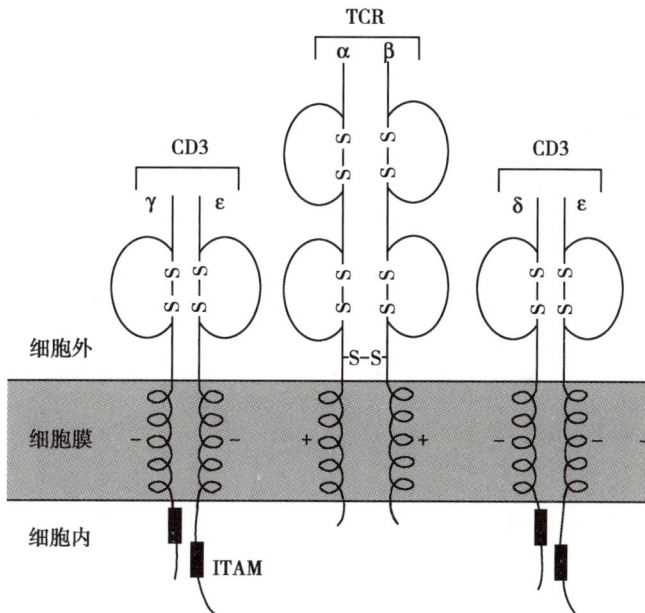

图 3-1　TCR-CD3 复合物模式图

（2）CD 分子：即白细胞分化抗原，是不同谱系血细胞在不同的分化成熟阶段及活化过程中出现或消失的表面标志。① CD2：存在于外周血 T 细胞和胸腺细胞表面，其配体是 APC 表面的 CD58 分子，因 CD2 分子能与绵羊红细胞结合，也称为绵羊红细胞受体。② CD3：与 TCR 组成复合物，传递 T 细胞活化信号。③ CD4/CD8：成熟 T 细胞表面只表达 CD4 或 CD8 一种分子，CD4 是 MHC Ⅱ类分子的受体，CD8 是 MHC Ⅰ类分子的受体。其主要功能是辅助 TCR 识别抗原和参与 T 细胞活化信号的转导，故 CD4 和 CD8 分子又称 T 细胞辅助受体。另外，CD4 分子是人类免疫缺陷病毒（HIV）表面糖蛋白 gp120 的受体，与 CD4 分子结合是 HIV 侵入并感染 CD4$^+$T 细胞的机制之一，可导致获得性免疫缺陷综合征（AIDS）的发生。④ CD28：是 T 细胞表面重要的协同刺激分子受体，配体为 CD80/CD86，两者结合产生 T 细胞活化第二信号（协同刺激信号）。⑤ CD40L（CD154）：主要表达于活化的 T 细胞表面，与 B 细胞表面 CD40 结合，产生 B 细胞活化第二信号（协同刺激信号）。

（3）细胞因子受体（cytokine receptor，CKR）：T 细胞活化过程中可表达多种 CKR，如白细胞介素受体 IL-1R、IL-2R 等。IL-2R 的出现是 T 细胞活化的重要标志。

（4）丝裂原受体（mitogen receptor，MR）：除抗原外，某些丝裂原也可刺激 T 细胞发生非特异性活化，转化为淋巴母细胞。能使 T 细胞活化的丝裂原主要有植物血凝素（PHA）、刀豆蛋白 A（conA）等。检测人体外周血 T 细胞转化率的百分比，可间接判断人体细胞免疫状态。

（5）主要组织相容性抗原（HLA）：所有 T 细胞表面都表达 HLA-Ⅰ类抗原，活化后 T 细胞表面还可表达 HLA-Ⅱ类抗原，后者是 T 细胞活化的标志。

2. T 细胞亚群及功能　T 细胞并非均一群体，可分为不同亚群。

（1）依功能或表面标志差异分为：① CD4$^+$T 细胞：又称为辅助性 T 细胞（helper T cell，Th），根据 CD4$^+$T 细胞分泌的细胞因子和功能的不同，将其分为 CD4$^+$Th1 细胞和 CD4$^+$Th2 细胞。CD4$^+$Th1 细胞主要分泌 IL-2、IFN-γ、TNF-β 和 IL-12 等细胞因子，引起炎症反应或迟发型超敏反应，发挥抗病毒和抗细胞内寄生菌的作用，又称为炎性 T 细胞。CD4$^+$Th2 细胞主要分泌 IL-4、IL-5、IL-6、IL-10 和 IL-13 等细胞因子，诱导 B 细胞增殖分化，参与体液免疫应答。② CD8$^+$T 细胞：主要包括细胞毒 T 细胞（cytotoxic T lymphocyte，Tc 或 CTL）和抑制性 T 细胞（suppressor T cell，Ts）。Tc 细胞为细胞免疫的效应细胞，可特异性杀死携带相应抗原的靶细胞，在抗肿瘤免疫和抗病毒感染免疫中发挥重要作用。Ts 细胞合成并释放抑制性细胞因子，抑制和降低体液及细胞免疫应答，具有免疫抑制功能。

（2）依 T 细胞所处活化阶段不同分为：①初始 T 细胞：未接受抗原刺激的 T 细胞；②效应 T 细胞：指受抗原刺激后，经克隆增殖及功能分化后的活化 T 细胞，包括 Th、Ts 和 Tc（CTL）亚群；③记忆 T 细胞：具有记忆功能，当再次受相同抗原刺激时迅速分化、增殖成效应 T 细胞。

（二）B 淋巴细胞

B 细胞在骨髓中分化、成熟，又称骨髓依赖性淋巴细胞。B 细胞主要定居在外周免疫器官的非胸腺依赖区，接受抗原刺激及细胞因子作用后，活化、增殖为浆细胞，可分泌多种抗体进行体液免疫应答。在外周循环中 B 细胞占淋巴细胞总数 20%～25%。

1. B 细胞表面标志及功能

（1）B 细胞抗原受体（B cell receptor，BCR）：是镶嵌于细胞膜类脂质分子中的单体 IgM 或 IgD，又称膜免疫球蛋白（membrane immunoglobulin，mIg）。BCR 是 B 细胞成熟的标志，也是 B 细胞与抗原肽（表位）结合的部位。它与 CD79α/β 分子组成 BCR-CD79 复合物。当 BCR 识别 APC 表面 MHC 提呈的抗原肽后，由 CD79 将其活化的第一信号传入细胞内（图 3-2）。

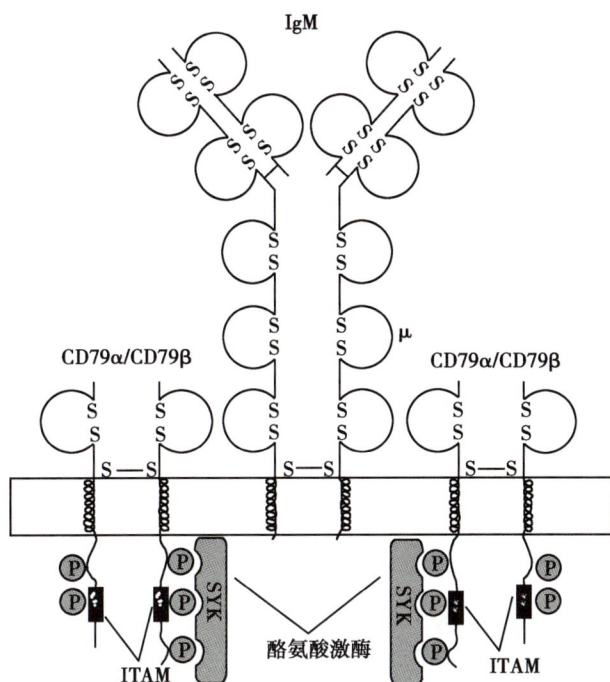

图 3-2 BCR-CD79 复合物模式图

(2) CD 分子：① CD79α/β：成熟 B 细胞表达 CD79α/β，与 BCR 结合成复合物，传递 B 细胞活化的第一信号；② CD40：为协同刺激分子受体，与 T 细胞表面 CD40 配体结合，产生 B 细胞活化的第二信号；③ CD80（B7-1）/CD86（B7-2）：是 B 细胞和吞噬细胞表面的协同刺激分子，与 T 细胞表面 CD28 结合产生 T 细胞活化的第二信号。

(3) 细胞因子受体（CKR）：B 细胞接受抗原或丝裂原刺激后，在活化、增殖、分化的不同阶段，可表达一系列 CKR。这些受体与相应的 CK 结合，对 B 细胞活化、增殖具有重要调节作用。

(4) Fc 受体及补体受体（CR）：B 细胞表面有与 IgFc 段结合的受体、能与 C3b 结合的 CR1 及能结合 EB 病毒的 CR2。Fc 受体及 CR1 可促进 B 细胞的活化、增殖及免疫黏附；CR2 与 EB 病毒感染人体有关。

(5) 丝裂原受体：B 细胞表面有细菌脂多糖受体（LPS-R）及葡萄球菌 A 蛋白受体（SPA-R）等。它们与丝裂原结合，可诱导 B 细胞发生有丝分裂。

(6) HLA 抗原：B 细胞表面高度表达 HLA-Ⅰ/Ⅱ类抗原，其中 HLA-Ⅱ类抗原在成熟 B 细胞表面明显增多，对 B 细胞活化、完成免疫应答等具有重要作用。

2. B 细胞亚群及功能 依来源、功能状态、表面标志等差异可将 B 细胞分为不同亚群。

(1) B1 细胞：产生于个体发育早期，此类 B 细胞识别抗原谱较窄，主要为 TI-Ag。受抗原刺激后不产生免疫记忆，不发生免疫球蛋白类别转换。B1 细胞主要存在于肠道固有层黏膜相关淋巴组织中。

(2) B2 细胞：即为通常所指参与体液免疫应答的 B 细胞，主要识别 TD-Ag。具有再次应答效应和可发生免疫球蛋白类别转换。受抗原刺激后可活化、增殖、分化成为浆细胞，合成分泌抗体，介导体液免疫应答。同时可分泌多种细胞因子参与免疫调节。

（三）自然杀伤细胞

自然杀伤细胞（natural killer cell，NK cell）属于固有免疫细胞，是一群不具有 T 淋巴细胞、B 淋巴细胞特征性表面标志的淋巴细胞，其细胞质中含有大量嗜天青颗粒，又称为大颗粒淋巴细胞。NK 细胞来源并成熟于骨髓，广泛分布于血液、外周淋巴组织、肝、脾等脏器中。

NK 细胞为原始杀伤细胞,CD56 是 NK 细胞表面特有的标志。其表面表达 FcγR(CD16、CD56),通过 FcγR 介导可非特异性杀伤与 IgG 结合的各种抗原靶细胞,发挥抗体依赖性细胞介导的细胞毒作用(ADCC),杀伤病毒感染或肿瘤靶细胞。NK 细胞还表达多种与其趋化和活化相关的细胞因子受体,可被招募到肿瘤或病原体感染部位,在细胞因子协同作用下活化分泌大量 IFN-γ 发挥抗感染和免疫调节作用。NK 细胞是抗感染和抗肿瘤免疫的第一道天然防线。

(四)LAK 细胞

LAK 细胞是在 IL-2 等细胞因子诱导下发挥杀伤作用的淋巴细胞,称其为淋巴因子激活的杀伤细胞(lymphokine activated killer cells, LAK cells)。LAK 细胞具有广谱的抗肿瘤作用,某些对 CTL 和 NK 细胞不敏感的肿瘤细胞是其杀伤对象。其作用不需要抗原刺激,也无 MHC 限制。

二、抗原提呈细胞

抗原提呈细胞(antigen presenting cells, APC),是指能摄取、加工、处理抗原,并将抗原信息提呈给特异性淋巴细胞的一类免疫细胞。常见的 APC 主要包括单核巨噬细胞、树突状细胞、B 细胞等,这些细胞表达 MHC Ⅱ 类分子,共刺激分子和黏附分子,有直接摄取,加工和提呈抗原的功能,称为专职 APC。内皮细胞、上皮细胞、成纤维细胞等多种细胞,通常不或低表达 MHC Ⅱ 类分子,无抗原提呈能力,在炎症过程中或某些细胞因子的作用下,可被诱导表达 MHC Ⅱ 类分子,加工和提呈抗原的能力较弱,称为非专职 APC。

(一)单核巨噬细胞

单核巨噬细胞是指血液中的单核细胞和组织内的巨噬细胞,来源于骨髓干细胞,在骨髓中在某些细胞因子的作用下分化成单核细胞后进入血液,血液中的单核细胞经毛细血管进入肝、脾、淋巴结等器官的结缔组织,进一步分化为巨噬细胞。它们具有极强吞噬能力,是机体内重要免疫细胞,具有抗感染、抗肿瘤和免疫调节等作用。

1. 单核巨噬细胞表面标志

(1)IgG Fc 受体(FcγR):通过与 IgG Fc 段结合而完成调理吞噬作用。

(2)补体受体(CR1):为 C3b 受体,与补体 C3 结合完成调理吞噬及免疫黏附作用。

(3)MHC 抗原:同时表达 MHC Ⅰ/Ⅱ 类分子,以 MHC Ⅱ 类分子为主。

(4)黏附分子:即协同刺激分子受体 CD80/CD86,与 T 细胞表面 CD28 结合,可形成 T 细胞活化的第二信号,启动免疫应答。

2. 单核巨噬细胞的主要功能　单核巨噬细胞具有多种重要免疫功能,这些功能多数情况下对机体有利,但有时也可致组织损伤。

(1)吞噬并杀伤抗原作用:单核巨噬细胞是机体免疫防御的重要细胞之一,吞噬杀伤抗原能力极强,能非特异性吞噬杀伤多种抗原异物,如 IgG- 抗原复合物或 C3b- 抗原抗体复合物与单核巨噬细胞表面 FcγR 和补体 C3b 受体结合,可经调理吞噬作用及 ADCC 有效杀伤抗原。巨噬细胞还参与非特异性清除体内多种非己抗原和衰老自身细胞。

(2)提呈抗原及参与 T 细胞活化:单核巨噬细胞是重要的抗原提呈细胞,TD-Ag 经其加工、处理后,以膜表面 MHC- 抗原肽复合物形式提呈给具有相应 TCR 的 T 细胞识别;单核巨噬细胞表面的多种黏附分子(协同刺激分子)与相应受体结合,产生 T 细胞活化第二信号,活化 T 细胞,启动免疫应答。

(3)抗肿瘤作用:单核巨噬细胞被 IFN-γ、TNF 活化后,杀伤肿瘤能力可增强,能有效杀伤肿瘤细胞,是机体免疫监视的重要细胞。

（4）调节免疫应答：巨噬细胞能分泌多种细胞因子，包括 IL-1、IL-12、IFN-γ、TNF、补体成分（B、D、P 因子）等，大多为分泌型免疫分子，它们可从不同角度调节免疫应答。

（二）树突状细胞（dendritic cells，DC）

树突状细胞是一类形态不规则的细胞，因其成熟的细胞表面具有许多树突样突起或伪足样突起而得名。DC 包括滤泡状树突状细胞、并指状树突状细胞、间质树突状细胞及朗格汉斯细胞等，广泛分布于除脑外的全身各脏器，仅占人体外周血单个核细胞的 1% 以下。不同部位的 DC 名称不同。大多数 DC 来源于骨髓，由骨髓进入外周血，再分布到全身各组织。

DC 是目前所知抗原提呈功能最强的 APC，其提呈抗原能力随发育成熟逐步增强，而摄取抗原能力逐渐减弱。与巨噬细胞和 B 细胞抗原提呈相比，DC 最大的特点是能显著刺激初始 T 细胞增殖，而巨噬细胞和 B 细胞只能刺激已经活化的或者记忆性 T 细胞，因此 DC 是 T 细胞免疫应答的起始者。

知识链接

树突状细胞的发现

树突状细胞是 1973 年美国科学家 Steinman 首先发现的，Steinman 因此获得 2011 年诺贝尔奖。Steinman 被确诊为胰腺癌，他利用树状细胞为基础为自己设计了专门的治疗方案，将自己当成了人体实验的"小白鼠"，撑到了获得诺贝尔奖的前三天。每一位重大学科事件的发现者，都是在不断地艰苦奋斗中脱颖而出，成功没有捷径。

（三）B 细胞

B 细胞是重要的 APC。B 细胞高表达 MHC Ⅱ类分子，能摄取、加工、处理抗原，并将抗原肽 -MHC Ⅱ类分子复合物表达于细胞表面，有效提呈抗原给 $CD4^+$ Th 细胞。同时细菌感染刺激后或者 Th 细胞辅助下 B 细胞可以表达 CD80，这种摄取和提呈抗原的方式，不仅可以激活 Th 细胞，同时也能激活 B 细胞，在针对 TD-Ag 的抗体反应中发挥重要作用。

APC 能对抗原进行加工，并以抗原肽 -MHC 分子复合物的形式表达在细胞的表面，T 细胞能识别该复合物从而被活化并产生免疫应答反应，因此 APC 在抗原诱导机体产生免疫应答的过程中发挥着关键作用。

三、其他免疫细胞

除了淋巴细胞和单核细胞，血液中的中性粒细胞、嗜酸性粒细胞、嗜碱性粒细胞，组织中的肥大细胞、上皮细胞等，它们在免疫应答的多个环节中各自发挥着重要作用。如中性粒细胞参与急性炎症反应，可以吞噬和杀灭细菌；肥大细胞和嗜碱性粒细胞参与 I 型超敏反应；嗜酸性粒细胞可抗寄生虫感染。

（覃宁玲）

？　复习思考题

1. 试述免疫器官的组成及功能。
2. 简述 T 细胞亚群及功能。
3. 简述 B 细胞亚群及功能。
4. 简述 T 细胞表面标志。

第三节　免疫分子

学习目标

　　掌握细胞因子的定义、作用特点，MHC 及其编码分子的概念、人 HLA 分子提呈抗原肽的特点，熟悉白细胞分化抗原、黏附分子的概念；熟悉细胞因子的分类，MHC 的遗传特点及 HLA 分子的生物学功能；了解细胞因子的免疫学功能，HLA 基因复合体的结构及其与疾病的关系，白细胞分化抗原的结构及功能。

　　免疫分子指存在于细胞膜表面与免疫有关的分子，可分为膜型免疫分子和分泌型免疫分子。膜型免疫分子主要是指存在于细胞膜表面的免疫分子及其受体。分泌性免疫分子主要指由免疫细胞合成并分泌于体液中的相关分子。免疫分子包括很多种类，免疫球蛋白、补体前已赘述，本节主要介绍细胞因子、主要组织相容性抗原、白细胞分化抗原及黏附分子。

一、细　胞　因　子

（一）概念及分类

　　细胞因子（cytokine，CK）是由多种细胞分泌的具有生物活性的小分子蛋白质，是不同于免疫球蛋白及补体的另一类分泌型免疫分子。根据来源不同可分为淋巴因子、单核因子、脂肪因子；根据结构和功能差异可分为白细胞介素、干扰素、肿瘤坏死因子、集落刺激因子、生长因子及趋化因子等。

（二）细胞因子的共同特性

　　1. 产生特点　体内多种细胞都可合成细胞因子，如各种免疫细胞、基质细胞等。它们的产生方式具有多向性，即一种细胞可分泌多种细胞因子，还具有多源性，即几种不同类型细胞也可合成一种细胞因子。

　　2. 理化性状　多为可溶性小分子（8kD～30kD）分泌型糖蛋白。

　　3. 作用特点　在生理条件下，多数可经自分泌、旁分泌或内分泌等方式产生后与靶细胞表面相应受体结合发挥作用，一般在较低的浓度下就具有加强的生物学效应。一种细胞因子可产生多种不同生物效应，几种细胞因子又可产生相同或相似生物学效应；不同的细胞因子作用存在协同性和拮抗性。

（三）主要细胞因子种类

　　1. 白细胞介素（interleukin，IL）　一组由淋巴细胞、单核巨噬细胞和其他非免疫细胞产生的能介导白细胞与其他细胞相互作用的细胞因子。现已报道的白细胞介素已有近 40 种，大多数能促进免疫细胞活化、增殖，有免疫调节和介导炎症反应的作用（表 3-1）。

　　2. 干扰素（interferon，IFN）　机体某些细胞被病毒或干扰素诱生剂刺激后产生的小分子糖蛋白，因有干扰病毒复制的能力，故称干扰素，包括 IFN-α、IFN-β、IFN-γ 等。前两种为 Ⅰ 型（普通）干扰素，IFN-γ 为 Ⅱ 型（免疫）干扰素（表 3-1）。

　　3. 肿瘤坏死因子（tumor necrosis factor，TNF）　能引起肿瘤组织出血、坏死的细胞因子。TNF-α 由活化的单核巨噬细胞产生，又称恶病质素；TNF-β 由活化的 T 细胞产生，又称淋巴毒素（表 3-1）。

表 3-1　重要细胞因子的来源及主要功能

名称	来源	主要生物学作用
IL-1	活化的单核巨噬细胞,血管内皮细胞,成纤维细胞	促进造血干细胞、T 淋巴细胞、B 淋巴细胞增殖分化;刺激下丘脑体温调节中枢引起发热;刺激肝细胞产生 C 反应蛋白介导炎症反应
IL-2	活化 T 细胞(Th1),NK 细胞	刺激 T 淋巴细胞、B 淋巴细胞活化增殖分化,产生细胞因子;增强 CTL、NK 和单核巨噬细胞杀伤活性
IL-3	活化 T 细胞	刺激多能造血干细胞增殖分化;促进肥大细胞增殖分化
IL-4	活化 T 细胞(Th2)	促进 T 细胞、B 细胞增殖分化;增强巨噬细胞提呈抗原及细胞毒作用
IL-8	单核巨噬细胞	吸引中性粒细胞、嗜碱性粒细胞和 T 细胞定向趋化;促进中性粒细胞释放生物活性介质
IL-10	T 细胞、B 细胞	抑制 Th1 细胞合成分泌 IFN-γ,降低细胞免疫单核细胞反应;抑制 T 细胞产生 IL-2,阻止 B 细胞合成抗体;抑制单核巨噬细胞提呈抗原的能力
IFN-α/β	白细胞 / 成纤维细胞	抗病毒、抗肿瘤(强),免疫调节(弱)
IFN-γ	活化淋巴细胞等	抗病毒、抗肿瘤(弱),免疫调节(强)
TNF-α	活化单核巨噬细胞等	促进脂肪、蛋白质消耗分解等致恶病质作用
TNF-β	活化 T 细胞	杀伤、抑制肿瘤;抗病毒复制;参与免疫调节;促进局部炎症反应发生;刺激下丘脑致热

4. 集落刺激因子(colony stimulating factor,CSF)　由活化 T 细胞、单核巨噬细胞、血管内皮细胞和成纤维细胞等合成,可刺激造血干细胞和不同发育时期造血细胞增殖分化的细胞因子。

5. 生长因子(growth factor,GF)　可刺激多种细胞生长的细胞因子,根据功能及作用对象不同分为转化生长因子、表皮生长因子、血管内皮生长因子、成纤维细胞生长因子、神经生长因子、血小板生长因子和肝细胞生长因子等。

6. 趋化因子(chemokine factor,CF)　由白细胞及基质细胞分泌的蛋白质家族。包括粒细胞趋化因子、单核细胞趋化因子、淋巴细胞趋化因子等。

(四)细胞因子的生物学作用

1. 介导非特异性抗感染及抗肿瘤　细胞因子可通过参与非特异性免疫,发挥抗感染和抗肿瘤作用。如 IFN 可刺激正常细胞合成抗病毒蛋白质,干扰病毒在细胞内复制;IL-15、IL-12 是重要的抗病毒细胞因子;TNF 可直接抑制病毒及肿瘤细胞生长;有的细胞因子还可间接促进 NK 或 LAK 细胞抗感染及抗肿瘤作用。

2. 参与和调节适应性免疫应答　多种细胞因子参与完成适应性免疫应答及对免疫应答的正负调节,如多种 IL、TNF、IFN 可增强 T 淋巴细胞、B 淋巴细胞活化及增殖、增强免疫细胞对抗原的清除能力;IL-4、IL-10 能抑制巨噬细胞活化,抑制 CTL 分化及 TNF-β、IFN-γ 产生,起负调节作用。

3. 刺激造血　多种刺激造血的细胞因子,在免疫应答过程中不断刺激造血干细胞生长、分化以补充免疫过程中的消耗。

4. 调节炎症反应　部分细胞因子可增强炎症作用。如 IL-1 可刺激下丘脑体温调节中枢引起发热,促使肝脏分泌 C 反应蛋白,引起急性炎症;IL-8、TNF-α 能诱导炎性细胞释放前列腺素、溶酶体酶等加重炎症反应;IFN-α/β、IFN-γ、IL-4 及 IL-10 等也有抑制炎症反应的作用。

5. 诱导细胞凋亡　如 IL-2 可诱导抗原活化的 T 细胞凋亡，从而控制免疫应答的强度，避免过度免疫损伤的产生；TNF 可诱导肿瘤细胞的凋亡。

知识链接

细胞因子与疾病的关系

　　细胞因子是参与免疫应答的重要免疫分子，但也与某些疾病的发生有关：当革兰氏阴性菌感染时，参与免疫的单核巨噬细胞 / 中性粒细胞过度表达前炎性细胞因子，可致内毒素脓毒症休克，甚至发生 DIC；某些细胞因子及受体的异常表达与某些肿瘤发生密切相关；某些免疫缺陷病、Ⅰ型超敏反应、自身免疫病、移植排斥反应的发生也与细胞因子的参与有关。

二、主要组织相容性复合体及其编码产物

　　自体组织 / 器官进行移植，可正常存活；异体组织 / 器官移植则会因供体与受体间不相容而发生排斥反应。组织相容性是指供者与受者组织 / 器官相互接受的程度，相容则不排斥，这是由不同个体细胞表面抗原存在特异性差异所决定的。这种代表个体组织特异性的抗原，称为组织相容性抗原，其中能引起快速而强烈排斥反应的抗原称为主要组织相容性抗原，在排斥反应中起主要作用。编码主要组织相容性抗原的基因群体称为主要组织相容性复合体（major histocompatibility complex，MHC）。不同动物的 MHC 及编码的抗原命名不同，人的主要组织相容抗原称为人类白细胞抗原（human leucocyte antigen，HLA），编码 HLA 抗原的基因群称为 HLA 复合体。

知识链接

几个容易混淆的概念

　　1. 组织相容性抗原（HA）代表个体差异性，是引起移植排斥反应的同种异型抗原，也可叫移植抗原（TA）。

　　2. 主要组织相容性抗原（MHA）能够引起强烈而迅速排斥反应的抗原。

　　3. 主要组织相容性复合体（MHC）编码 MHA 的基因群体。MHC 在哺乳动物中普遍存在，如小鼠的 MHC 称 H-2 复合体，位于 17 号染色体上；人的 MHC 称 HLA 复合体，位于第 6 号染色体上。

（一）HLA 复合体组成与遗传特点

1. HLA 复合体组成　HLA 复合体紧密连锁在人类第 6 号染色体短臂上，结构十分复杂。该复合体共有 224 个基因座位，能表达产物的功能性基因有 128 个。依所编码抗原的结构、功能、分布及免疫原性不同，可分为三个基因区（图 3-3）。

　　（1）HLA Ⅰ类基因区：远离着丝点，主要包括经典的 B、C、A 三个基因座。编码的产物为化学结构相似但免疫原性不同的 HLA-B、HLA-C、HLA-A 肽链，即 HLA-Ⅰ类分子的重链（α 链）。编码轻链（β_2-m）微球蛋白的基因位于人体第 5 号染色体上。

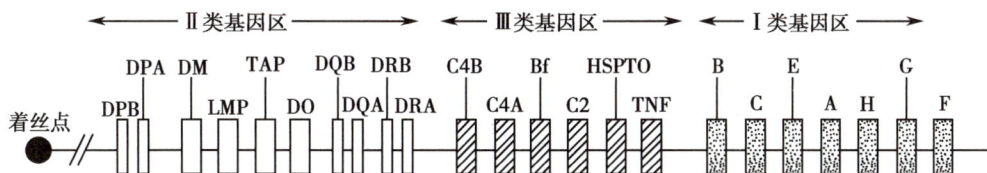

图 3-3 HLA复合体基因简图

（2）HLA Ⅱ类基因区：紧邻着丝点，结构较复杂，主要包括 DP、DQ、DR 三个亚区。分别编码 HLA-Ⅱ类分子的 α 及 β 链，形成异二聚体，即Ⅱ类抗原。

2. HLA 复合体遗传特点

（1）多态性：HLA 基因是由多个紧密相邻的基因座位所组成，编码产物具有相同或相似的功能，由于同一个体一个基因座位上来自同源染色体的两个等位基因均表达，HLA 的基因呈现多态性。多态性的群体效应是赋予物种极大的应变能力，也为 HLA 基因分型用于器官移植供受体配对及法医学的亲子鉴定提供依据。

（2）连锁不平衡：同一染色体上紧密连锁的 MHC 等位基因形成的组合称为单体型。MHC 的单体型体现在染色体上 MHC 不同座位等位基因并非随机表达，而是呈现特定组合，且分属两个或两个以上基因座位的等位基因同时出现在一条染色体上的概率高于随机出现的频率，呈现连锁不平衡。

（二）HLA 分子的分布、结构与功能

1. HLA 分子的分布 HLA 复合体Ⅰ类基因编码Ⅰ类分子（抗原），主要分布在各组织有核细胞表面；HLA 复合体Ⅱ类基因编码Ⅱ类分子（抗原），主要分布于巨噬细胞、B 淋巴细胞、树突状细胞等各种抗原提呈细胞及活化 T 细胞表面。

2. HLA 分子的结构 HLA-Ⅰ类分子是由一条为Ⅰ类基因编码的重链（α 链）与另一条轻链（β_2-m）微球蛋白以非共价键形式组成的异二聚体。HLA-Ⅱ类分子是由两条基本相同的肽链（α、β 链）以非共价键连接成的二聚体（图 3-4）。

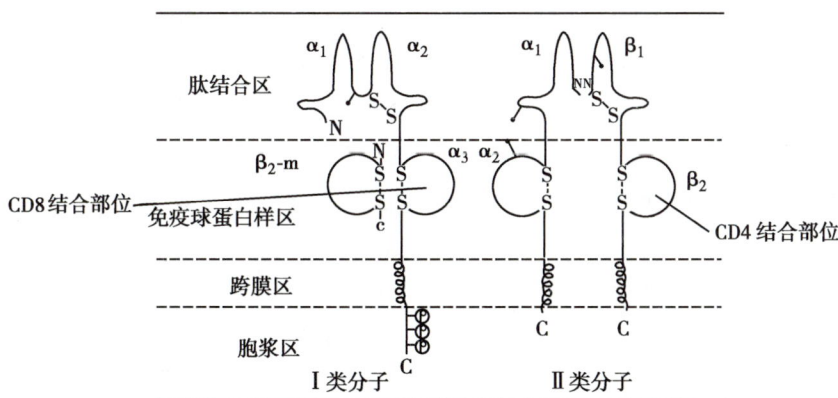

图 3-4 HLA分子结构模式图

3. HLA 分子的功能

（1）参与对抗原处理和提呈及 MHC 限制性：MHC 分子在多个环节参与对抗原处理。外源性抗原在 APC 内被降解为抗原肽后与 MHC Ⅱ类分子结合为复合物；内源性抗原在靶细胞中降解为抗原肽后与 MHC Ⅰ类分子结合成复合物。上述抗原肽 -MHC 分子复合物可将抗原信息提呈给相应的 Th 细胞，参与适应性免疫应答。APC 与 T 细胞间相互作用除了 TCR 识别抗原肽外，还必须识别 APC 上的 MHC 分子，细胞间的相互作用受 MHC 的约束被称为 MHC 的限制性。

（2）参与 T 细胞的分化：早期 T 细胞在胸腺发育为成熟的 T 细胞的过程中，其表面标志随之发生一系列变化。早期 T 细胞必须与表达 MHC Ⅰ 类分子或 MHC Ⅱ 类分子的胸腺上皮细胞接触才能分别分化为 CD8⁺ 和 CD4⁺ 的 T 细胞。

（3）参与器官移植的排斥反应：器官移植成败主要取决于供、受者之间的组织相容性，其中 HLA 等位基因的匹配度尤为重要。

（4）参与自身免疫病的发生：HLA 等位基因决定人类对疾病的易感性，如强直性脊柱炎发生与 B27 相关，1 型糖尿病的发生与 DR3、DR4 相关。

（5）用于亲子鉴定和法医学鉴定：HLA 基因的多基因性和多态性使得无亲缘关系的两个个体之间的等位基因不同，且每个人所拥有的 HLA 基因型别一般终身不变，因此 HLA 基因分型可以成为个体性的一种遗传标志，已在法医学上被广泛用于亲子鉴定和确定死者身份。

三、人白细胞分化抗原及黏附分子

（一）人白细胞分化抗原

人白细胞分化抗原是指血细胞在分化成熟为不同谱系、分化的不同阶段以及细胞活化过程中，出现或消失的细胞表面标记分子。分化群（cluster of differentiation，CD）是应用以单克隆抗体鉴定为主的方法，将来自不同实验室的单克隆抗体所识别的同一分化抗原。CD 的编号已从 CD1 命名至 CD363。

CD 分子大都是跨膜的糖蛋白，含胞膜外区、跨膜区和胞质区，根据胞膜外区结构特点，CD 分子可根据结构，分为免疫球蛋白超家族、细胞因子受体家族、C 型凝集素超家族、整合素家族、肿瘤坏死因子超家族和肿瘤坏死因子受体超家族等；可根据执行的功能，分为受体和黏附分子等。

现有编号的 CD 共 300 多个分化群。重要的是与 T 细胞、B 细胞功能有关的 CD 分子、补体 C3 受体、抗体 Fc 受体等（表 3-2）。

表 3-2　部分重要 CD 分子的分布及功能

CD 分子	分布	主要功能
CD2	T 细胞、NK 细胞	绵羊红细胞受体，与 LFA-3 结合，有黏附作用
CD3	所有 T 细胞	与 TCR 结合成复合物，传递抗原信息至 T 细胞内
CD4	Th 细胞	MHC Ⅱ 类抗原受体，黏附、传导信号；人类免疫缺陷病毒受体
CD8	TC、TS 细胞	MHC Ⅰ 类抗原受体，黏附、传导信号
CD28	T 细胞	T 细胞协同刺激分子，传导 T 细胞活化第二信号
CD152（CTLA-4）	活化 T 细胞	CD80/CD86 配体（对 CD8⁺CTL 细胞负调节）
CD154	T 细胞	CD40 配体，传导 B 细胞活化第二信号
CD58	抗原提呈细胞	即 LFA-3，为 CD2 配体，有黏附作用
CD19	B 细胞	参与 B 细胞活化及发育的调节
CD20	B 细胞	参与 B 细胞活化、增殖、分化
CD40	B 细胞	B 细胞协同刺激分子，传导 B 细胞活化第二信号
CD45	B 细胞	调节 B 细胞活化
CD79a	B 细胞	构成 BCR 复合体的 Igα 链
CD79β	B 细胞	构成 BCR 复合体的 Igβ 链
CD80/86	B 细胞、单核细胞	即 B7~1/ B7~2，为 CD28 配体，传导 T 细胞活化第二信号

续表

CD 分子	分布	主要功能
CD35	B 细胞、吞噬细胞	补体受体 -1（CR1），即 C3b 受体
CD21	B 细胞、吞噬细胞	补体受体 -2（CR2），即 EB 病毒（EBV）受体
CD64	抗原提呈细胞	高亲合性 IgGFc（FcγR1）受体
CD32	抗原提呈细胞	中亲和性 IgGFc（FcγR2）受体
CD16	NK 及 Mφ	低亲和性 IgGFc（FcγR3）受体
CD23	肥大细胞	参与 IgE 生成的调节；介导 I 型超敏反应

（二）黏附分子

黏附分子（adhesion molecules）是一类存在于细胞或基质表面，介导细胞与细胞、细胞与基质间相互接触和结合的糖蛋白分子，包括免疫球蛋白超家族、整合素家族、选择素家族和钙黏蛋白家族，多以受体 - 配体结合的形式发挥作用，是免疫细胞间发生黏附、识别、活化、免疫应答及信号转导等一系列重要生理免疫和病理免疫过程的分子基础。

（陶　涛）

? 复习思考题

1. 简述细胞因子的概念及其作用特点。
2. 比较 HLA- I 类分子和 HLA- II 类分子的分布、结构及抗原提呈功能的差异。
3. 简述人白细胞分化抗原、CD 分子及黏附分子的基本概念。

ER-3-4

扫一扫，测一测

第四章　补　体　系　统

学习目标

掌握补体的概念、补体系统激活途径、补体的生物学功能；熟悉补体系统的组成、命名方法和理化性质；了解补体激活过程的调控。

第一节　补体的概念、组成与性质

一、补体的概念

补体（complement，C）指存在于正常人和脊椎动物血清及组织液中的具有酶活性及免疫功能的一组球蛋白，因其能补充及协助抗体完成免疫作用，故名补体。补体系统由 30 余种广泛存在于血清、组织液和细胞膜表面的糖蛋白组成的具有精密调控机制的蛋白质反应系统，其活化过程表现为一系列丝氨酸蛋白酶的级联酶解反应。

二、补体系统的组成

补体系统按其生物学功能不同分三类。

1. **补体固有成分**　按发现先后顺序命名为 C1、C2、C3……C9，其中 C1 含 3 个亚单位，分别称为 C1q、C1r、C1s；凝聚素（MBL）及其相关的丝氨酸蛋白酶（MASP）；B 因子、D 因子、P 因子。

2. **补体调节蛋白**　参与调节补体激活途径中的关键酶，如 C1 抑制物、C4 结合蛋白、I 因子、H 因子、膜辅助蛋白、促衰变因子、同种限制因子等。

3. **补体受体**　是指存在于不同细胞膜表面、能与补体激活后所形成的活性片段结合、介导多种生物效应的受体分子。主要包括 CR1～CR5，C3aR、C4aR、C5aR、C1qR 以及 H 因子受体等。

三、补体的理化性质

补体大多是 β 球蛋白，少数为 γ 及 α 球蛋白。补体系统各成分均为糖蛋白，含量相对稳定，但在某些疾病情况下可有波动。补体性质很不稳定，多种理化因素均可使其破坏，如机械振荡、紫外线等，56℃ 30 分钟即灭活。用加热去除血清中的补体，称为灭活血清。灭活补体后的血清，用于血清学试验时可减少因补体造成的干扰。

补体系统的命名原则为：参与补体激活经典途径的固有成分，按其被发现的先后分别命名为 C1（q、r、s）、C2……C9；补体系统的其他成分，以英文大写字母表示，如 B 因子、D 因子、P 因子、H 因子；补体调节蛋白，多以其功能命名，如 C1 抑制物、C4 结合蛋白、衰变加速因子等；补体活化后的裂解片段，以该成分的符号后面附加小写英文字母表示，如 C3a、C3b 等；灭活的补体片段，在其符号前加英文字母 i 表示，如 iC3b。

第二节 补体激活途径

绝大多数补体固有成分以无活性的酶原形式存在于机体内，可在某些因素激活下，经一系列酶促反应转变为具有酶活性的成分，同时表现多种生物学作用。补体激活途径包括经典途径、MBL途径及旁路途径。三条途径的启动机制不同，但具有共同的末端通路。

一、经典途径

经典途径，指激活物与C1q结合，顺序活化C1r、C1s、C4、C2、C3，形成C3转化酶（C4b2a）与C5转化酶（C4b2a3b）的级联酶促反应过程（图4-1）。C2血浆浓度很低，是补体活化级联酶促反应的限速成分。C3是血浆中浓度最高的补体成分，是三条补体激活途径的共同组分。

本途径激活物为IgG1、IgG2、IgG3或IgM与抗原结合形成的复合物。人类不同类型抗体活化C1q的能力各异（IgM>IgG3>IgG1>IgG2），IgG4无激活经典途径的能力。

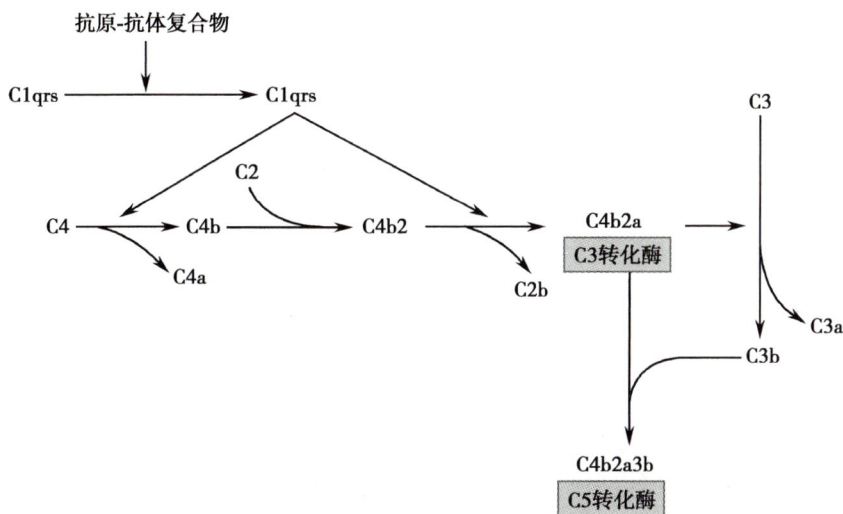

图4-1 补体激活经典途径的前端反应

二、MBL途径

此途径与经典途径基本类似，但激活物是炎症早期产生的甘露聚糖结合凝聚素（MBL），与细菌的甘露醇残基结合后，再与丝氨酸蛋白酶形成复合物。此复合物具有C1q的生物学活性，可活化C4及C2。以后激活过程与经典途径相同（图4-2）。炎症早期肝细胞合成的C反应蛋白也有此作用。

三、旁路途径

又称为替代途径，该途径激活物主要是细菌细胞壁脂多糖、肽聚糖、酵母多糖等。参与的主要成分有C3、C5～C9、B因子、D因子及P因子等。该途径起始过程跨过C1、C2、C4，直接从C3开始。旁路途径的意义在于感染早期机体无特异性抗体出现，在经典途径无法启动的情况下发挥抗感染作用（图4-3）。

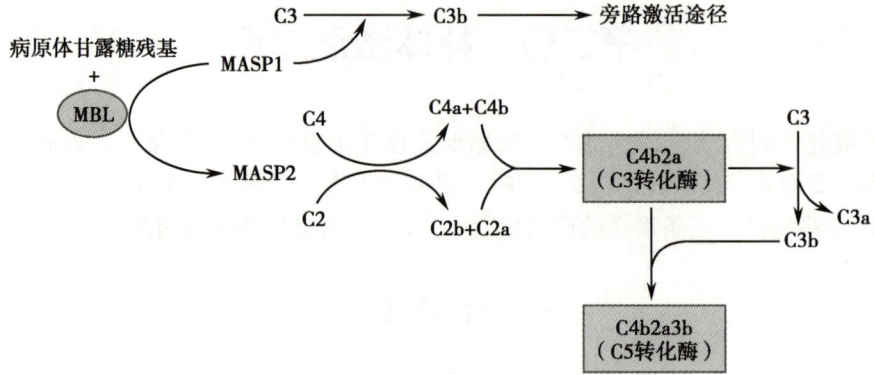

图 4-2 补体激活 MBL 途径

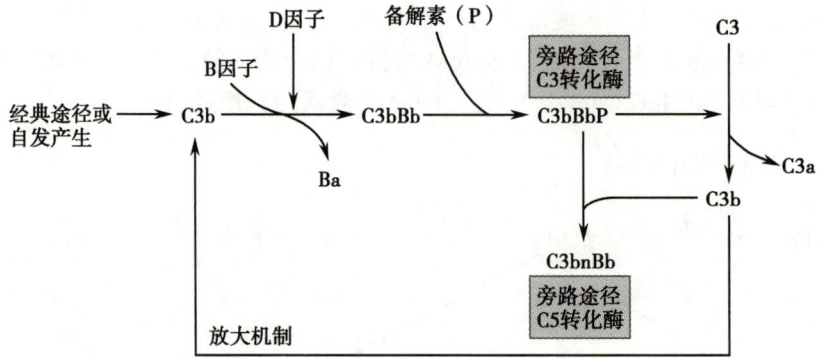

图 4-3 旁路途径及 C3b 的放大效应

补体激活的以上三个途径有着共同的末端途径及效应：即在 C5 转化酶作用下裂解 C5 为 C5a 与 C5b，C5a 游离于液相，C5b 在抗原细胞膜表面依次结合 C6、C7 形成 C5b67 聚合物，再结合 C8、C9。一个 C8 可结合 12~15 个 C9，形成 C5b6789，为攻膜复合物（MAC）。MAC 具有磷脂酶活性，可插入靶细胞的脂质双层膜之中，形成一个内径为 10nm 的小孔，使可溶性小分子、水和离子可以自由通过胞膜，但蛋白质等大分子却难以逸出，导致胞内渗透压降低，从而引起细胞溶解（图 4-4）。

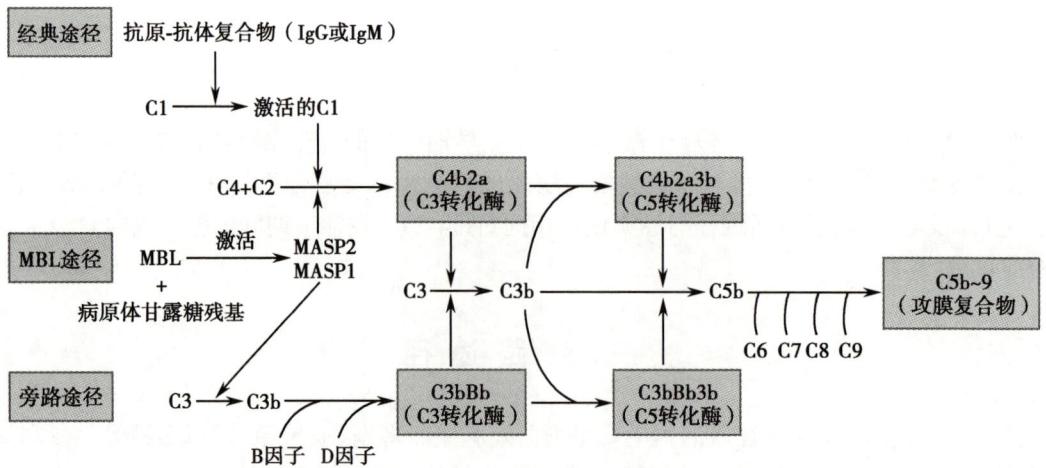

图 4-4 三条补体激活途径间的关系

第三节 补体激活过程的调节

补体系统激活过程是连续发生的酶被激活、蛋白质被分解的快速级联反应。其过程中产生多种生物学效应,有时也会造成机体损伤。机体对补体系统活化存在着精细的调控机制,主要包括:①控制补体活化的启动;②补体活性片段发生自发性衰变;③血浆和细胞膜表面存在多种补体调节蛋白,通过控制级联酶促反应过程中酶活性和MAC组装等关键步骤而发挥调节作用。

第四节 补体的生物学功能

补体是机体发挥免疫防御和免疫稳定作用必不可少的免疫分子,被激活后可表现多种生物学功能。补体作用的后果对机体有二重性:如帮助抗体清除入侵体内的病原微生物等,对机体有利;如帮助破坏红细胞、白细胞等正常细胞,对机体则有害。补体的主要生物学功能如下。

一、溶解细胞作用

补体激活后形成的攻膜复合物(MAC)能导致抗原-抗体复合物中的抗原细胞溶解。补体对革兰氏阴性细菌、支原体及有包膜的病毒、异型红细胞和血小板破坏作用强。革兰氏阳性细菌细胞壁因含脂类少,补体的作用较弱。某些病理情况下引起自身细胞破坏,导致组织损伤与疾病。

二、调理吞噬及免疫黏附作用

补体的调理作用是指抗原表面的C3b与吞噬细胞表面的C3b受体(CR1)结合,促进吞噬细胞吞噬杀伤抗原的作用。这种调理吞噬的作用是机体抵御全身性细菌感染和真菌感染的重要机制之一。抗原表面的C3b和C4b能黏附表面具有补体受体(CR1)的红细胞或血小板,经血流将抗原带到肝脏被破坏,此为免疫黏附作用。

三、炎症介质作用

C3a、C5a、C5b67有趋化作用,可吸引吞噬细胞向抗原部位集中。C3a、C4a、C5a可促进肥大细胞或嗜碱性粒细胞等释放组胺和其他生物活性物质,引起血管扩张、毛细血管通透性增高、平滑肌收缩等,从而介导局部炎症反应。C5a对中性粒细胞有很强的趋化活性,并可刺激中性粒细胞产生氧自由基、前列腺素和花生四烯酸等。

知识链接

补体在免疫应答中的作用

补体天然存在于人体各种体液中,本身不会自行发挥免疫作用,但因有酶活性,一旦被抗体等物质激活后就可发挥重要的免疫活性。当体内补体缺乏时,抗体只能与细菌等细胞抗原结合,较难对其破坏,此时如有补体参与,破坏细胞就容易了。补体对抗原的破坏本无特异性,但因抗体与抗原结合有特异性,故补体的作用也随之有了特异性。

(王贵年)

ER-4-4

扫一扫，测一测

？复习思考题

1. 简述补体的概念及补体系统的组成。
2. 补体激活有哪三条途径？
3. 补体有哪些生物学功能？

第五章　固有免疫应答

ER-5-1
PPT 课件

ER-5-2
知识导览

ER-5-3
组织屏障

学习目标

掌握固有免疫应答的特点,固有免疫应答的组成;熟悉固有免疫应答的作用时相;了解固有免疫应答与适应性免疫应答的关系。

免疫应答(immune response,Ir)是指机体针对抗原性异物所发生的一系列排异反应的过程。免疫应答有两种类型,即固有(非特异性)免疫应答及适应性(特异性)免疫应答。机体一旦遭受病原生物的侵袭或抗原的刺激,首先由固有免疫应答迅速发挥防御及清除作用,通常不能完全清除病原体或抗原。之后,机体则启动适应性免疫应答,从而更有效地彻底清除病原体或抗原。

固有免疫应答是机体在长期种系发育及进化过程中逐步建立起的一系列防御功能,是由遗传而得到的生理防御功能,亦称天然免疫。其特点是:①生来就有,受基因控制,能遗传给后代,故又称先天性免疫;②其强弱有个体差异,有种属特异性;③无特殊针对性,对大多数病原体均有不同程度的防御作用,故又称非特异性免疫;④无记忆性。固有免疫应答主要在感染早期发挥重要作用,主要通过组织屏障、固有免疫细胞及固有免疫分子来实现。

第一节　参与固有免疫应答的成分

固有免疫系统由组织屏障、固有免疫细胞和固有免疫分子组成。

一、组 织 屏 障

组织屏障是防御异物进入机体或机体某一特定部位的组织结构,对机体内环境发挥天然的非特异性保护作用。主要包括皮肤黏膜屏障、血脑屏障、胎盘屏障、血-胸腺屏障等。

(一)皮肤黏膜屏障

人体体表被覆的皮肤及腔道表面被覆的黏膜共同构成皮肤黏膜屏障,是人体阻止外源性抗原入侵的第一道防线。其作用可通过以下方面得以实现。

1. 物理屏障　如皮肤的多层扁平细胞、黏膜的单层柱状细胞、鼻黏膜的鼻毛能阻挡微生物的入侵;肠蠕动、呼吸道黏膜细胞表面的纤毛定向摆动、某些分泌液与尿液的冲洗作用均有助于排除黏膜表面的病原体。

2. 化学屏障　皮肤汗腺与皮脂腺分泌的乳酸及脂肪酸,不同部位的黏膜腺体分泌的溶菌酶、胃酸、蛋白酶等对多种病原体均有不同程度的抑制及杀伤作用。

3. 微生物屏障　在皮肤和黏膜寄居的正常菌群,正常时非致病菌生长占优势,通过占位性保护作用、竞争营养和分泌代谢产物等方式对病原菌产生很强的制约作用。而滥用抗生素则可

39

能抑制或杀死大部分正常菌群，破坏对致病菌的制约作用，从而引发菌群失调症。

（二）血脑屏障

指存在于机体血液与脑组织之间，主要由软脑膜、脉络丛的脑毛细血管内皮细胞层的致密结构及血管外星形胶质细胞构成的天然屏障。该屏障能阻挡病原体及其毒性代谢产物经血液进入脑组织或脑脊液，以保证机体中枢神经系统的正常发育和功能。婴幼儿血脑屏障发育尚未完善，故易发生中枢神经系统感染。

（三）胎盘屏障

由胎儿绒毛膜与母亲子宫内膜的基蜕膜共同组成，也称血胎屏障。此屏障可阻止母体内病原体及有害物质进入胎儿体内，防止胚胎期感染。在妊娠的前 3 个月内，因胎盘屏障发育尚不完善，母体血液中的病原体（如风疹病毒、巨细胞病毒等）可经胎盘侵犯胎儿，影响胎儿正常发育，导致胎儿畸形，甚至流产或死胎。

二、固有免疫细胞

固有免疫细胞对侵入机体的病原体迅速产生应答，发挥非特异性抗感染作用，亦参与清除体内衰老、损伤及突变的组织细胞，在适应性免疫应答过程中也发挥重要作用。主要包括吞噬细胞、自然杀伤细胞、树突状细胞、γδT 细胞、B1 细胞等。

（一）吞噬细胞

1. 吞噬细胞种类　吞噬细胞主要包括中性粒细胞和单核巨噬细胞两类。

（1）中性粒细胞：中性粒细胞占血液白细胞总数的 60%～70%，具有很强趋化作用和吞噬功能，当病原体突破皮肤黏膜屏障侵入组织引发局部感染时，它们可迅速穿越血管内皮细胞进入感染部位，对入侵的病原体发挥吞噬杀伤作用。中性粒细胞表面表达有 IgGFc 受体和补体 C3b 受体，也可通过调理作用增强中性粒细胞的吞噬、杀菌作用。

> 🌐 **知识链接**
>
> ### 完全吞噬与不完全吞噬
>
> 完全吞噬是指吞噬细胞将吞噬的病原体彻底杀死、破坏。如化脓性球菌被吞噬后，一般于 5～10 分钟死亡，30～60 分钟被破坏。不完全吞噬指病原体被吞噬细胞吞噬后，没能被杀死破坏。吞噬细胞使病原体受到保护，有的甚至能在吞噬细胞内生长繁殖，免受体液中的多种抗微生物物质及药物的破坏，有时还可导致吞噬细胞死亡；或通过游走的吞噬细胞经血液或淋巴液将病原体扩散到其他部位，引起病变播散。另外，吞噬细胞的溶酶体释放的多种酶也可造成周围正常组织损伤。

（2）单核巨噬细胞：单核巨噬细胞包括血液中的单核细胞和组织中的巨噬细胞。单核细胞约占血液中白细胞总数的 3%～8%。其体积较淋巴细胞略大，胞质中富含溶酶体。单核细胞在血液中仅停留 12～24 小时，其进入表皮棘层，可分化为朗格汉斯细胞；进入结缔组织或器官，可分化为巨噬细胞。巨噬细胞胞质内含有丰富的溶酶体及线粒体，具有强大的吞噬、杀菌、清除凋亡细胞的能力。巨噬细胞可通过氧依赖和氧非依赖杀菌途径杀伤病原体，并具有促进炎症、杀伤靶细胞、加工与提呈抗原以及免疫调节等多种生物学功能，不仅执行固有免疫应答的效应功能，也在适应性免疫应答的各阶段发挥作用。

2. 吞噬细胞的杀菌过程　一般分为三个阶段（图 5-1）。

（1）吞噬细胞与病原菌接触：这种接触可以是偶然相遇，也可通过趋化因子（如补体活化产

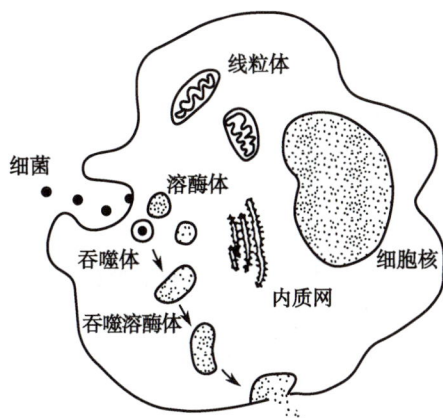

图 5-1 吞噬细胞对病原体的吞噬和破坏过程示意图

物 C3a、C5a、C5b67，炎症组织分解产物，细菌多糖物质等）的作用，使吞噬细胞向感染部位聚集。

（2）吞入病原菌：由吞噬细胞伸出伪足将较大的颗粒物质（如细菌）包绕并摄入细胞质内，形成吞噬体；对于小分子物质（如病毒），由细胞膜内陷直接将其吞入细胞质中，形成吞噬小泡。

（3）杀死和破坏病原菌：吞噬体形成后，细胞质中的溶酶体与之靠近、接触并融合成为吞噬溶酶体，溶酶体中的各种溶酶体酶（如碱性磷酸酶、髓过氧化物酶、蛋白酶、核酸酶等）即可发挥溶解及消化作用，不能消化的残渣将被排出吞噬细胞外。

（二）NK 细胞

NK 细胞具有非特异性抗肿瘤和抗病毒感染作用。

1. 细胞毒作用 NK 细胞的细胞毒作用的机制主要是穿孔素 / 颗粒酶途径和 Fas/FasL 途径及 ADCC 作用等。NK 细胞的活化与其表达的杀伤细胞活化受体（killer activatory receptor, KAR）和杀伤细胞抑制受体（killer inhibitory recepter, KIR）有关。其中，KAR 能广泛识别并结合分布于细胞表面的糖配体，通过活化信号使 NK 细胞活化并产生杀伤作用；而 KIR 则可识别自身组织细胞表面的 MHC Ⅰ类分子，产生抑制信号阻断 NK 细胞活化而丧失杀伤活性。NK 细胞主要杀伤感染了胞内寄生微生物（如病毒、李斯特菌等）的靶细胞，干扰素等细胞因子可促进 NK 细胞的细胞毒作用，增强其抗感染效应。

2. 产生细胞因子 活化的 NK 细胞可分泌 IFN-γ 和 TNF-α 等多种细胞因子，通过干扰病毒复制和进一步活化吞噬细胞，增强机体抗感染免疫能力，在机体针对病毒的抗感染免疫早期发挥重要作用。

（三）γδT 细胞

γδT 细胞是执行固有免疫功能的 T 细胞，其 TCR 由 γ 和 δ 链组成。此类 T 细胞主要分布于肠道、呼吸道及泌尿生殖道等黏膜和皮下组织中，以非 MHC 限制性方式直接识别某些完整多肽抗原，在机体抗感染免疫中，尤其是皮肤黏膜表面的免疫防御中发挥重要作用。

（四）树突状细胞

树突状细胞是已知的抗原提呈功能最强的专职抗原提呈细胞，它能高效地摄取加工处理和提呈抗原，未成熟 DC 细胞具有较强的迁移能力，成熟 DC 能有效激活初始 T 细胞，亦参与胸腺内 T 细胞发育、免疫耐受诱导和免疫记忆维持，同时可分泌多种细胞因子参与免疫调节。

三、固有免疫分子

正常体液和组织液中含有多种可杀伤或抑制微生物的物质，主要有补体、细胞因子、溶菌酶、防御素等。

（一）补体

在感染早期，病原体即可通过激活旁路途径或 MBL 途径活化补体；在抗体产生之后，补体的经典途径被激活，上述三条途径激活后均可发挥溶菌作用。补体激活后还可产生多种活性片段，发挥趋化作用、调理作用、免疫黏附作用及炎症介质等作用（见第四章）。

（二）细胞因子

病原体感染机体后，可刺激免疫细胞和感染的组织细胞产生多种细胞因子，引起炎症反应，产生抗病毒、抗肿瘤和免疫调节等作用。如病毒感染后可刺激组织细胞产生 IFN，干扰病毒蛋白合成而起抗病毒作用。

（三）溶菌酶

溶菌酶为广泛分布于血清、唾液、泪液、尿液等多种外分泌液中的小分子多肽，主要来源于吞噬细胞。溶菌酶通过作用于革兰氏阳性菌细胞壁上的肽聚糖，使之裂解而发挥溶菌作用；革兰氏阴性菌在少量肽聚糖外因有一层外膜保护，故对其不敏感。

（四）防御素

防御素为一组耐受蛋白酶的一类富含精氨酸的小分子多肽，人体内存在两种防御素，即 α-防御素、β-防御素。α-防御素由中性粒细胞和小肠 Paneth 细胞产生，主要作用于某些细菌和有包膜病毒。β-防御素主要由上皮细胞产生，具有广谱抗细菌和抗真菌作用，并对单纯疱疹病毒、流感病毒、人类免疫缺陷病毒等病毒有明显的杀伤力。

第二节　固有免疫应答的作用时相

一、瞬时固有免疫应答阶段

通常发生于感染后的 0～4 小时之内。

（一）组织屏障作用

完整的皮肤黏膜及其分泌的抗菌物质和正常菌群构成物理、化学和微生物屏障，可阻挡外界病原体对机体的入侵，具有即刻免疫防御作用。

（二）巨噬细胞的作用

少量的病原体突破机体屏障结构进入皮肤或黏膜下组织，可及时被局部组织中的巨噬细胞吞噬清除。

（三）补体激活

某些病原体可通过直接激活补体的 MBL 途径及旁路途径而被溶解破坏。补体活化产物 C3b、C4b 与 iC3b 可介导调理作用，增强吞噬细胞的吞噬杀菌能力；C3a、C4a 与 C5a 可作用于组织中肥大细胞，使之脱颗粒释放组胺等血管活性介质，导致局部血管扩张、通透性增加，促使中性粒细胞穿过血管内皮细胞进入感染部位。

（四）中性粒细胞的作用

中性粒细胞是机体抗细菌和抗真菌感染的主要效应细胞，在感染部位组织细胞所产生的促炎细胞因子（IL-8、IL-1 和 TNF-α 等）和其他炎性介质作用下，局部血管内中性粒细胞被活化，并迅速穿过血管内皮细胞进入感染部位，发挥强大的吞噬杀菌效应，绝大多数病原体感染终止于此时相。

二、早期固有免疫应答阶段

发生于感染后的 4～96 小时之内。

（一）巨噬细胞

在某些细菌成分如脂多糖（LPS）和感染部位组织细胞产生的趋化因子、促炎性细胞因子作用下，巨噬细胞被募集至炎症反应部位并被活化，以增强局部抗感染应答。活化的巨噬细胞可产生大量促炎细胞因子和其他炎性介质，进一步增强、扩大机体固有免疫应答和炎症反应。

（二）B1 细胞

受某些细菌多糖抗原（如脂多糖、荚膜多糖等）刺激，B1 细胞在 48 小时内产生以 IgM 为主的抗菌抗体,此类抗体在补体的协同作用下对病原菌产生杀伤作用。

(三) NK 细胞等

NK 细胞、γδT 细胞和 NKT 细胞可对某些病毒感染和胞内寄生菌感染的细胞产生杀伤作用,在早期抗感染免疫中发挥效应。

三、适应性免疫应答诱导阶段

发生于感染 96 小时之后。在此阶段,活化的巨噬细胞、树突状细胞作为抗原提呈细胞,将摄入的病原体等外源性抗原或内源性抗原加工处理为抗原肽,以抗原肽 -MHC 分子复合物的形式表达于细胞表面,同时 APC 表面共刺激分子(如 B7 和 ICAM 等)表达上调,为启动适应性免疫应答创造条件。固有免疫应答作用时相的三个阶段特点比较见表 5-1。

表 5-1　固有免疫应答作用时相比较

比较项目	瞬时固有免疫应答阶段	早期固有免疫应答阶段	适应性免疫应答诱导阶段
发生时间	感染后的 0～4 小时内	感染后 4～96 小时内	感染 96 小时后
作用机制	组织屏障、巨噬细胞、补体、中性粒细胞	巨噬细胞、B1 细胞、NK 细胞	APC 提呈抗原、表达协同刺激分子、准备启动适应性免疫应答

第三节　固有免疫应答与适应性免疫应答的关系

固有免疫细胞通过抗原提呈作用启动适应性免疫应答,其分泌的细胞因子可影响免疫应答的类型、强度及免疫记忆的形成,并参与适应性免疫应答的效应阶段。

一、启动适应性免疫应答

未成熟树突状细胞捕获抗原后在将抗原加工为抗原肽的同时,可迁移到外周免疫器官,发育为成熟树突状细胞,进而启动初始 T 细胞活化,是机体适应性免疫应答的始动者。巨噬细胞在吞噬、杀伤病原微生物的同时,也具有抗原加工和提呈功能。上述两类固有免疫细胞直接参与适应性免疫应答的启动。

二、影响适应性免疫应答的类型

固有免疫细胞识别不同种类病原体后,能产生不同类型细胞因子,从而决定适应性免疫细胞分化及适应性免疫应答的类型。如:巨噬细胞接受某些病原体或抗原刺激后,可产生以 IL-12 为主的细胞因子,从而诱导 Th0 细胞分化为 Th1 细胞,介导细胞免疫应答;肥大细胞、NK 细胞、T 细胞受胞外寄生病原体或某些寄生虫刺激,可产生以 IL-4 为主的细胞因子,从而诱导 Th0 细胞分化为 Th2 细胞,辅助体液免疫应答。

三、协助适应性免疫应答产物发挥免疫效应

(一) 协助体液免疫应答

抗原刺激 B 细胞增殖分化为浆细胞后,通过分泌抗体而发挥体液免疫效应。而抗体本身不

具备直接杀菌和清除病原体的作用，在吞噬细胞、NK 细胞和补体参与下，通过调理吞噬、ADCC 和补体介导的溶菌效应等机制，才能有效杀伤、清除病原体。

（二）协助细胞免疫应答

CD4$^+$Th1 细胞产生 IL-2、IFN-γ、TNF-β 等细胞因子，后者可通过活化吞噬细胞和 NK 细胞等，促进其吞噬、杀伤功能，从而增强细胞免疫效应。

（唐翔宇）

扫一扫，测一测

？　复习思考题

1. 简述固有免疫应答的组织屏障及其作用。
2. 简述固有免疫应答的作用时相及其主要作用。
3. 简述固有免疫应答和适应性免疫应答的主要特点和相互关系。

第六章　适应性免疫应答

> ## 学习目标
>
> 掌握适应性免疫应答的概念、类型、基本过程，抗体产生的一般规律，免疫耐受与免疫调节的概念；熟悉 T 细胞介导的细胞免疫应答机制，T 细胞活化信号，细胞免疫效应机制，B 细胞介导的体液免疫应答机制，B 细胞活化信号；了解免疫耐受与免疫调节的作用机制。

第一节　概　　述

一、概　　念

适应性免疫应答是指 T 淋巴细胞、B 淋巴细胞在识别抗原后，自身活化、增殖、分化，进而表现出一系列生物学效应的全过程；即抗原进入机体后，通过 APC 摄取、加工、处理，再提呈给 T 细胞、B 细胞识别，并使之活化，产生免疫效应物质，导致的一系列排异效应。其特点是：①个体在后天生活过程中受到抗原物质刺激后产生，又称为获得性免疫；②不能遗传给后代；③作用具有特异性，机体受抗原刺激后产生的免疫力只针对特定的病原体发挥作用，又称为特异性免疫；④有记忆性。

二、适应性免疫应答类型

抗原通过局部组织、黏膜及血液等途径进入机体后，根据抗原入侵的途径不同，适应性免疫应答在淋巴结、脾或黏膜相关淋巴组织等不同的外周免疫器官中发生。适应性免疫应答可根据机体对抗原刺激的反应状态，分为正免疫应答和负免疫应答。正常时，机体对非己抗原产生排异效应，表现为正免疫应答，如抗感染免疫和抗肿瘤免疫；对自身组织产生免疫耐受，表现为负免疫应答（特异性无应答），均为生理性免疫应答。在某些异常情况下，可出现自身耐受消失而引起自身免疫病；或某些原因造成免疫功能缺陷，使机体抗感染、抗肿瘤能力降低，导致感染或肿瘤。根据参与适应性免疫应答的细胞类型和效应机制的差异，分为 B 细胞介导的体液免疫应答和 T 细胞介导的细胞免疫应答。

三、适应性免疫应答基本过程

适应性免疫应答是由多种免疫细胞和细胞因子相互作用，共同完成的复杂生理过程，为便于理解，人为将其分为三个阶段。

（一）抗原提呈与识别阶段

抗原提呈与识别阶段即 APC 摄取、加工处理、提呈抗原和 T 淋巴细胞、B 淋巴细胞识别抗原阶段。APC 对不同来源抗原加工处理及提呈方式如下：

1. 对内源性抗原的加工、处理和提呈　凡能表达 MHC Ⅰ 类分子的体细胞均可参与对内源性抗原的提呈，为广义的 APC，也是最后被杀伤的靶细胞。内源性抗原一般是指由机体细胞合成的肿瘤抗原或病毒蛋白。内源性抗原在这些机体细胞胞质内受聚合蛋白酶体（LMP）的作用，降解为抗原肽片段（8～10 个氨基酸残基），再由抗原加工相关转运体（TAP）转运至内质网，与 MHC Ⅰ 类分子结合，形成抗原肽 -MHC Ⅰ 类分子复合物，通过高尔基体运送至 APC 细胞膜表面，提呈给 CD8⁺T 细胞识别（图 6-1）。

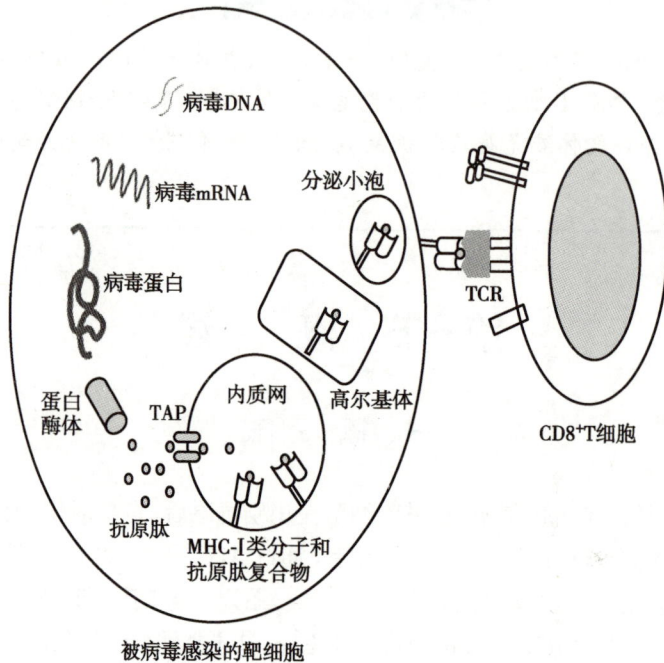

图 6-1　内源性抗原处理与提呈示意图

2. 对外源性抗原的加工、处理和提呈　外源性抗原是指入侵的微生物或其他蛋白质抗原，由专职的 APC 即树突状细胞（DC）、单核巨噬细胞及 B 细胞等进行提呈。外源性抗原被 DC 或单核巨噬细胞通过吞噬（吞饮）摄入形成吞噬体并与溶酶体融合形成吞噬溶酶体，在酸性环境中，被降解为抗原肽片段（13～18 个氨基酸残基）。内质网新合成的 MHC Ⅱ 类分子经高尔基体转运，与吞噬溶酶体融合为富含 MHC Ⅱ 类分子的内吞小室，在小室内抗原肽与 MHC Ⅱ 类分子形成抗原肽 -MHC Ⅱ 类分子复合物，转运表达于 APC 细胞膜表面，提呈给 CD4⁺T 细胞识别（图 6-2）。B 细胞与其他 APC 不同，它通过 BCR（mIg）与抗原结合，以内吞作用将抗原摄入胞内，经降解后的抗原肽与胞内的 MHC Ⅱ 类分子结合形成复合物，表达于 B 细胞膜表面，供 CD4⁺T 细胞识别。

（二）活化、增殖、分化阶段

活化、增殖、分化阶段是 T 淋巴细胞、B 淋巴细胞特异性识别抗原后，自身活化、增殖、分化的阶段。在多种细胞间黏附分子及细胞因子作用下，B 细胞活化、增殖、分化为浆细胞，并合成分泌抗体；T 细胞活化、增殖、分化为效应（致敏）淋巴细胞，并分泌免疫效应物质；部分淋巴细胞分化成为记忆细胞（Tm、Bm）。

（三）效应阶段

效应阶段即免疫效应细胞和效应分子共同作用，发挥体液免疫效应和细胞免疫效应的阶段。其结果是清除非己抗原物质或诱导产生免疫耐受，以维持机体正常生理功能平衡与稳定；在异常情况下，也可能引发自身免疫性疾病。

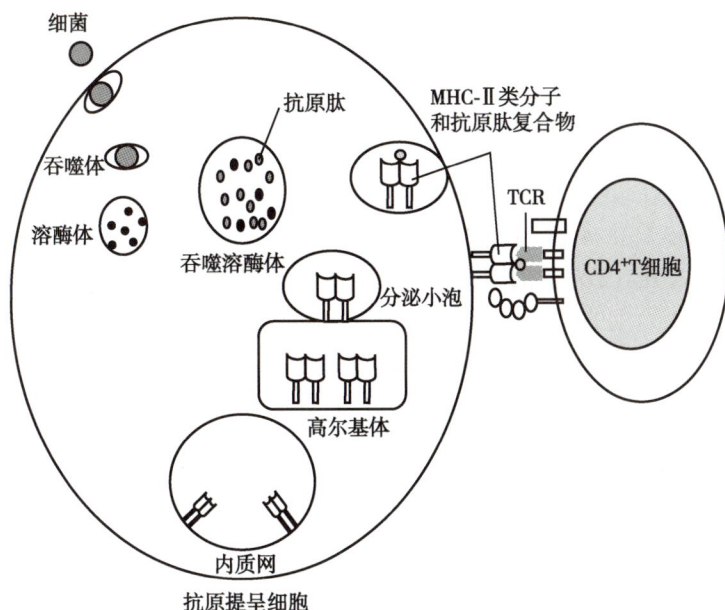

图 6-2　外源性抗原处理与提呈示意图

第二节　T 细胞介导的细胞免疫应答

细胞免疫应答(cellular immune response)是指在抗原刺激下,T 细胞转化成为效应 T 细胞(效应 Th1 细胞和效应 CTL 细胞)发挥适应性免疫效应的过程。通常由 TD 抗原诱发,在多种免疫细胞的协调作用下完成。参与细胞免疫的细胞主要包括:①抗原提呈细胞;② CD4$^+$Th0 细胞;③效应 T 细胞(CD4$^+$Th1 细胞及 CD8$^+$CTL 细胞)。

一、抗原提呈与识别阶段

指抗原被 APC 加工、处理与提呈以及 CD4$^+$T 细胞和 CD8$^+$T 细胞对抗原识别阶段。外源性抗原经 APC 加工处理后形成抗原肽 -MHC Ⅱ类分子复合物表达于 APC 细胞膜表面,供 CD4$^+$T 细胞识别;内源性抗原在靶细胞内形成抗原肽 -MHC Ⅰ类分子复合物表达至细胞膜表面,提呈给 CD8$^+$T 细胞识别。T 细胞通过 TCR 与 APC 表面的抗原肽 -MHC 分子复合物特异性结合的过程称为抗原识别,TCR 在特异性识别 APC 所提呈的抗原肽的同时,还须识别与抗原肽形成复合物的 MHC 分子,即为 MHC 限制性。MHC 限制性决定了任何 T 细胞仅识别由同一个体 APC 表面的 MHC 分子提呈的抗原肽。

二、活化、增殖、分化阶段

(一)T 细胞活化信号

1. T 细胞活化第一信号　静止的 T 细胞通过 TCR-CD3 复合体特异性识别 APC 表面的抗原肽 -MHC 分子复合物,此外,CD4$^+$T 细胞表面的 CD4 分子识别 APC 表面 MHC Ⅱ类分子或 CD8$^+$T 细胞表面的 CD8 分子识别靶细胞表面 MHC Ⅰ类分子,产生 T 细胞活化的第一信号。

2. T 细胞活化第二信号　在第一信号的基础上,CD28 与 B7(CD80/86)、ICAM-1 与 LFA-1、

LFA-3（CD58）与 LFA-2（CD2）等结合均可产生 T 细胞活化第二信号,其中最重要的是 T 细胞表面 CD28 与 APC 表面相应配体 B7（CD80/86）的结合。

（二）细胞因子促进 T 细胞活化

在双信号刺激下,T 细胞开始活化,表达多种细胞因子受体,并分泌多种细胞因子与之结合。如活化的 CD4$^+$Th 细胞在以 IL-4 为主的细胞因子的作用下进行增殖,分化为 Th2 细胞,并分泌更多的细胞因子,如 IL-2、IL-4、IL-5、IL-6、TNF、IFN 等,为 B 细胞的增殖分化做好物质准备;活化的 CD4$^+$Th 细胞在以 IL-12 为主的细胞因子作用下,可增殖分化为 CD4$^+$Th1 炎性细胞;活化的 CD8$^+$T 细胞在以 IL-12 为主的细胞因子作用下,可增殖分化为 CD8$^+$CTL 细胞。在此过程中,部分 T 细胞停止分化成为记忆 T 细胞(Tm),当再次接触相同抗原时,Tm 可直接活化,产生免疫效应。如果只有第一信号,Th 细胞虽然也能表达 IL-2 受体,但不能进行增殖,也不合成细胞因子,而进入特异性无应答状态(图 6-3)。

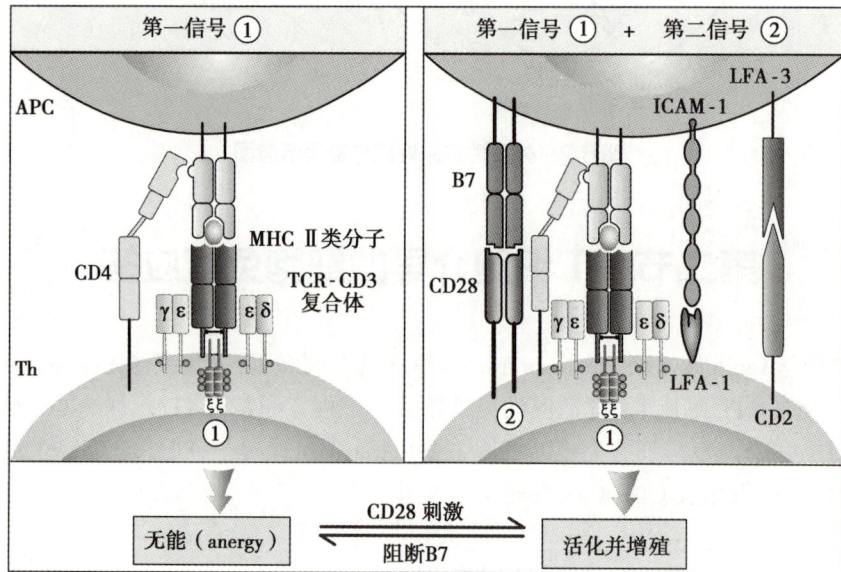

图6-3　CD8$^+$CTL 细胞与靶细胞相互作用示意图

三、效 应 阶 段

（一）CD4$^+$Th1 细胞介导的炎症反应

CD4$^+$Th1 细胞若再次接受相同特异性抗原刺激后,可释放 IL-2、IFN-γ、TNF-β 等多种细胞因子,使局部组织产生以淋巴细胞和单核巨噬细胞浸润为主的慢性炎症反应或迟发型超敏反应。CD4$^+$Th1 细胞释放的主要细胞因子及其作用见表 6-1。

表6-1　主要细胞因子及其作用

细胞因子	主要作用
IL-2	①刺激 CD8$^+$CTL 细胞增殖分化为效应 CTL;②刺激 CD4$^+$Th0 细胞增殖分化并分泌 IL-2、TNF-β 和 IFN-γ;③增强 NK 细胞、单核巨噬细胞杀伤活性;④诱导 LAK 细胞的抗瘤活性
IFN-γ	①活化并增强单核巨噬细胞吞噬杀伤功能;②活化 NK 细胞,增强杀瘤和抗病毒作用;③增强 MHC Ⅱ/Ⅰ类分子表达,提高提呈抗原的能力
TNF-β	①产生炎症作用和杀伤靶细胞;②抗病毒作用;③激活中性粒细胞、单核巨噬细胞释放 IL-1、IL-6、IL-8 等

在免疫应答过程中，由抗原诱导的 CD4$^+$Th0 细胞活化、增殖与分化及细胞因子的产生为特异性反应，细胞因子发挥作用则为非特异性效应。

（二）CD8$^+$CTL 细胞介导的细胞毒作用

效应 CTL 细胞对靶细胞（肿瘤细胞或病毒感染的宿主细胞）的杀伤作用具有特异性，并受 MHC Ⅰ类分子限制，其过程如下：

1. 特异性识别及结合　效应 CTL 细胞膜上的 TCR-CD3 及 CD8 分子分别特异性识别 APC（靶细胞）表面抗原肽及 MHC Ⅰ类分子，并通过 CTL 细胞膜上的黏附分子与靶细胞表面相应配体互相识别，使效应 CTL 与靶细胞紧密结合。

2. 致死性作用　当效应 CTL 与靶细胞通过 TCR 及黏附分子相互识别、紧密结合后，可激发效应 CTL 细胞脱颗粒，释放穿孔素及颗粒酶两种重要细胞毒素。在钙离子存在的情况下，穿孔素迅速嵌入靶细胞膜，多个单体聚合形成跨膜孔道；颗粒酶是储存在效应 CTL 颗粒内的胰蛋白酶或糜蛋白酶，随穿孔素一起释出，它不能单独杀伤靶细胞，但可经穿孔素形成的孔道进入靶细胞，激活内切酶系统而导致靶细胞溶解或凋亡，出现不可逆损伤。

此外，效应 CTL 表面可高效价表达 FasL（Fas 配体），它与靶细胞表面跨膜受体分子 Fas（CD95）结合，通过激活胞内胱天蛋白酶参与的信号转导途径，诱导靶细胞凋亡。

3. 靶细胞裂解　经致死性攻击后的靶细胞膜上形成很多跨膜孔道，Ca^{2+}、Na$^+$ 及水分子迅速大量进入胞内，而 K$^+$ 和大分子物质从胞内逸出，导致靶细胞崩解。加之颗粒酶进入胞内，活化 DNA 内切酶，使 DNA 断裂，导致靶细胞凋亡。效应 CTL 可连续杀伤靶细胞，故其杀伤效率高。

四、细胞免疫应答的生物学效应

（一）细胞内抗感染作用

效应 CTL 的作用主要针对胞内感染的病原体，如结核分枝杆菌、麻风分枝杆菌、伤寒沙门菌、病毒、真菌及某些寄生虫等。

（二）抗肿瘤作用

效应 CTL 可特异性杀伤带有相应抗原的肿瘤细胞。多种细胞因子，如 TNF、IFN、IL-2 等既是效应分子，又可活化单核巨噬细胞、NK 细胞、LAK 细胞等，发挥直接或间接的抗肿瘤作用。

（三）免疫损伤作用

效应 T 细胞可参与Ⅳ型超敏反应、移植排斥及某些自身免疫病的发生和发展过程，造成免疫损伤。

第三节　B 细胞介导的体液免疫应答

体液免疫应答（humoral immunity）是 B 细胞接受抗原刺激后转化为浆细胞，分泌抗体而发挥适应性免疫效应的过程。TD 抗原和 TI 抗原均可诱发体液免疫应答，B 细胞对它们的免疫应答方式各不相同。TD 抗原引起的体液免疫应答必须有 APC 和 Th 细胞参与，而 TI 抗原可直接刺激 B 细胞诱发体液免疫应答。参与 TD 抗原诱导的体液免疫的细胞主要包括：①抗原提呈细胞；②CD4$^+$Th0 细胞及 CD4$^+$Th2 细胞；③B 细胞；④浆细胞。

一、B 细胞对 TD 抗原的应答

（一）抗原提呈与识别阶段

指 TD 抗原被 APC 吞噬、加工处理并提呈给 CD4$^+$T 细胞和 B 细胞对抗原识别阶段。通常 TD 抗原进入机体诱发初次免疫应答时，对抗原提呈多由单核巨噬细胞完成；再次免疫应答时，则主要由已扩增的 B 细胞克隆承担。经 APC 加工处理的 TD 抗原以抗原肽 -MHC Ⅱ 类分子复合物的形式表达于 APC 细胞膜表面，供 CD4$^+$T 细胞识别。

（二）活化、增殖、分化阶段

1. Th 细胞活化、增殖与分化　原始 Th 细胞激活后，释放多种细胞因子，才能辅助 B 细胞活化，产生抗体。在双信号刺激下，Th 细胞开始活化，表达 IL-2、IL-4、IL-12 等多种细胞因子受体，并分泌多种细胞因子与之结合。活化的 Th 细胞在以 IL-4 为主的细胞因子的作用下进行增殖，分化为 Th2 细胞，并分泌更多的细胞因子，如 IL-2、IL-4、IL-5、IL-6、TNF、IFN 等，为 B 细胞的增殖分化做好物质准备。

2. B 细胞的活化、增殖与分化　B 细胞的活化、增殖也需要双信号刺激（图 6-4）。

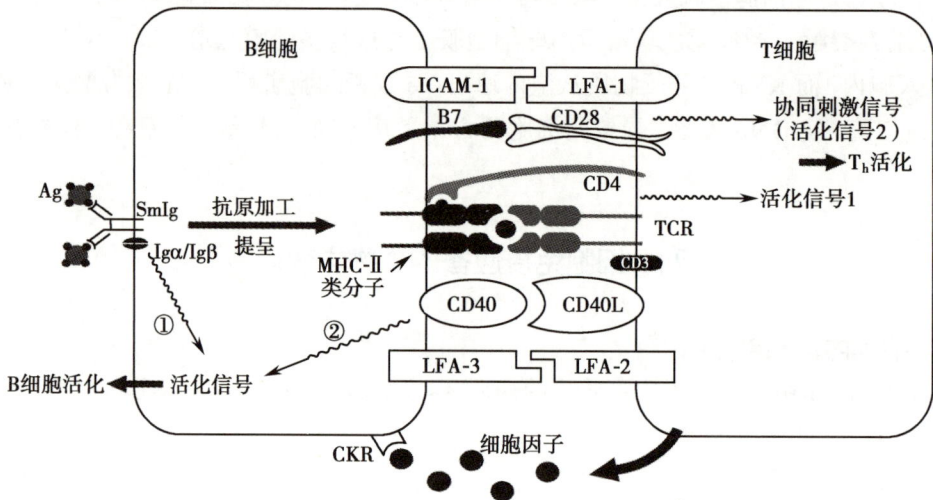

图 6-4　B 细胞与 Th 细胞间相互作用示意图

（1）B 细胞活化的第一信号：B 细胞通过 BCR 识别抗原肽后，由相邻的穿膜蛋白 CD79α/β 传递第一活化信号，从而激活蛋白酪氨酸激酶（PTK）。B 细胞表面的 CD19 与 CD21、CD81 以非共价键形式组成 B 细胞活化共受体复合物，加强膜信号的转导。

（2）B 细胞活化的第二信号：B 细胞在介导体液免疫应答时可作为 APC 将加工处理的 TD 抗原以抗原肽 -MHC Ⅱ 类分子复合物形式提呈给 Th 细胞，与 Th 细胞相互作用，使 Th 细胞活化、增殖。B 细胞表面表达的 CD40 和 ICAM-1 等协调刺激分子与活化的 Th 细胞表面表达的 CD40L 和 LFA-1 等分子结合，产生 B 细胞活化的第二信号。

3. 细胞因子在体液免疫应答中的作用　在双信号刺激下，B 细胞活化。活化的 B 细胞可表达多种细胞因子受体，以接受相应细胞因子的作用，在 Th 细胞释放的 IL-2、IL-4、IL-5、IL-6 等细胞因子作用下，B 细胞增殖、分化为浆细胞。浆细胞产生的 Ig 类别与 B 细胞分化过程中受不同细胞因子的影响有关（图 6-5）。IL-2、IL-4、IL-5 可促进 IgM 抗体合成；IL-2、IL-4、IL-6 和 IFN-γ 可促进 IgG 抗体合成；IL-5 和 TGF-β 可诱导 IgA 合成；IL-4 与 IgE 抗体合成有关。部分 B 细胞停止分化，成为记忆细胞（Bm）。再次接触相同抗原时，Bm 迅速增殖分化为浆细胞，合成分泌更多抗体，扩大免疫效应。

ER-6-5

B 细胞与 Th 细胞间相互作用

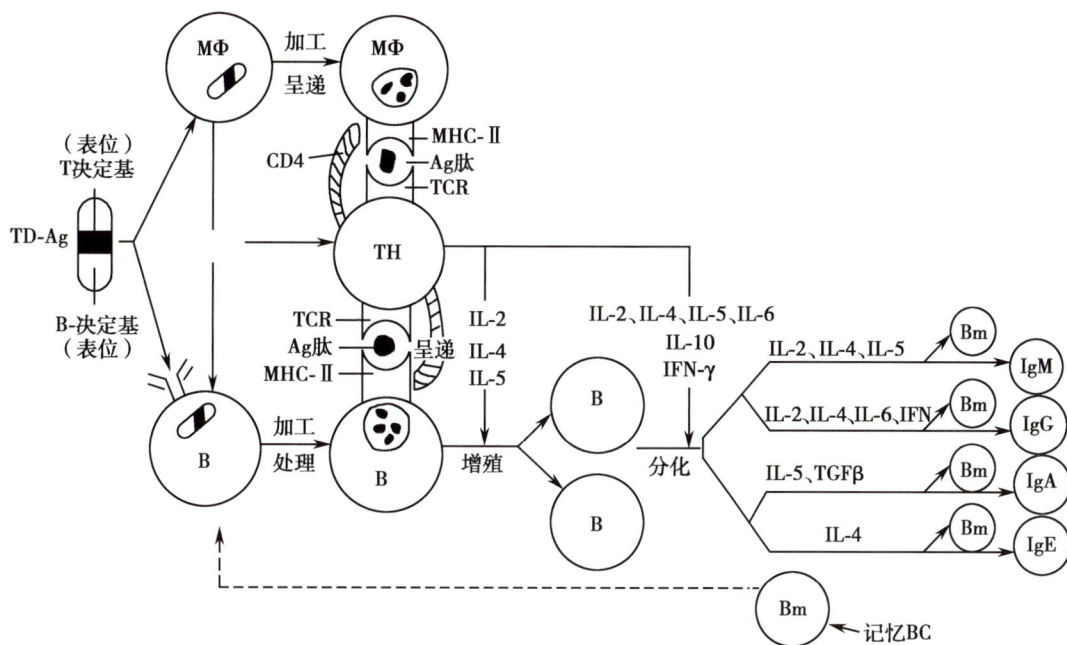

图6-5 体液免疫应答的过程及 IL 的作用示意图

（三）效应阶段

为浆细胞分泌抗体并发挥免疫效应的阶段。

二、B 细胞对 TI 抗原的应答

TI 抗原刺激 B 细胞产生抗体，无需 Th 细胞辅助，但必须有双信号刺激。TI 抗原分为：①TI-1 抗原：如细菌脂多糖、聚合鞭毛素等。在激活 B 细胞过程中先由抗原决定基与 BCR 交联结合，产生活化的第一信号，再由 TI-1 抗原的丝裂原成分与相应受体结合产生活化的第二信号。②TI-2 抗原：如细菌荚膜多糖等。TI-2 具有高密度重复性抗原表位，可与特异性成熟 B 细胞的 BCR 广泛交联结合，诱导 B 细胞活化、增殖、分化为浆细胞，并产生低亲和力 IgM 类抗体。

B 细胞对 TI 抗原的应答过程中无记忆细胞形成，无再次应答反应发生，主要诱导产生低亲和力的 IgM 型抗体。

三、抗体产生的一般规律

TD 抗原初次刺激 B 细胞需经历识别抗原、自身活化等阶段，因此在血液中出现特异性抗体需要一定时间；而 TD 抗原再次进入机体，则直接刺激 Bm 细胞，不需要经历 B 细胞识别、活化等过程，故反应迅速。

（一）初次应答的特点

初次应答是抗原物质第一次刺激机体引起的免疫应答。其特点有：①潜伏期长，通常需要经过一定的潜伏期（1～2 周）血清中才出现特异性抗体；②抗体效价低；③抗体在体内维持时间较短；④先产生 IgM，随后产生 IgG，主要为低亲和力的 IgM 类抗体。初次应答的免疫效果差。

（二）再次应答的特点

再次应答或称回忆应答，是机体再次接触相同抗原时所发生的免疫应答。其特点有：①潜伏期短，机体受到相同抗原的再次刺激后 1～2 天血清中即可出现抗体；②抗体效价迅速提高；

③抗体在体内维持时间较长,可维持数年;④抗体类型主要为IgG类高亲和力抗体。再次应答的免疫效果增强(图6-6)。

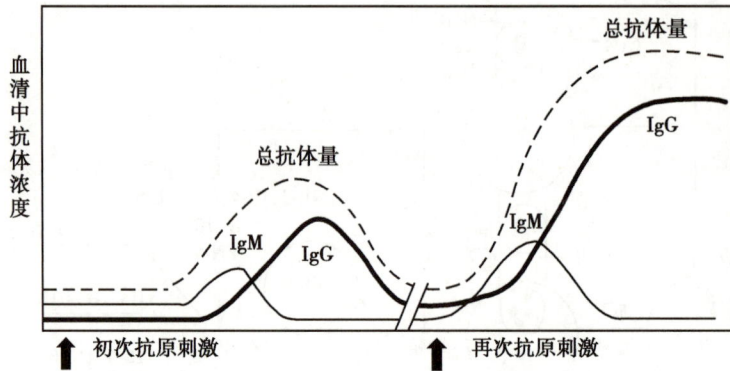

图6-6 抗体产生的初次应答和再次免疫应答规律示意图

(三)抗体产生规律的临床意义

掌握抗体产生的规律在医学实践中具有重要的意义。如在疫苗接种或制备免疫血清时,可利用这一规律指导制订最佳预防接种方案,使被免疫机体产生高效价、高亲和力抗体,以获得较强的免疫力;运用IgM在免疫应答中出现早且消失快这一现象,可将检测特异性IgM抗体作为传染病早期诊断或胎儿宫内感染的诊断指标之一;也可根据抗体含量变化掌握患者病程及评估疾病转归,如临床上常以恢复期血清抗体效价明显高于发病初期(增高4倍以上)作为诊断疾病的一项指标。

四、体液免疫应答的生物学作用

(一)细胞外抗感染作用

对细胞外寄生的各种病原体可通过激活补体发挥溶细胞作用,也可经IgG和补体C3b调理吞噬作用促进吞噬细胞的吞噬功能。

(二)中和作用

抗毒素可作为中和抗体与病毒或外毒素结合以阻断病毒侵入易感细胞和中和外毒素的毒性作用。

(三)免疫病理损伤

在某些情况下,抗体还参与免疫病理损伤,如参与Ⅰ、Ⅱ、Ⅲ型超敏反应及某些自身免疫性疾病的发生。

第四节 免疫耐受与免疫调节

一、免疫耐受

(一)免疫耐受的概念

免疫耐受是机体免疫系统在某些抗原刺激后产生的免疫不应答现象,即特异性免疫无应答。免疫无应答分为非特异性无应答和特异性无应答两大类。非特异性无应答是指机体对任何抗原刺激均不产生免疫应答的状态,多为病理性;主要因先天或后天性免疫系统缺陷或免疫功能障碍所致。特异性无应答是机体仅对特定抗原不产生免疫应答(形成免疫耐受),但对其他抗原刺激仍具有正常应答能力。对某种抗原已建立免疫耐受的个体,再次接受相同抗原刺激后仍不能产生体液或细胞免疫应答。机体对由自身正常组织诱导产生的免疫耐受称为自身耐受或天然耐受。应该明确，自身免疫耐受是一种特殊形式的免疫应答，它与免疫缺陷、免疫抑制有着本质的区别。自身免疫耐受的建立对维持机体自身稳定和进行免疫调节具有重要作用。一旦这种机制失调，必会产生对机体不利的后果，引起自身免疫性疾病发生。

（二）诱导产生免疫耐受的条件

诱导免疫耐受能否成功，主要取决于抗原和机体两方面的因素。

1. 抗原方面　①抗原的种类和理化性质：分子量小且结构简单的抗原易诱导产生免疫耐受。可溶性小分子抗原易诱导机体建立免疫耐受。非聚合体是较好的耐受原，易诱导机体形成免疫耐受。②抗原剂量：小剂量抗原和大剂量抗原均易诱导免疫耐受，抗原浓度过低可导致 T 细胞介导的免疫耐受，也称低带耐受；抗原浓度过高，则 T 细胞、B 细胞共同介导免疫耐受，也称高带耐受。③抗原注入机体的途径：静脉注射、口服和腹腔注射容易导致免疫耐受，而皮内、皮下和肌内注射最不容易引起免疫耐受。

2. 机体方面　①机体的免疫状态：在动物胚胎期或新生期机体免疫系统发育不成熟，易诱导建立免疫耐受；成年后如果机体长期患消耗性疾病（肿瘤、结核病等）或使用免疫抑制剂造成机体免疫力低下时，则较易诱导形成免疫耐受；②动物种属和品系：研究表明，不同动物建立免疫耐受的难易程度有所差异，如家兔、有蹄类和灵长类则通常在胚胎期才能诱导建立免疫耐受。

🌐 **知识链接**

免疫耐受现象

1945 年 Owen 观察到异卵双生小牛胎盘血管融合，血液交流而呈自然的联体共生，可在一头小牛的血液中同时存在有两种不同血型抗原的红细胞，成为血型镶嵌体。这种小牛不但允许抗原不同的血细胞在体内长期存在，不产生相应抗体，而且还能接受双胞胎另一小牛的皮肤移植而不产生排斥反应。但是不能接受其他无关个体的皮肤移植。Owen 称这一现象为天然耐受。Burnet 等人认为异卵双生牛体内，对异型血细胞的耐受现象的产生是由于胚胎期免疫功能尚未成熟，异型血细胞进入胚胎牛体内，能引起对异型细胞产生抗体的免疫细胞克隆受抑制或被消灭，故此小牛出生后对胚胎期接触过的异型红细胞抗原不会发生免疫应答。根据这个理论，不少人进行了诱导实验性耐受工作。

1953 年，Medawar 等将 CBA 系黑鼠的淋巴细胞接种入 A 系白鼠的胚胎内，待 A 系白鼠出生 8 周后，将 CBA 黑鼠的皮肤植至该 A 系白鼠体上，可存活不被排斥。这一实验证实了胚胎期接触抗原物质，出生后对该抗原就有特异的免疫耐受现象。

（三）免疫耐受的意义

免疫学理论探讨的核心问题是免疫系统如何有效识别"自己"和"非己"，从而建立对"自己"的免疫耐受，对非己抗原的特异性免疫应答。免疫耐受的意义有：①生理性免疫耐受：指免疫系统对自身组织不应答，可避免发生自身免疫性疾病，对机体有利；②病理性免疫耐受：是对感染的病原体或肿瘤细胞无应答，可导致持续性感染或肿瘤发生，对机体有害；③维持免疫系统对自身组织器官的免疫耐受，可防治自身免疫性疾病；④人为诱导建立对过敏原或移植物的免疫耐受，可用于防治超敏反应和器官移植排斥反应；⑤通过终止免疫耐受，可激发免疫应答以清除病原体或肿瘤细胞。目前人为干预而建立或终止免疫耐受已受到广泛关注，将成为多种疾病治疗的新策略。

二、免 疫 调 节

免疫调节是指在免疫应答过程中，免疫系统内部各免疫细胞之间、免疫细胞与免疫分子之间及神经、内分泌系统之间存在着增强或抑制的相互作用，共同控制免疫应答全过程的质和量。免疫调节是维持机体内环境稳定的关键因素，若免疫调节机制失常，将会导致免疫病理性疾病或肿瘤的发生。

（一）免疫应答的遗传控制

人们早就注意到，不同种属或不同品系的动物对特定抗原的免疫应答强度各异，说明机体对不同抗原的免疫应答强弱与遗传相关。参与免疫活动的基因包括 MHC、TCR、BCR、细胞因子、黏附分子及其配体基因等；其中尤为重要的是 MHC，因为控制机体免疫应答的基因（Ir 基因）也主要存在于 MHC Ⅱ类基因区中，由它调控 Th 细胞与抗原肽的结合能力及活化程度。

（二）分子水平的免疫调节

1. 抗原的免疫调节　抗原刺激是产生特异性免疫应答的前提，故抗原的质和量可直接影响免疫应答的发生、发展及强度。

2. 抗体的免疫调节　高浓度抗体易封闭抗原表位，抑制 B 细胞应答；抗体与 B 细胞表面 Fc 受体结合，抑制抗原决定基与 BCR 结合。此种受体交联作用可启动抑制信号，造成 B 细胞活化、增殖受阻。

3. 细胞因子的免疫调节　细胞因子作为免疫细胞间联系的信使，是体内十分重要的免疫调节分子，在既相互协同又相互抑制过程中形成极其复杂的正负调节网络。

（三）免疫细胞的调节

1. T 细胞的免疫调节　CD4$^+$Th 细胞可由 Th0 分化为 Th1 和 Th2 细胞。在 IL-12 作用下分化为 Th1 细胞；在 IL-4 作用下分化为 Th2 细胞。Th1 细胞分泌 IL-2、IFN-γ、TNF-β，主要参与细胞免疫；Th2 细胞可分泌 IL-2、IL-5、IL-10、IL-13，主要参与体液免疫。两者各自分泌的细胞因子可相互增强或拮抗，维持正常的生物学功能。

2. 单核巨噬细胞的免疫调节　单核巨噬细胞既可浓集抗原而激发免疫应答，亦可将抗原降解以消除或减弱抗原的免疫原性或分泌多种细胞因子参与免疫应答的正负调节。

3. 独特型网络的免疫调节　免疫系统的各细胞克隆通过自我识别，相互刺激或相互制约，构成了动态平衡的网络结构，对免疫应答进行自我调节。构成网络结构的物质基础是淋巴细胞表面抗原受体（TCR、BCR）的独特型决定基和抗独特型抗体。抗体分子或淋巴细胞的抗原受体 V 区存在的独特型决定基，又能被体内另一些淋巴细胞克隆识别并产生抗独特型抗体，联结成相互制约的免疫网络的整体应答。

（四）神经 - 内分泌系统与免疫系统间的调节

现已证实，胸腺、骨髓、脾脏、淋巴结等免疫器官有交感神经、副交感神经和肽能神经纤维的分布并受其支配。神经 - 内分泌系统主要通过神经纤维、神经递质和激素来调节免疫系统的功能。机体免疫系统受抗原刺激产生免疫应答的同时，产生多种细胞因子作用于神经 - 内分泌系统，传递相关信息，影响和调节神经 - 内分泌系统功能。

（唐翔宇）

？ 复习思考题

1. 适应性免疫应答的基本过程可分哪几个环节？
2. 列出 T 细胞活化的双信号及双识别。
3. 列表比较抗体产生的一般规律并简述其临床意义。
4. 简述效应 T 细胞的种类及主要作用。
5. 什么是免疫耐受？诱导产生免疫耐受的条件有哪些？

第七章　病理性免疫应答

PPT课件

知识导览

学习目标

　　掌握Ⅰ型超敏反应发生机制、临床常见疾病及防治原则，自身免疫病、免疫缺陷病的概念；熟悉Ⅱ、Ⅲ、Ⅳ型超敏反应发生机制，自身免疫病和免疫缺陷病的发生机制，肿瘤免疫、移植免疫的概念及分类；了解各型超敏反应的临床常见疾病，自身免疫病、免疫缺陷病的常见疾病，肿瘤的免疫逃逸机制和移植免疫的病理损伤类型。

　　免疫具有两面性，一方面，它可以通过发挥正常的免疫应答清除抗原性异物（如病原生物、肿瘤细胞等）来维持机体的健康；另一方面，可因抗原物质不同、机体免疫功能异常，发生病理性免疫应答，导致机体组织细胞损伤或功能障碍，引发一系列疾病，危害身体健康。

第一节　超　敏　反　应

　　超敏反应（hypersensitivity）是指已致敏机体当再次接受相同抗原刺激时出现的生理功能紊乱或组织细胞损伤的异常适应性免疫应答，又称为变态反应。根据超敏反应发生机制和临床特点不同，将其分为四型（Ⅰ型、Ⅱ型、Ⅲ型、Ⅳ型），Ⅰ～Ⅲ型超敏反应属于B细胞介导的体液免疫应答，Ⅳ型超敏反应属于T细胞介导的细胞免疫应答。

一、Ⅰ型超敏反应

　　Ⅰ型超敏反应，又称速发型超敏反应或过敏反应，是最常见的一类超敏反应。其特点是：①反应发生快，消退也快；②以生理功能紊乱为主；③具有明显的个体差异和遗传倾向。

（一）发生机制

1. 参与的成分

　　（1）变应原：能诱导机体产生特异性IgE，引发Ⅰ型超敏反应的抗原物质称为变应原。常见的变应原主要有：①吸入性变应原，如植物花粉、动物皮屑及其分泌物、尘螨、真菌菌丝及孢子、纤维织物等；②食物性变应原，如奶、蛋、鱼、虾、蟹、蘑菇、坚果等食物中的蛋白成分；③药物性变应原，如青霉素、磺胺、阿司匹林、普鲁卡因、抗体药物等；④其他变应原，如动物（蚂蚁、蜜蜂、蛇等）毒液及某些酶类物质等。

　　（2）IgE：正常人血清IgE含量极低，变应原可激活Th2产生IL-4和IL-5等细胞因子，诱导特异性B细胞产生特异性IgE。IgE可通过Fc段与肥大细胞和嗜碱性粒细胞表面的Fc受体（FcεRⅠ）结合，使机体处于致敏状态。

　　（3）肥大细胞和嗜碱性粒细胞：是参与Ⅰ型超敏反应的主要效应细胞，其胞质中的颗粒含有多种引起Ⅰ型超敏反应的生物活性介质,包括组胺、前列腺素D2(PGD2)、白三烯(LTs)、血小板活化因子(PAF)、激肽释放酶、细胞因子等。

2. 发生过程　Ⅰ型超敏反应的发生过程分为以下三个阶段:

(1)致敏阶段:变应原通过不同的途径进入机体,刺激B细胞增殖分化为浆细胞,产生特异性的IgE抗体。IgE通过Fc段与肥大细胞或嗜碱性粒细胞表面Fc受体(FcεRⅠ)结合,使机体处于对该变应原的致敏状态。致敏状态可维持数月甚至更长。

(2)发敏阶段:当相同的变应原再次进入机体,与结合在肥大细胞或嗜碱性粒细胞表面的IgE特异性结合,形成"桥联"结合,使致敏细胞活化释放生物活性介质(图7-1)。

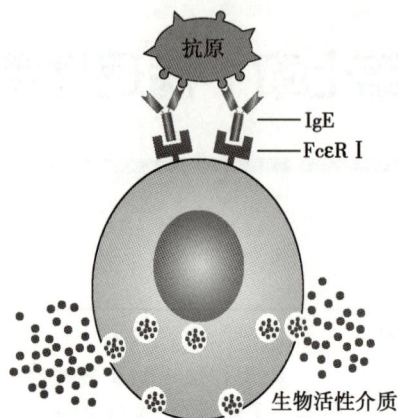

图7-1　肥大细胞脱颗粒示意图

(3)效应阶段:生物活性介质作用于效应器官、组织,引起生理功能紊乱。主要表现为:①毛细血管扩张、通透性增加,导致血浆外渗,形成水肿,有效血容量减少,导致休克发生;②呼吸道、胃肠道平滑肌收缩,引起气道变窄、呼吸困难、恶心呕吐、腹痛等;③腺体分泌物增多,可表现为流泪、流涕、痰多、腹泻等症状;④刺激感觉神经末梢,引起强烈痒感(图7-2)。

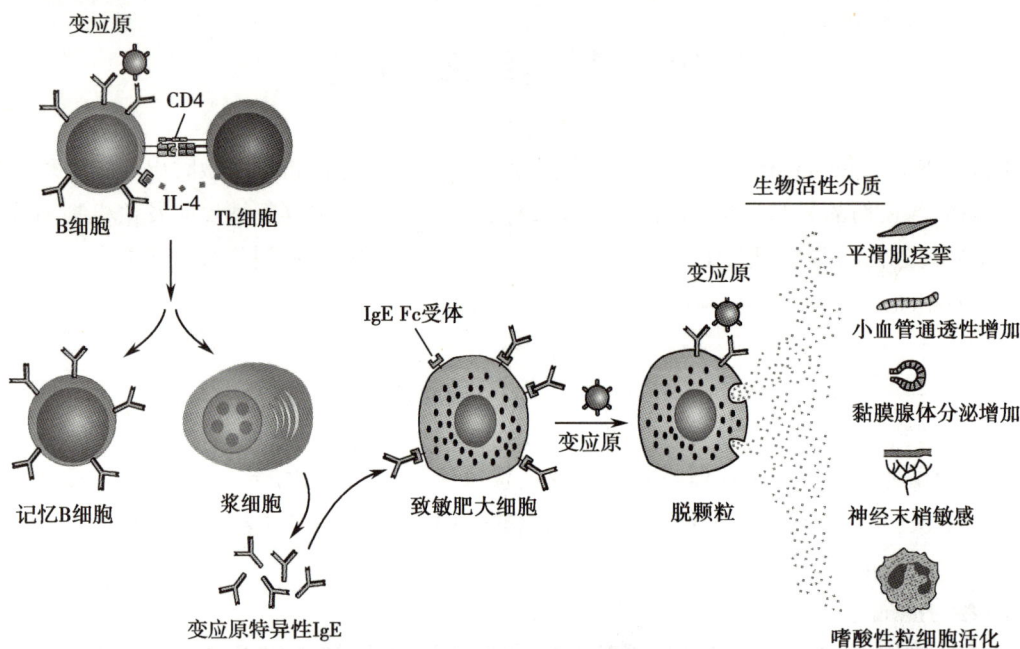

图7-2　Ⅰ型超敏反应的发生机制示意图

知识链接

Ⅰ型超敏反应的速发相和迟发相

Ⅰ型超敏反应依效应发生的快慢和持续时间可分为速发相和迟发相两个阶段。①速发相反应:通常在接触变应原后数秒钟至30分钟内发生,可持续数小时,主要生物介质是组胺和前列腺素,表现为毛细血管扩张,血管通透性增强,平滑肌收缩,腺体分泌增加。②迟发相反应:多在接触变应原4~6小时后发生,可持续数天以上,其特征是以嗜酸性粒细胞为主的炎性细胞浸润。

（二）临床常见疾病

1. 全身过敏性反应　致敏患者通常在接触变应原后数分钟内出现过敏性休克，是最严重的Ⅰ型超敏反应。

（1）药物过敏性休克：常见于注射青霉素、链霉素、头孢菌素类、普鲁卡因、氨基比林、磺胺类药物及一些中药注射制剂等。青霉素过敏性休克最为常见。

（2）血清过敏性休克：临床应用动物免疫血清（如破伤风抗毒素、白喉抗毒素）进行紧急预防或治疗时，患者可因曾经注射过相同的血清制剂发生过敏性休克。

2. 局部过敏反应

（1）呼吸道过敏反应：因吸入植物花粉、真菌、尘螨、动物毛屑、面粉等变应原而引起，临床常见过敏性鼻炎和支气管哮喘。

（2）消化道过敏反应：可在进食鱼、虾、蟹、奶、蛋、坚果等食物，或服用某些药物后出现过敏性胃肠炎，表现为恶心、呕吐、腹痛和腹泻等胃肠道症状。

（3）皮肤过敏反应：由某些食物、药物、花粉、肠道寄生虫或日光照射、冷热刺激等引起的皮肤过敏反应，临床常见荨麻疹、特异性皮炎、血管神经性水肿。

（三）防治原则

1. 查明变应原并避免接触　是预防Ⅰ型超敏反应最基本和最有效的措施。目前临床检测变应原最常用的方法是直接皮肤试验。

2. 脱敏治疗　脱敏治疗是Ⅰ型超敏反应特异性的免疫防治方法。

（1）异种免疫血清脱敏疗法：对使用异种动物免疫血清（如破伤风抗毒素）治疗患者时，皮试阳性但又必须使用者，可采用小剂量、短间隔（20~30min）、多次注射的方法进行脱敏治疗。其机制可能是小剂量抗毒素血清进入体内与有限的致敏肥大细胞或嗜碱性粒细胞上的IgE结合，释放生物活性介质较少，并能及时被体内某些物质所灭活，不足以引起严重的临床症状。

（2）特异性变应原脱敏疗法：对已查明变应原（如花粉、尘螨等）而又难以避免接触的特应征患者，可采用小剂量、长间隔（2周）、反复多次皮下注射相应变应原的方法进行特异性脱敏治疗。其机制可能是改变了变应原进入机体的途径，诱导IgE抗体发生类别转换，产生大量的特异性IgG类抗体，阻断变应原与致敏细胞上的IgE结合，从而减轻Ⅰ型超敏反应的发生。

3. 药物防治　采用药物防治，抑制生物活性介质合成和释放、拮抗其效应并改善效应器官反应性，阻止过敏反应发生。主要药物有：①抑制生物学活性介质合成和释放的药物，如色甘酸钠、肾上腺素、异丙肾上腺素等；②生物活性介质拮抗药物，如苯海拉明、氯苯那敏（扑尔敏）、异丙嗪等抗组胺药；③改善效应器官反应性的药物，如肾上腺素、葡萄糖酸钙、氯化钙和维生素C等；④根据细胞因子调控IgE产生和IgE介导Ⅰ型超敏反应的机制，采用单克降抗体等方式进行治疗。

案例与思考

　　患者，张某，男，20岁，受凉后感冒3天，发热、咳嗽、咽喉疼痛，到个体诊所就诊。诊所医生查体：体温39℃，心率80次/min，咽喉充血，扁桃体Ⅱ度肿大，伴有脓性分泌物，其他无异常。医生初步诊断为化脓性扁桃体炎。询问小张以往是否注射过青霉素？有无过敏反应？小张告之曾注射过青霉素，未发生过敏反应。诊所医生给小张直接进行青霉素80万U肌内注射。注射后5分钟，小张出现胸闷、气紧、呼吸困难，继之面色苍白、出冷汗、手足发凉、头晕。

　　思考：

　　1. 小张可能发生了什么反应？其发生的机制是怎样的？

　　2. 诊所医生对小张的处置是否有错误？按照流程应如何处理？

二、Ⅱ型超敏反应

Ⅱ型超敏反应是由特异性抗体（IgG、IgM）与靶细胞膜表面或细胞外基质相应抗原特异性结合后，在补体、吞噬细胞和 NK 细胞参与下，出现以细胞裂解和组织损伤为主的病理性免疫应答。

（一）发生机制

1. 靶抗原　正常、改变的和被抗原或抗原表位结合修饰的自身组织细胞及细胞外基质是Ⅱ型超敏反应的靶抗原，主要有：①同种异型抗原，如 ABO 血型抗原、Rh 抗原、HLA 抗原等；②修饰性自身抗原，因感染、药物或某些理化因素，导致自身细胞或组织结构发生改变形成的新抗原；③异嗜性抗原，如链球菌细胞壁的成分与人的心脏瓣膜、关节组织及肾小球基底膜之间存在共同抗原；④外来抗原、半抗原及免疫复合物，如某些化学制剂、药物等吸附在自身组织细胞的表面。

2. 参与的抗体　主要是针对自身组织细胞或细胞外基质等抗原产生的 IgG 和 IgM 类的自身抗体。

3. 损伤机制　靶抗原与相应的抗体结合后损伤靶细胞：①激活补体系统，形成 MAC 引起靶细胞裂解，补体活化产生的 C3a 和 C5a 对炎症细胞的募集和活化，继而引起细胞或组织损伤；②调理吞噬细胞，杀伤靶细胞；③通过 ADCC 作用，激活 NK 细胞和吞噬细胞，杀伤靶细胞（图 7-3）。

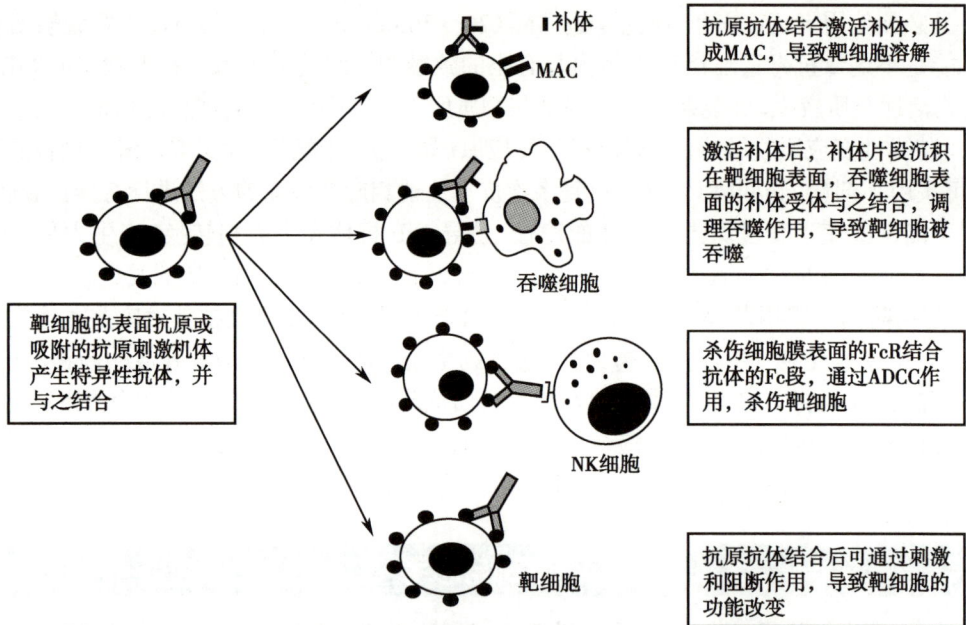

图 7-3　Ⅱ型超敏反应的发生机制示意图

（二）临床常见疾病

1. 输血反应　多发生于 ABO 血型不符者的相互输血。受者血清中的天然抗体（IgM）与供血者红细胞表面的血型抗原结合后，激活补体，导致红细胞溶解。

2. 新生儿溶血症　多发生于母子间 Rh 血型不符。通常母亲为 Rh⁻ 血型，胎儿为 Rh⁺ 血型。因输血、流产或初次分娩等原因，Rh⁺ 红细胞进入母体后，刺激母体产生抗 Rh 的 IgG 类抗体；当再次妊娠且胎儿为 Rh⁺ 时，抗 Rh 抗体通过胎盘进入胎儿体内，与胎儿红细胞结合，导致红细胞破坏，引起新生儿溶血症。

3. 药物过敏性血细胞减少症 青霉素、磺胺等药物能与血细胞膜蛋白或血浆蛋白结合获得免疫原性，刺激机体产生针对药物的特异性抗体。抗体与结合药物的红细胞、粒细胞或血小板作用，引起药物性溶血性贫血或血小板减少性紫癜。

4. 自身免疫性溶血性贫血 由于病毒（如流感病毒、EB病毒）感染或使用某些药物（如甲基多巴类），红细胞膜表面成分发生改变形成新抗原，刺激机体产生抗红细胞自身抗体，与自身改变的红细胞结合，导致自身免疫性溶血性贫血。

5. 链球菌感染后肾小球肾炎 当机体感染链球菌后，产生抗链球菌抗体，该抗体可与肾小球基底膜结合发生交叉反应，导致组织损伤，引起肾小球肾炎。

6. 甲状腺功能亢进症 简称甲亢。患者体内产生针对促甲状腺素（TSH）受体的高亲和力自身抗体（IgG），该抗体与TSH受体结合发挥类似TSH结合效应，持续刺激甲状腺细胞分泌大量甲状腺素，引起甲状腺功能亢进。

三、Ⅲ型超敏反应

Ⅲ型超敏反应是抗体（IgG、IgM和IgA类抗体）与相应可溶性抗原在血液中结合形成中等大小的可溶性免疫复合物，并在一定条件下沉积在血管壁基底膜或组织间隙，通过激活补体，并在中性粒细胞和血小板等参与下引起血管炎症反应和组织损伤。

（一）发生机制

1. 可溶性免疫复合物的形成与沉积 正常情况下，免疫复合物（immune complex，IC）的形成有利于机体对抗原性异物的清除。当抗原与相应抗体结合形成可溶性IC，未被有效清除持续存在血液循环中而发生沉积，易沉积在毛细血管迂回、血流缓慢、毛细血管压较高的肾小球、关节、心肌等处，导致血管基底膜或组织细胞的炎症反应和损伤。

知识链接

免疫复合物（IC）沉积的影响因素

血液循环中的可溶性IC沉积的影响因素包括：

1. 免疫复合物的特殊理化性质导致不被清除 ①抗原-抗体在一定比例形成中等分子量大小的IC时，不会被巨噬细胞吞噬或滤过肾小球基底膜，导致组织沉积。②免疫复合物的量过大、持续存在，或吞噬细胞功能异常或缺陷，不能有效将其清除。③正电荷的抗原（DNA抗原等）形成的IC容易与荷负电的肾小球基底膜结合，形成持久组织损伤。

2. 机体清除免疫复合物能力降低 IC的清除主要通过调理吞噬和免疫黏附作用，补体、补体受体或FcγR缺陷使清除IC能力降低，导致血液中大量IC存在。

3. 血管通透性等因素 ①血管通透性增加：IC可激活补体产生过敏毒素（C3a和C5a）和C3b，使肥大细胞、嗜碱性粒细胞和血小板活化，也可直接与血小板表面FcγR结合使之活化，释放组胺等血管活性物质。高浓度血管活性物质可使血管内皮细胞间隙增大，血管通透性增加、有助于免疫复合物沉积。②血管内高压及形成涡流：肾小球基底膜和关节滑膜等处的毛细血管压较高，血流缓慢；动脉交叉口、脉络膜丛和眼睫状体等处易产生涡流。血管内高压与涡流均有助于免疫复合物沉积。

---

2. 免疫复合物沉积后引起的组织损伤和致病机制 可溶性免疫复合物沉积是引发Ⅲ型超敏反应的始动因素，主要通过以下三方面导致组织损伤（图7-4）：①补体作用：沉积的IC通过经

```
                        抗原
                         ↓
                        抗体
                         ↓
                    ┌─────────┐
                    │ IgG、IgM │
                    └─────────┘
        ┌────────────────┼────────────────┐
   小型可溶性IC      中等大小可溶性IC      较大型不溶性IC
                     沉积于组织            被吞噬清除
        ↓                ↓
   肾小球滤过排出      激活补体系统
        ↓                ↓
   嗜碱性粒细胞、  ← C3a、C5a、C3b →  激活内源性凝血系统
   肥大细胞脱颗粒、                    血小板聚集
   血小板激活          ↓趋化作用           ↓
        ↓          ┌─────────┐      微血栓形成
       释放         │中性粒细胞浸润│         ↓
        ↓          └─────────┘      ┌─────────┐
   血管活性胺类          ↓          │局部缺血、出血│
        ↓        吞噬免疫复合物、     └─────────┘
   毛细血管通透性增加   释放溶酶体酶
        ↓                ↓
   ┌─────────┐      ┌─────────┐
   │ 充血、水肿 │      │局部血管壁损伤│
   └─────────┘      └─────────┘
```

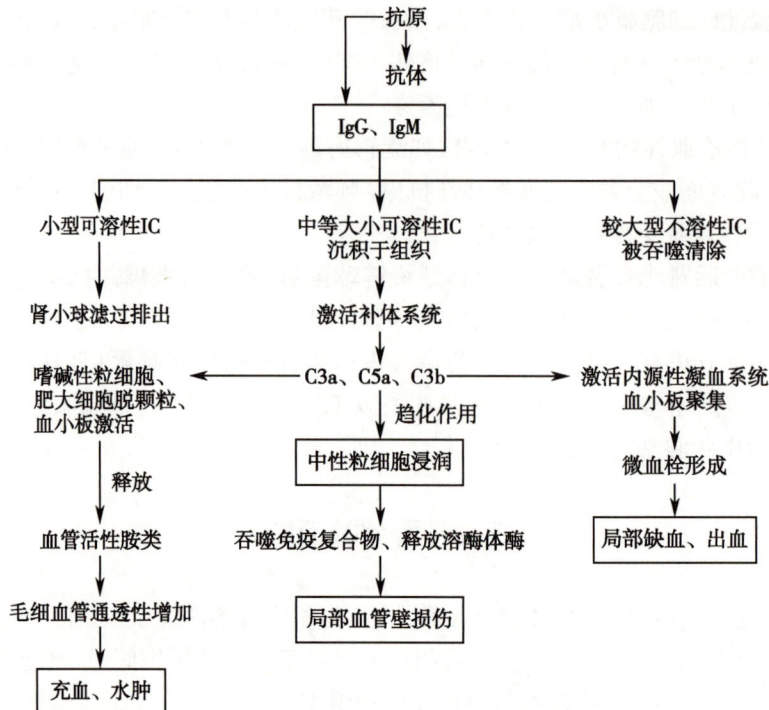

图7-4　Ⅲ型超敏反应的发生机制示意图

典途径激活补体系统，产生补体裂解片段具有过敏毒素作用，能刺激肥大细胞和嗜碱性粒细胞释放组胺等生物活性介质，使局部毛细血管通透性增加，导致渗出性炎症反应，加重组织损伤；②中性粒细胞作用：补体片段具有趋化作用，能吸引中性粒细胞到IC沉积的部位聚集，在吞噬沉积的IC过程中，释放多种溶酶体酶，引起炎症反应和组织损伤；③血小板作用：IC及补体片段可使血小板集聚、活化，释放血管活性胺类物质，加重组织水肿，并激活凝血系统形成微血栓，引起局部组织缺血、出血、坏死。

（二）临床常见疾病

1. 局部免疫复合物病

（1）Arthus反应：1903年Arthus发现用马血清给家兔反复皮下注射数周后，注射局部出现红肿、出血和坏死等剧烈炎症反应，即Arthus反应。其机制是马血清反复免疫可诱导机体产生大量的抗体，再次注射马血清后，血中抗体与局部抗原结合形成可溶性IC，沉积在局部，引起局部血管的炎症反应。

（2）类Arthus反应：①可见于1型糖尿病患者。因局部反复注射胰岛素后可刺激机体产生相应的IgG类抗体，如再次注射胰岛素，即可与血清中相应IgG结合形成IC并沉积，在注射局部可出现红肿、出血和坏死等类似Arthus反应的局部炎症反应。②因长期吸入抗原性粉尘、真菌孢子、动物或植物蛋白质抗原等，可刺激机体产生相应抗体，当机体再次吸入相同抗原时，在肺泡间形成IC并沉积，导致肺部发生急性炎症反应。

2. 全身免疫复合物病

（1）血清病：通常发生于机体初次大剂量注射抗毒素（异种动物免疫血清）后1~2周，患者出现发热、皮疹、关节肿痛、淋巴结肿大和一过性蛋白尿等临床表现。是由于注射的抗毒素量大，致使体内产生抗体时，血液循环中仍存在有较多的抗毒素，一旦抗毒素与相应抗体结合形成可溶性IC，沉积在皮肤、关节、肾脏等处，引起血清病。

（2）免疫复合物型肾小球肾炎：多发生于乙型溶血性链球菌感染2~3周，由于体内产生的抗链球菌抗体与链球菌可溶性抗原结合形成可溶性IC沉积于肾小球基底膜，损伤局部组织，引

起肾小球肾炎。

四、Ⅳ型超敏反应

Ⅳ型超敏反应是由特异性致敏 T 细胞再次接触相同抗原后所介导的细胞免疫应答，多在接触抗原 24 小时后才出现临床表现，故又称为迟发型超敏反应（delayed type hypersensitivity，DTH）。

（一）发生机制

1. 抗原 与相关的效应细胞引起Ⅳ型超敏反应的抗原主要是胞内寄生菌、病毒、真菌、寄生虫、药物和化学物质（如油漆、化妆品、染料）等。参与的效应细胞主要为致敏 T 细胞（即效应 T 细胞），包括 CD4$^+$Th1 细胞和 CD8$^+$T 细胞。单核巨噬细胞既作为 APC，也是Ⅳ型超敏反应的重要效应细胞。

2. 效应 T 细胞介导的炎症反应和组织损伤（图 7-5）

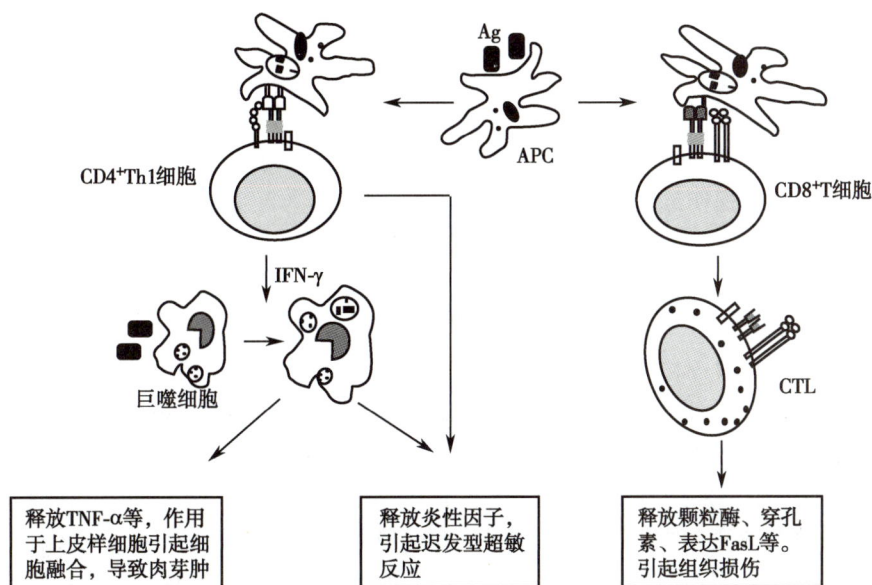

图 7-5 Ⅳ型超敏反应的发生机制示意图

（1）CD4$^+$Th1 细胞介导的炎症反应和组织损伤：CD4$^+$Th1 细胞识别相应抗原后，释放 TNF-β、IFN-γ、IL-2、IL-3、趋化因子等多种细胞因子，在抗原存在部位形成以单核细胞、淋巴细胞浸润和组织损伤为主的炎症反应。

（2）CD8$^+$T 细胞介导的细胞毒作用：CD8$^+$T 细胞可直接与带有相应抗原的靶细胞特异性结合，通过释放穿孔素、颗粒酶等介质，导致靶细胞溶解、破坏；同时，活化的 CD8$^+$T 细胞高效价表达 Fas 配体（凋亡分子配体），与靶细胞表面的 Fas（凋亡分子）结合，导致靶细胞凋亡。

（二）临床常见疾病

1. 传染性超敏反应 是指机体在抵抗传染过程中，同时造成对自身组织损伤的超敏反应。引起传染性超敏反应的抗原多为细胞内寄生菌（如结核分枝杆菌、麻风分枝杆菌、布鲁氏菌等）以及病毒、真菌、某些原虫等。机体对细胞内寄生的病原生物是以细胞免疫为主，但在清除及阻止病原生物扩散的同时，又导致组织损伤而发生Ⅳ型超敏反应。

2. 接触性皮炎 是一种皮肤局部的Ⅳ型超敏反应。多因机体皮肤接触某些染料、某些药物

（磺胺或青霉素等）、农药、化妆品、油漆等小分子半抗原物质，与皮肤蛋白质结合形成完全抗原，从而刺激机体产生相应的效应 T 细胞；当机体再次接触相同变应原导致局部皮肤出现红肿、皮疹、水疱等，甚至出现剥脱性皮炎。

　　临床上某些超敏反应性疾病可由多种免疫损伤机制引起。往往不是单一型超敏反应，常为混合型，且以某一型为主，如链球菌感染后肾小球肾炎多为Ⅲ型，也可由Ⅱ型引起。同一变应原在不同条件下可引起不同类型的超敏反应，如青霉素引起过敏性休克属于Ⅰ型超敏反应，引起溶血性贫血属于Ⅱ型超敏反应，引起的药物热属于Ⅲ型超敏反应，青霉素油膏局部应用引起接触性皮炎属于Ⅳ型超敏反应。超敏反应的临床实际情况较为复杂，故在临床实际中应针对不同超敏反应性疾病，结合具体情况进行分析。

第二节　其他病理性免疫应答

一、自身免疫病

　　免疫系统对自身抗原产生免疫耐受，不发生免疫应答。当机体的免疫系统对自身细胞或成分发生免疫应答，产生自身反应性 T 淋巴细胞或 B 淋巴细胞，分泌产生自身抗体，对自身产生免疫攻击，产生自身免疫（autoimmunity）。机体免疫系统对自身细胞或成分发生免疫应答，造成了自身细胞破坏、组织损伤或功能异常，导致的疾病状态称为自身免疫病（autoimmune disease，AID）。

（一）自身免疫病发生的诱发因素

1. 抗原方面的因素

　　（1）隐蔽抗原的释放：体内存在某些与免疫系统在解剖位置上隔绝的抗原成分，如脑、睾丸、眼球、心肌和子宫抗原，称为隐蔽抗原或隔离抗原。正常状态下这些抗原不进入血液循环和淋巴液。在手术、外伤、感染时，免疫隔离部位的抗原释放入血液或淋巴液，刺激自身反应性淋巴细胞应答，引发自身免疫性疾病。

　　（2）自身抗原的改变：理化因素、生物因素及药物等因素可以使自身抗原发生改变，从而产生针对改变自身抗原的自身抗体和自身反应性 T 细胞、B 细胞，引起自身免疫病。

　　（3）分子模拟：部分微生物与人的细胞或细胞外成分有相同或类似的抗原表位，在感染人体后激发的针对微生物抗原的免疫应答，也能攻击含有相同或类似表位的人体细胞或细胞外成分，该现象称为分子模拟。

　　（4）表位扩展：一个抗原分子可能有优势表位和隐蔽表位。优势表位是在一个抗原分子的众多表位中首先激发免疫应答的表位。隐蔽表位是在一个抗原分子的众多表位中后续刺激免疫应答的表位。免疫系统针对一个优势表位发生免疫应答后，可能对隐蔽表位相继发生免疫应答，形成表位扩展。在自身免疫性疾病的进程中，免疫系统可不断扩大所识别的自身抗原表位的范围，使疾病加重。

2. 免疫耐受异常的因素

　　（1）自身反应性淋巴细胞克隆清除的异常：自身反应性 T 细胞和 B 细胞分别在胸腺和骨髓的发育过程中被克隆清除。若胸腺或骨髓微环境基质细胞缺陷，导致克隆清除异常，则可能产生对自身抗原的免疫应答，导致自身免疫病。

　　（2）免疫忽视的打破：免疫系统对低水平抗原或低亲和力抗原不发生免疫应答的现象称为免疫忽视。多种因素可打破这些淋巴细胞克隆对自身抗原的免疫忽视，如微生物感染、多克隆刺激剂等。

（3）自身反应性淋巴细胞的异常激活：一些病原微生物成分（革兰氏阴性细菌，巨细胞病毒、EB病毒、HIV）或超抗原可多克隆激活B细胞淋巴细胞，产生自身抗体，引发自身免疫病。

（4）活化诱导的细胞死亡障碍：免疫应答都以大部分效应淋巴细胞的死亡、少数效应淋巴细胞分化为记忆淋巴细胞为结局。激活的效应淋巴细胞在行使效应功能后细胞凋亡不足或缺陷，使效应淋巴细胞不能被有效清除而长期存在，患自身免疫病。

（5）MHC Ⅱ类分子及共刺激分子表达的异常：某些因素使非抗原提呈细胞表达出较高水平的MHC Ⅱ类分子时，其可将自身抗原提呈给自身反应性T细胞，使之活化产生异常免疫应答，导致自身免疫病。此外某些组织细胞异常表达共刺激分子，可激活自身反应性T细胞，引发自身免疫应答。

（6）免疫调节功能异常：Th1和Th2细胞功能失衡可导致自身免疫，Th1细胞偏移可导致器官特异性AID，Th2细胞偏移可导致器官非特异性AID，Treg的免疫抑制功能异常是自身免疫病发生的原因。

（二）自身免疫病的免疫损伤机制及常见疾病

1. 自身抗体引起的自身免疫病 自身抗体包括针对细胞膜或膜吸附成分的自身抗体、针对细胞表面受体自身抗体、针对细胞外成分自身抗体，上述抗体与细胞结合后，可通过Ⅱ型超敏反应引起自身的细胞破坏，其主要是通过激活补体，产生MAC溶解细胞；同时补体激活的裂解片段招募炎症细胞到达损伤部位，释放酶和介质导致细胞损伤；补体裂解片段通过调理作用促进吞噬细胞吞噬损伤的自身细胞；NK细胞通过ADCC作用杀伤细胞。

2. 自身反应性T淋巴细胞介导的自身免疫性疾病 体内存在的针对自身抗原的自身反应性$CD8^+CTL$和Th1都可造成自身细胞的免疫损伤，其机制为Ⅳ型超敏反应。活化的Th1细胞释放多种细胞因子，引起淋巴细胞和单核巨噬细胞浸润为主的炎症反应，此外活化的CTL细胞可对局部自身细胞有直接杀伤作用。

（三）自身免疫病的治疗原则

目前，对自身免疫病的治疗尚缺乏特效的方法。一般采用控制感染，抑制免疫反应，或者重建对自身抗原的特异性免疫耐受。

1. 去除诱发自身免疫病的因素 由于多种微生物可诱发自身免疫病，可采用疫苗、抗生素来预防和控制微生物的感染，尤其是控制微生物持续性感染，可降低某些自身免疫性疾病的发生率。同时谨慎使用能引发自身免疫病的药物。

2. 抑制对自身抗原的免疫应答 自身免疫病的病情转归与自身免疫应答的强度密切相关，控制其免疫反应可减轻自身免疫病的临床症状。①应用免疫抑制剂：是目前治疗自身免疫性疾病的有效药物。如环孢素A和他克莫司（FK506）对多种自身免疫病有明显的治疗效果，均能抑制IL-2等基因的活化，进而抑制T细胞的分化增殖。②抗炎药物：使用糖皮质激素等可在一定程度上抑制自身免疫病的炎症反应。③生物制剂药物：应用抗细胞因子及其受体的抗体或阻断剂、抗免疫细胞表面分子抗体等，如TNF单克隆抗体对风湿性关节炎具有明显的疗效。

3. 重建对自身抗原的特异性免疫耐受 重新建立对引起自身免疫病的自身抗原的特异性免疫耐受是治疗自身免疫病的理想方法。可通过口服自身抗原诱导免疫耐受，临床已尝试口服重组胰岛素的方法来预防和治疗糖尿病。

二、免疫缺陷病

免疫缺陷病（immunodeficiency diseases，IDD）是免疫系统因先天发育不全或后天损伤而导致的免疫成分缺失、免疫功能障碍所引起的临床综合征。根据病因不同将IDD分为原发性免疫缺陷病（primary immunodeficiency diseases，PIDD）和获得性免疫缺陷病（acquired immunodeficiency diseases，AIDD）。

（一）原发性免疫缺陷病（PIDD）

原发性免疫缺陷病，又称为先天性免疫缺陷病，是因遗传基因异常或先天性免疫系统发育不全造成机体免疫功能障碍而引起的疾病。多具有遗传性，约 1/3 为常染色体遗传，1/5 为性染色体隐性遗传，常见于婴幼儿，严重者会威胁生命。

PIDD 的种类已多达 250 余种，根据主要累及的免疫系统组分不同，可分为 B 细胞缺陷、T 细胞缺陷、联合性免疫缺陷、吞噬细胞缺陷、补体缺陷等。其中 B 细胞免疫缺陷病约占 50%；T 细胞免疫缺陷病约占 18%；联合免疫缺陷病约占 20%；吞噬细胞缺陷病约占 10%；补体系统缺陷病约占 2%。

（二）获得性免疫缺陷病（AIDD）

获得性免疫缺陷病是由后天因素造成免疫系统损伤或功能障碍而引起的免疫缺陷性疾病。可发生在任何年龄，比原发性免疫缺陷病多见。

诱发获得性免疫缺陷病的因素有：①营养不良；②多种病毒（如人类免疫缺陷病毒、风疹病毒、巨细胞病毒等）、细菌（如结核分枝杆菌、麻风分枝杆菌等）和寄生虫（如弓形虫等）感染；③恶性肿瘤；④医源性因素，如长期或大剂量使用免疫抑制剂或受到放射性损伤等；⑤其他，如消耗性疾病（糖尿病、肾病综合征等）及衰老等。

获得性免疫缺陷综合征（acquired immune deficiency syndrome，AIDS），又称艾滋病，是典型的获得性免疫缺陷病。自 1981 年美国发现首例艾滋病患者以来，迅速在全世界广泛蔓延。因 HIV 侵入机体，导致 $CD4^+T$ 细胞减少，引起细胞免疫功能严重缺陷，继之体液免疫功能下降，伴有机会性感染、恶性肿瘤和神经系统病变为特征的临床综合征。此病流行广泛，病死率高，至今尚无有效治疗措施，因而受到人群的普遍关注。

（三）免疫缺陷病的治疗原则

1. 控制感染　感染是免疫缺陷病死亡的主要原因，应用抗生素，抗真菌、抗病毒、抗原虫、抗支原体药物，以控制感染，缓解病情。

2. 免疫重建　针对性进行同种异体胸腺、骨髓或造血干细胞移植，以补充免疫细胞，重建机体的免疫功能。

3. 基因治疗　某些原发性免疫缺陷病是单基因缺陷所致，基因治疗是理想治疗方法。至今，基因疗法仅在少数单基因缺陷所致的疾病中获得成功。

4. 免疫制剂　输入免疫分子（免疫球蛋白、细胞因子、补体）及免疫细胞可增强患者的免疫功能，这是一种替补疗法。如用混合丙种球蛋白治疗体液免疫缺陷病，减轻细菌感染；重组 IFN-γ 可用于治疗慢性肉芽肿病等。

三、肿　瘤　免　疫

肿瘤（tumor）是指正常细胞在致瘤因素的作用下，导致细胞异常增生而形成的新生物，可发生恶性转化，是危害人类生命与健康的主要疾病之一。肿瘤免疫学（tumor immunology）是利用免疫学的理论和方法，研究肿瘤的免疫原性、机体对肿瘤的免疫效应机制、肿瘤的免疫逃逸方式以及肿瘤的免疫诊断与免疫防治的一门科学，它是免疫学的分支学科之一。

（一）肿瘤抗原

肿瘤抗原（tumor antigen）是指细胞癌变过程中出现的新抗原以及过度表达的抗原物质的总称。肿瘤抗原在肿瘤的发生、发展及诱导机体抗肿瘤免疫效应中起重要作用，是肿瘤免疫诊断和免疫防治的分子基础。

1. 根据肿瘤抗原特异性分类

（1）肿瘤特异性抗原（tumor specific antigen, TSA）：是指肿瘤细胞所特有或只存在于某种肿瘤细胞，不存在于正常组织细胞的新抗原。物理、化学因素和病毒诱导的肿瘤抗原多为肿瘤特异性抗原。

（2）肿瘤相关抗原（tumor-associated antigen, TAA）：是指肿瘤细胞和正常组织细胞均可表达的抗原物质，只是在细胞癌变时其含量明显增高。此类抗原非肿瘤细胞所特有，只表现出量的变化，无严格的肿瘤特异性。胚胎抗原和过度表达的癌基因产物等均为此类抗原。

2. 根据肿瘤诱发和发生情况分类

（1）病毒诱发的肿瘤抗原：某些肿瘤可由病毒感染引起，因病毒将其 DNA 或 RNA 整合到宿主细胞基因组 DNA 中，从而诱导细胞癌变并表达相应突变基因的产物，即病毒诱导的肿瘤抗原。如 HBV、HCV 与原发性肝癌有关，EB 病毒与 B 细胞淋巴瘤、鼻咽癌的发生有关。此类抗原由病毒基因编码，但又与病毒自身抗原有所区别，因此又称为病毒相关的肿瘤抗原。

（2）化学或物理因素诱发的肿瘤抗原：化学致癌剂（如甲基胆蒽、二乙基亚硝胺等）或物理因素（如放射线、紫外线等）可随机诱发某些基因突变而导致肿瘤的形成，表达相应的肿瘤抗原。由于人体极少暴露于强烈化学、物理的诱发环境中，因此大多数人肿瘤抗原不是此种抗原。

（3）自发性肿瘤抗原：是指一些无明确诱发因素的肿瘤所表达的肿瘤抗原，大多数人类肿瘤属于自发性肿瘤。癌基因活化和抑癌基因的失活是自发性肿瘤发生的原因之一。

（4）胚胎抗原：是胚胎发育阶段由胚胎组织产生的正常成分，在胚胎后期减少，出生后逐渐消失或极微量存在；当细胞癌变时，该类抗原可重新合成或大量表达。如肝细胞癌变时产生的甲胎蛋白（AFP）、结肠癌细胞产生的癌胚抗原（CEA）。此类抗原免疫原性很弱，不能诱导宿主免疫系统对肿瘤细胞产生免疫应答，但在血清中含量的变化可作为某些肿瘤诊断、复发和预后判断的辅助指标。

（5）分化抗原：是指某些细胞在特定分化阶段表达的抗原，不同来源或处于不同分化阶段的细胞可表达不同的分化抗原。某些特定组织中的肿瘤可高表达此类抗原，如胰腺癌、结肠癌或直肠癌患者的 CA199，卵巢癌患者的糖类抗原 125（CA125），前列腺癌患者的前列腺特异抗原（PSA）等。分化抗原的检测可作为某些肿瘤临床免疫学诊断或分型指标。

（二）机体抗肿瘤的免疫效应机制

机体的抗肿瘤免疫是多方面的，其机制十分复杂，涉及固有免疫和适应性免疫。固有免疫应答发挥了第一线抗肿瘤作用，适应性免疫应答发挥重要的特异性抗肿瘤作用，细胞免疫是抗肿瘤免疫的主力，体液免疫通常在某些情况下起协同作用。机体抗肿瘤免疫应答的产生及其强度不仅取决于肿瘤细胞免疫原性的强弱，还与宿主免疫功能和其他因素密切有关。

1. 固有免疫的抗肿瘤作用 在固有免疫中，参与的免疫分子主要是补体和细胞因子，参与的免疫细胞主要有 NK 细胞和巨噬细胞等。①补体和细胞因子作用：非特异性地抑制或杀伤肿瘤细胞。②NK 细胞：机体抗肿瘤的第一道防线，可通过 ADCC 作用、Fas/FasL 途径、穿孔素 - 颗粒酶途径及释放 TNF 等细胞因子杀伤肿瘤细胞。③巨噬细胞：可通过非特异性吞噬、ADCC 作用等直接杀伤肿瘤细胞，也可以分泌细胞因子间接杀伤肿瘤细胞；还能作为抗原提呈细胞提呈肿瘤抗原诱导适应性免疫应答。

2. 适应性免疫的抗肿瘤作用 肿瘤发生后，机体可针对肿瘤抗原产生适应性免疫，包括细胞免疫和体液免疫，其中以细胞免疫起主导作用，体液免疫起协同作用。①细胞免疫：主要通过 CD8+CTL 细胞释放穿孔素和颗粒酶直接杀伤肿瘤细胞，或通过 Fas 和 FasL 结合诱导肿瘤细胞凋亡，在机体抗肿瘤免疫效应中起关键作用。CD4+Th 细胞则通过分泌多种细胞因子增强巨噬细胞、NK 细胞和 CD8+ 效应 CTL 细胞的杀瘤作用。②体液免疫：是由肿瘤抗原刺激机体产生特异性抗体，通过激活补体系统和 ADCC 效应发挥抗肿瘤作用，但不是机体抗肿瘤免疫的重要效应因素。在某些情况下，肿瘤特异性抗体与肿瘤细胞结合后非但不能杀伤肿瘤细胞，反而会干扰细胞免疫应答对肿瘤细胞的杀伤作用，这种具有促进肿瘤生长作用的抗体称为增强抗体。

（三）肿瘤的免疫逃逸机制

机体免疫系统能够产生抗肿瘤免疫应答，但是许多肿瘤仍能在机体内进行性生长、转移，这表明肿瘤具有逃避免疫监视和攻击的能力，即肿瘤免疫逃逸现象。其免疫逃避机制相当复杂，主要有以下几个方面：①肿瘤细胞表达的抗原缺失或减少，则无法诱导机体产生有效的抗肿瘤免疫应答，使其得以生存不被清除；②肿瘤细胞协同刺激信号异常，如 CD80 和 CD86 表达缺陷或低下，无法为 T 细胞活化提供有效的第二信号，不能有效诱导抗肿瘤免疫应答；③肿瘤细胞 MHC Ⅰ类分子表达低下，不能有效激活 CD8+CTL 细胞，无法识别和杀伤肿瘤细胞；④肿瘤细胞分泌多种免疫抑制功能的细胞因子，如 IL-10，可抑制 T 细胞、NK 细胞、巨噬细胞等的活性，诱导抑制性免疫细胞的生成，使机体免疫功能处于低下或抑制状态；⑤肿瘤细胞不表达或弱表达 Fas 及 Fas 相关信号分子，从而逃避 CD8+CTL 细胞的杀伤作用；⑥肿瘤细胞"漏逸"，是由于肿瘤细胞生长迅速，超越了机体抗肿瘤免疫效应的限度，致使机体免疫系统不能有效清除肿瘤细胞的现象，"漏逸"的肿瘤细胞通常是免疫原性弱的肿瘤细胞；⑦宿主免疫有关因素，如当机体处于免疫耐受、免疫缺陷和免疫抑制等状态时，肿瘤细胞也可逃避机体免疫系统的识别与攻击。

（四）肿瘤的免疫诊断与免疫防治

1. 肿瘤的免疫诊断 主要应用免疫学技术结合生化、分子生物学等方法对肿瘤抗原、抗肿瘤抗体或其他肿瘤标志物进行检测，用于肿瘤的辅助诊断和评估肿瘤患者的免疫功能状态。目前检测肿瘤抗原是最常用的肿瘤免疫诊断方法，如检测 CEA 有助于诊断直肠结肠癌，检测 AFP 有助于诊断原发性肝癌，检测 CA199 有助于诊断胰腺癌。

2. 肿瘤的免疫治疗 利用免疫学原理和方法，激发和增强机体的免疫功能，以达到控制和杀灭肿瘤细胞的目的。肿瘤的免疫治疗只能清除少量的、播散的肿瘤细胞，对晚期负荷较大的实体肿瘤疗效有限，因而常将其作为辅助方法与传统手术、化学疗法、放射治疗等常规疗法联合应用。肿瘤免疫治疗包括：①肿瘤主动免疫治疗：制备肿瘤抗原疫苗（如灭活瘤苗、异构瘤苗、基因修饰瘤苗、分子瘤苗等），达到治疗肿瘤的效果。此法对术后清除微小转移瘤灶和隐匿瘤、预防肿瘤转移和复发有较好的应用前景。②肿瘤被动免疫治疗：指给机体输注外源性免疫效应细胞或分子（如抗体、细胞因子、免疫效应细胞等），在患者体内立即产生抗肿瘤免疫作用的治疗方法。此外，还可应用一些免疫调节剂非特异性增强宿主的免疫功能，激活宿主的抗肿瘤免疫应答，也取得了一定的抗肿瘤效果。

3. 对病原体所致肿瘤的预防 目前已知多种肿瘤与病原体感染有关，制备相关病原体疫苗可降低这些肿瘤的发生。目前临床应用 HPV 疫苗预防宫颈癌的发生，接种 HBV 疫苗在降低乙肝的同时，减少肝癌的形成。

四、移 植 免 疫

移植是应用异体或自体正常细胞、组织、器官置换病变的或功能缺损的细胞、组织、器官，以维持和重建机体生理功能,是目前临床用于治疗多种终末期疾病的有效方法。被移植的细胞、组织、器官称为移植物,提供移植物的个体称为供者(或供体),接受移植物的个体称为受者或宿主。

　　根据移植物的来源和供、受者间的遗传背景不同,将移植分为四种类型:①自体移植:指移植物来自受者的自身,不发生排斥反应;②同系移植(同基因移植):指遗传基因完全相同的两个个体之间的移植,如单卵双生之间的移植,移植后不发生排斥反应;③同种异体移植(同种异基因移植):指同一种属内,遗传基因不同的个体间移植,临床移植多属此类型,移植后常出现排斥反应,其强弱程度取决于供、受者遗传基因的差异程度;④异种移植:指不同种属个体间的移植,由于异种动物间遗传背景差异较大,移植后产生严重的排斥反应。临床主要进行同种异体移植,因此重点介绍同种异体器官移植。

(一)同种异体移植排斥反应的抗原

诱发同种异体移植排斥反应的抗原主要是移植物中的同种异型抗原。

　　1. 主要组织相容性抗原　人类的主要组织相容性抗原是人类白细胞抗原(HLA)。除单卵双生外,在随机人群中很难找到 HLA 基因型或表型完全相同的供者和受者,这种供者与受者间 HLA 的差异是造成同种移植排斥反应的主要原因。

　　2. 次要组织相容性抗原　引起较弱排斥反应的组织相容性抗原。主要包括两类:①性别相关的 mH 抗原,主要表达于精子、表皮细胞及脑组织表面;②常染色体编码的 mH 抗原,有些可表达于机体所有组织细胞,有些仅表达于造血细胞和白血病细胞。HLA 完全相同的供、受者间进行移植后所发生的排斥反应主要是 mH 抗原所致。

　　3. ABO 血型抗原　主要分布在红细胞表面,也表达在肝、肾等组织细胞和血管内皮细胞表面。若供者与受者间 ABO 血型不合,受者血清中血型抗体与供者移植物血管内皮细胞表面的血型抗原结合,可激活补体而引起血管内皮细胞损伤和血管内凝血,引起超急性排斥反应。

　　4. 组织特异性抗原　分布在特定器官、组织、细胞表面的抗原。同种不同组织器官的组织特异性抗原不同,移植后发生排斥反应强度也各不相同。皮肤移植引起的排斥反应最强,其次为肾,肝移植反应较弱。

(二)同种异体移植排斥反应的类型

　　1. 宿主抗移植物反应(host versus graft reaction,HVGR)　宿主免疫系统对移植物抗原发生免疫应答,引起排斥反应。根据排斥反应发生的时间、强度、机制和病理表现,临床将其分为三种类型。

　　(1)超急性排斥反应:指移植器官与受者血管接通后数分钟至 24 小时内发生的排斥反应,由体液免疫应答所致。见于反复输血、多次妊娠、长期血液透析或再次移植的个体。其原因是受者体内预先存在抗供者同种异型抗原(如 HLA、ABO 血型抗原、血小板抗原及血管内皮细胞抗原等)的抗体。

　　(2)急性排斥反应:一般在移植术后数天至数周内发生,主要由细胞免疫应答所致,是同种异型器官移植中最常见的一类排斥反应。受者 T 细胞识别同种异型 MHC,活化增殖,通过效应 $CD8^+CTL$、$CD4^+Th1$ 细胞引起的移植物组织细胞损伤。在急性排斥反应的后期发挥作用,受者体内产生抗同种异型抗原抗体和抗血管内皮细胞表面分子的抗体,与相应抗原结合形成免疫复合物,通过激活补体系统损伤移植物血管,引起排斥反应。

　　(3)慢性排斥反应:发生于移植后数月至数年,通常在急性排斥反应基础上产生,病程缓慢,移植器官功能出现进行性衰退,甚至完全丧失。其发生机制尚不完全清楚,细胞免疫和体液免疫应答均参与慢性排斥反应。

　　2. 移植物抗宿主反应(graft versus host reaction,GVHR)　常见于同种异体骨髓或胸腺移植时,供者移植物中存在的淋巴细胞被宿主同种异型抗原激活后,通过免疫应答对宿主细胞产生的排斥反应。此反应发生后一般均难以逆转,不仅导致移植失败,还可能危及受者生命。

(三)同种异体移植排斥反应的防治

1. 选择适当的供者　器官移植成败主要取决于供者、受者间的组织相容性。对人而言,单卵双生同胞是最理想的供者,其次是 HLA 相同的同胞。为提高移植物存活率和存活时间,在进行同种异体移植前须进行以下检测和鉴定:①红细胞血型检查:移植前检查供者 ABO、Rh 血型抗原与受者的血型是否相同;② HLA 配型:移植前应对供者和受者进行 HLA 分型鉴定,选择 HLA 型别最为接近的供者器官进行移植;③交叉配型:将受者与供者淋巴细胞互为反应细胞,即做两组单向混合淋巴细胞培养,两组中任何一组反应过强,均提示供者选择不当;④ mH 抗原分型:为防止 GVHR 的发生,应选择供者与受者 mH 抗原相匹配的组织器官。

2. 移植物和受者的预处理　①移植物预处理:为减少移植物中"过路白细胞"(供者移植物血管内或组织中的白细胞)及骨髓移植物中的成熟 T 细胞,移植前应对移植物进行处理,尽可能将其全部清除;②受者预存抗体的测定:某些曾多次接受输血或移植的患者体内存在抗多种 HLA 的抗体。为防止超急性排斥反应的发生,移植术前必须检测受者体内是否存在抗移植物的预存抗体。

3. 免疫抑制治疗　同种异体移植术后,一般均发生不同程度的排斥反应,临床防治移植排斥反应最有效的措施是使用免疫抑制剂,常用的有环孢素、他克莫司、西罗莫司、吗替麦考酚酯等。此外,应用受者脾切除、放射照射移植物或受者淋巴结、血浆置换和淋巴细胞置换等技术抑制排斥反应,均取得一定疗效。

4. 移植后的免疫监测　做好移植后的免疫监测有助于及时采取有效的抗排斥措施,有利于延长移植物存活时间。主要包括临床症状观察,组织活检及生化检测,了解移植物的生理功能,以及某些免疫学指标检测。

知识链接

诱导移植物的免疫耐受方法

　　在移植领域中,诱导持久稳定且无需药物的免疫耐受是迫切需要解决的问题。由于免疫耐受具有特异性,与免疫药物引起的对免疫系统的普遍抑制作用相比,具有明显的优势,可以大幅度减少免疫抑制剂的用量,降低机会性感染、药物中毒的发生率,延长受者的生存时间。诱导移植物的免疫耐受包括诱导中枢耐受和周围耐受。诱导中枢耐受可采用胸腺内注射供者抗原或进行同种胸腺移植、建立同种异基因嵌合状态诱导免疫耐受。诱导外周耐受的方法主要有两种,一是抑制效应性免疫细胞(如 T 细胞)的活化和功能,如利用抗 CD3、CD4 或 CD8 的抗体清除效应性 T 细胞,或通过阻断共刺激通路诱导同种反应性 T 细胞失能等;二是通过诱导或转输抑制性免疫细胞(如耐受性 DC、Treg)诱导免疫耐受。

(陶　涛)

❓ 复习思考题

1. 青霉素过敏性休克属于哪一型超敏反应?简述其发病机制和防治原则。
2. 简述自身免疫病的发生机制。
3. 简述肿瘤逃逸机体免疫的主要机制。

第八章　免疫学应用

学习目标

　　掌握抗原抗体反应的特点，人工主动免疫、人工被动免疫概念及常用生物制剂；免疫治疗概念。熟悉抗原抗体反应的影响因素；灭活疫苗和减毒活疫苗特点。了解抗原抗体反应的特点及常用的检测方法。

　　随着免疫学的快速发展，免疫学理论和技术不仅在传染性疾病的诊断、治疗和预防中起到了重要作用，而且在肿瘤、遗传等诊断方面也有广泛的运用，免疫学检测技术亦不断发展和完善，新的方法不断出现，已成为当今生命科学主要的研究手段之一。

第一节　免疫学诊断

　　免疫学诊断是用免疫学原理和技术对抗原、抗体、免疫细胞及其分泌的细胞因子等进行定性或者定量检测的实验诊断方法。主要用于传染病、免疫缺陷病、肿瘤、自身免疫病等的诊断、发病机制研究、病情检测、预后判断、治疗方案的制定和药物疗效评价等方面。

一、抗原或抗体检测

　　抗原与抗体结合在体内可表现为中和细菌毒素、溶解细胞、杀菌、引起免疫病理损伤等反应；在体外，由于抗原抗体结合反应的物质基础是抗原的表位与抗体的可变区的空间构型的互补性结合，因此在适宜的条件下，抗原和相应抗体在体外结合出现肉眼可见的凝集、沉淀等多种反应。这些反应可用于已知抗原（或抗体）检测未知抗体（或抗原）。由于抗体多存在于血清中，临床上多用血清标本进行试验，故体外的抗原抗体反应又被称为血清学反应或血清学试验。

（一）抗原抗体反应的特点

　　1. 高度特异性　特异性抗原抗体的结合具有高度的特异性是由抗原表位与相应抗体的超变区与空间构型互补，通过氢键结合力、疏水作用力和静电引力等而发生特异性结合。疏水作用力是这些结合力中作用最强的，对维系抗原抗体的结合所起到的作用最大。

　　2. 适宜的抗原抗体浓度和比例　抗原抗体结合能否出现肉眼可见的反应主要取决于抗原抗体两者适当的浓度和比例。比例合适，两者结合后可形成大分子复合物，肉眼可以见到；比例不合适，只能形成小分子复合物，不能出现肉眼可见的反应。

　　3. 可逆性抗原、抗体的结合　是分子表面的非共价键结合，这种非共价结合易受环境因素影响而解离，解离后的抗原和抗体仍可保持各自原有的理化特性和生物学活性。

　　4. 抗原抗体反应　可分为两个阶段：①抗原抗体的特异性结合阶段；②抗原抗体结合的可

见反应阶段。

（二）抗原抗体反应的影响因素

在抗原抗体反应的过程中，有许多因素可影响其反应结果：①反应物自身因素：比如抗原的理化性状、抗原决定基的数目和种类均可影响反应的结果；不同动物来源的抗体其反应性也不同；两者在合适的浓度才能出现明显的可见反应。②环境条件因素：包括电解质、温度和酸碱度都能影响抗原抗体反应的结果。

（三）常见的抗原抗体反应类型

抗原或抗体检测方法种类繁多，根据抗原的物理性状及参加反应的因素不同可分为凝集反应、沉淀反应、免疫标记技术、补体结合试验等。

1. 凝集反应　颗粒性抗原（细菌、红细胞等）与相应抗体结合，在适宜电解质存在的条件下，形成肉眼可见的凝集团块，称为凝集反应。

（1）直接凝集反应：指颗粒性抗原与相应抗体直接结合出现的凝集现象。直接凝集反应可分为玻片法和试管法。玻片法为定性试验，方法简便，如 ABO 血型鉴定、细菌等鉴定；试管法是半定量试验，如诊断伤寒或副伤寒用的肥达反应，用于测定患者血清中抗体的含量。

（2）间接凝集反应：将可溶性抗原吸附于与免疫无关的载体颗粒表面，形成致敏颗粒（免疫微球），再与相应抗体结合，出现肉眼可见的凝集现象，称为间接凝集反应或被动凝集反应。该方法敏感性较高，可用于检测微量的抗体。常用的载体颗粒有家兔或绵羊红细胞、人的 O 型红细胞、乳胶颗粒等。

（3）间接凝集抑制试验：可溶性抗原与相应抗体预先混合并充分作用后，再加入致敏颗粒，此时因抗体已被可溶性抗原结合，阻断了抗体再与致敏颗粒上的抗原结合，不再出现致敏颗粒的凝集现象，称为间接凝集抑制试验。该试验可用于检测抗原或抗体，如诊断早孕的乳胶凝集抑制试验。

2. 沉淀反应　可溶性抗原（血清蛋白质、组织浸出液等）与相应抗体结合后，在适宜电解质存在的条件下，形成肉眼可见的沉淀物，称为沉淀反应。该反应可在半固体琼脂凝胶中进行，也可在液体中进行。目前常用的沉淀反应方法有：

（1）单向琼脂扩散试验：本法为定量试验。将一定量已知抗体均匀混合于琼脂凝胶中制成琼脂板，再按一定的要求打孔，并在孔中加入待测抗原。抗原向周围扩散过程中与琼脂板中的抗体结合，形成免疫复合物沉积下来，出现以抗原孔为中心的白色沉淀环（图 8-1），沉淀环直径的大小与抗原含量成正比。取已知不同浓度的抗原绘制标准曲线，根据待测标本所形成的沉淀环直径大小，从标准曲线中查得待测标本抗原的含量。主要用于体液中各类免疫球蛋白、补体等含量测定。

（2）双向琼脂扩散试验：将抗原和抗体分别加入琼脂板的对应孔中，两者自由向四周扩散，在相遇处形成白色沉淀线（图 8-2）。若反应体系中含两种以上抗原 - 抗体系统，则小孔间可出现两条以上沉淀线。本法常用于抗原或抗体的定性检测，也可用于分析和鉴定复杂的抗原及抗原相关性分析等。

（3）免疫电泳技术：是将双向扩散技术与电泳分析技术结合起来的一种方法，该方法所需时间短，敏感性强。常用的有免疫电泳、对流免疫电泳、火箭免疫电泳。①免疫电泳：先通过电泳将抗原组分分成不同的区带，然后在与电泳平行方向下方挖槽加入相应抗体，进行双向扩散，在适宜比例处形成沉淀弧，根据沉淀弧的数量、位置、形态，与已知抗原对比，分析出样品中抗原组分；②对流免疫电泳：即在电场作用下的双向扩散试验，将抗原加到阴极孔内，抗体加到阳极孔内，通电后抗原、抗体在电场和电渗作用下相对而行，两者在适宜比例处形成白色沉淀线；③火箭免疫电泳：在电场作用下的单向扩散试验，抗原在含有定量抗体的琼脂中泳动，当两者比例合适时，在较短的时间内就可以形成火箭状的沉淀线，在一定浓度范围内，火箭的高度与抗原的含量成正比。

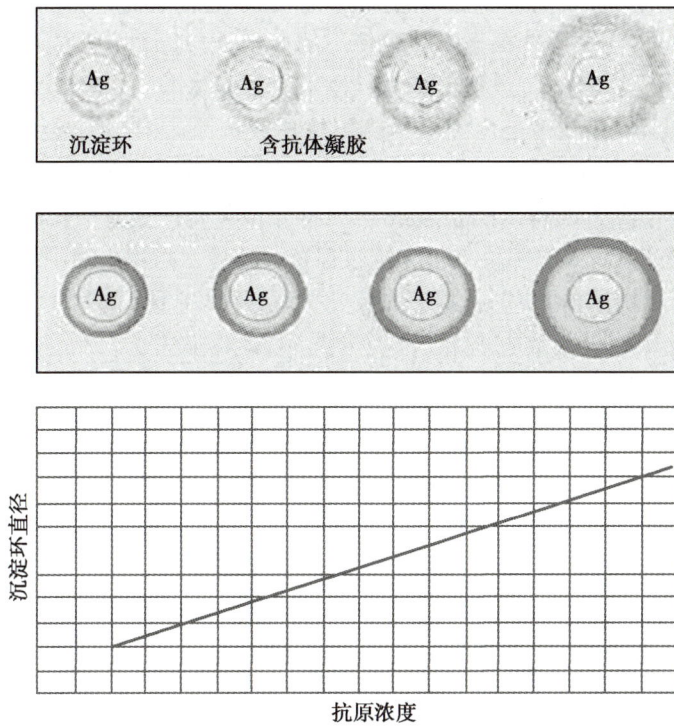

图 8-1 单向琼脂扩散试验示意图

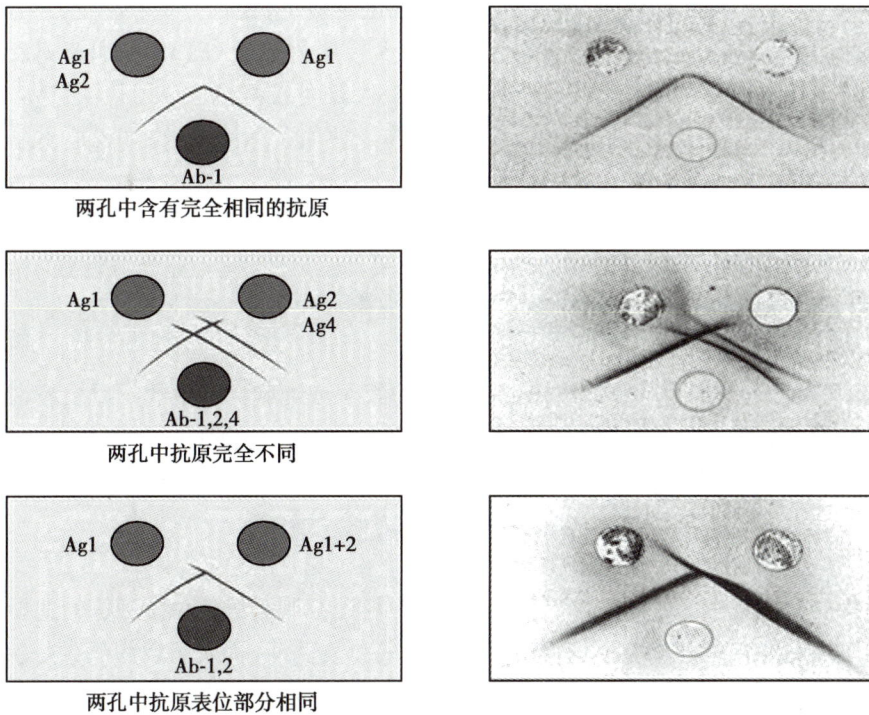

图 8-2 双向琼脂扩散试验示意图

3. 免疫标记技术　是指用荧光素、酶、放射性核素等标记抗体或抗原来检测相应抗原（或抗体）的方法。该技术具有高度的灵敏性和特异性，并能够进行定性、定量甚至定位测定，是目前应用最广泛的免疫学检测技术。根据实验中使用的标记物与检测方法的不同，免疫标记技术可分为免疫荧光技术、免疫酶技术、放射免疫测定技术和免疫胶体金技术等。

（1）免疫荧光技术：该技术是用荧光素标记抗体或抗原，测定待检标本中抗原或抗体的方法。常用的荧光素有异硫氰酸荧光素（FITC）和罗丹明（RB200）。结果可通过荧光显微镜观察或通过流式细胞仪分析，其方法有：①直接法：应用特异性荧光抗体直接检测标本中的抗原，在荧光显微镜下观察结果，发荧光的部位有相应抗原存在。该技术可用于组织细胞中病毒、细菌抗原的检测，但每检测一种抗原，需要制备相应的荧光抗体，不太方便；②间接法：先用未标记的特异性抗体（一抗）与组织或细胞上的抗原结合，充分洗涤后，再加荧光素标记的抗体（第二抗体），洗涤后在荧光显微镜下观察结果（图8-3）。该方法的优点是制备一种抗体可以用于多种抗原抗体系统的检测，相比直接法更敏感、更方便。

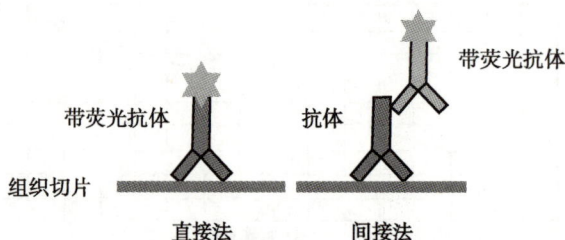

图8-3　免疫荧光技术示意图

（2）免疫酶技术：是用酶标记抗体或抗原来检测相应抗原或抗体的方法。其原理是用酶标记的抗体或抗原与相应抗原或抗体结合，加入酶作用的底物及供氢体，并根据底物被酶解后的显色反应，对细胞和组织标本中的抗原 - 抗体复合物进行定位、定性分析和鉴定。常用的酶有辣根过氧化物酶（HRP），底物为 H_2O_2。其方法有酶联免疫吸附试验（ELISA）和酶免疫组化法，酶免疫组化法用于检测组织中或细胞表面的抗原，ELISA 法可检测抗原亦可检测抗体，具有简便、快速、灵敏度高等优点，是目前临床上应用最广泛的一种免疫标记技术，如乙肝五项、抗 -HIV、抗 -HCV 的检测等。

（3）放射免疫测定技术：是用放射性核素标记抗原或抗体进行抗原抗体反应的免疫测定技术。通过检测抗原抗体复合物的放射活性来判断结果，该技术的优点是特异性强、精确、易规范和自动化，目前在实验研究和临床检测中得到广泛应用。缺点是放射性核素对人体有一定的危害，且需要特殊的仪器设备。

（4）免疫胶体金技术：是用胶体金标记的抗体与组织或细胞标本中的抗原反应，用肉眼或在显微镜下观察颜色的分布，来进行定位、定性检测组织或细胞中抗原的一种技术。

二、免疫细胞及其功能的检测

机体的免疫反应是有多种免疫细胞参与的，其中淋巴细胞是机体免疫应答的主要细胞，因此检测各种淋巴细胞的数量和功能不仅可以判断机体的免疫功能，而且可以用于某些疾病的诊断、疗效观察及预后判断。

（一）免疫细胞数量的检测

1. T 细胞数量检测

（1）E 花环试验：T 细胞表面具有绵羊红细胞（SRBC）受体 CD2 分子，在一定条件下能与绵羊红细胞结合,使绵羊红细胞黏附在 T 细胞周围,形成花环样结构,称 E 花环试验。试验时将分离的人外周血淋巴细胞与绵羊红细胞按一定比例混合,低速离心 5 分钟,置 4℃冰箱 2 天后,涂片、染色,显微镜检查计数花环形成率,正常值为 70%～80%,如果花环形成率低,表明细胞免疫功能降低。

（2）T 细胞特异性抗原的检测:CD3 分子是 T 细胞表面特有的抗原成分,可用相应的单克隆抗体进行检测,一般采用间接免疫荧光法,先将鼠抗人 CD3 单克隆抗体和人外周血淋巴细胞混合,然后加入荧光素标记的兔抗鼠球蛋白抗体,在荧光显微镜下观察结果,细胞膜上发黄绿色斑点状荧光的细胞为阳性细胞。计数 100～200 个淋巴细胞,计算出阳性细胞百分率,正常值为70%～80%。

2. B 细胞数量检测　目前多通过检测 SmIg 来了解成熟 B 细胞的数量,其方法是将人单个核细胞用 FITC 标记的兔抗人免疫球蛋白作直接免疫荧光染色,发荧光的细胞为 SmIg 阳性细胞,即是 B 细胞。正常人外周血 SmIg 阳性细胞一般为 8%～15%。

（二）免疫细胞功能的检测

1. 淋巴细胞增殖试验　T 细胞在体外受到特异性抗原或非特异性有丝分裂原(如 PHA、ConA)等刺激后,体积变大,代谢旺盛,能发生有丝分裂成为淋巴母细胞。试验时取外周血分离淋巴细胞,加入一定剂量的 PHA,在培养液中培养 3 天,涂片染色,镜下观察形态并计数转化细胞的百分率,正常人 T 细胞的转化率为 70%～80%,转化率在一定程度上可反映细胞免疫功能。另外也可以用同位素掺入法,即在终止培养前 8～16 小时,加入氚标记的胸腺嘧啶核苷(3H-Tdr)于培养物中。因细胞转化过程中 DNA 合成增加,3H-Tdr 被转化的细胞摄入,培养结束后,测定细胞内同位素的相对含量,其含量的高低可以反映细胞增殖情况。

2. 细胞毒试验　主要检测 CTL 细胞、NK 细胞以及 LAK 细胞对其靶细胞有直接的细胞毒作用。其基本原理是以放射性核素对靶细胞进行标记,然后用效应细胞对标记靶细胞进行攻击,待靶细胞碎裂后,检测其释出的放射性核素含量,以评价效应细胞的功能。此法可用以测定机体抗肿瘤的免疫功能。常用 51Cr 释放法,也可采用 MTT 法。

3. 抗体形成细胞测定　体外检测 B 细胞功能的一种方法。一般采用溶血空斑试验,其原理为取经绵羊红细胞(SRBC)免疫小鼠,分离免疫小鼠的脾脏细胞与 SRBC 共育,并加入补体,混合于琼脂中,在一定条件孵育后,计算溶血空斑的数量,来反映免疫小鼠特异性抗体形成细胞的数量。

4. 细胞吞噬功能测定　细胞吞噬功能测定包括巨噬细胞的吞噬功能测定和中性粒细胞的吞噬功能测定。实验原理是将可吞噬颗粒(鸡红细胞、细菌等)与待检细胞在一定条件下共同孵育一定时间,然后涂片镜检并计算细胞吞噬百分率与细胞吞噬指数。

（三）细胞因子的检测

细胞因子由多种免疫细胞分泌的,它们以多种生物学活性参与免疫和炎症反应,在介导抗感染免疫、肿瘤免疫、移植免疫以及自身免疫的过程中发挥着重要的作用。因此,对细胞因子进行定性、定量检测是判断机体免疫细胞功能的重要指标,有助于分析某些疾病的发生、发展、治疗疗效及预后判断等,目前检测细胞因子的方法主要有生物学活性检测法、免疫学检测法和分子生物学检测法。

第二节　免疫学预防

用免疫的方法预防传染病有着悠久的历史。接种牛痘苗在全球消灭了天花,是用免疫预防的方法消灭传染病的最好例证。随着卫生状况的改善和计划免疫的实施,传染病的预防取得了巨大成就。同时,免疫预防扩大到传染病以外的其他领域,疫苗的内涵及应用也进一步拓展。依据输入机体的物质不同,人工免疫被分为人工主动免疫和人工被动免疫两种。

免疫预防是人工主动免疫的主要目的,其主要措施是接种疫苗。疫苗是接种后能使机体对相应疾病产生免疫力的生物制剂类的统称。

一、人工主动免疫

人工主动免疫是将疫苗接种到机体,使之主动产生适应性免疫应答,从而预防或治疗疾病的措施。其特点是:①产生免疫慢;②维持时间长;③主要用于传染病的特异性预防。

疫苗的种类

1. 灭活疫苗　又称死疫苗,是用物理或化学方法将病原微生物杀死或灭活后制备的生物制剂。灭活疫苗优点是稳定性好、易保存、无毒力回复的可能性;缺点是疫苗进入机体后不能生长繁殖,为了获得强而持久的免疫力,需多次接种,且注射量大,注射局部或全身的副反应较重。常用的灭活疫苗有霍乱、百日咳、伤寒、流脑、狂犬病疫苗等。

2. 减毒活疫苗　是用减毒或无毒的活的病原微生物制成的生物制品。活疫苗进入机体后可生长繁殖,一般只需接种一次,接种剂量小,效果好,免疫力维持时间长;其缺点是稳定性差,不易保存,在体内有回复突变的可能性。常用的卡介苗、甲肝疫苗和脊髓灰质炎疫苗等。灭活疫苗与减毒活疫苗的区别见表8-1。

表 8-1　灭活疫苗与减毒活疫苗的区别

区别点	灭活疫苗	减毒活疫苗
制剂特点	死,强毒株	活,无毒或弱毒株
接种量及次数	较大,2~3 次	较小,1 次
保存及有效期	易保存,1 年	不易保存,4℃数周
免疫效果	较低,维持数月~2 年	较高,维持 3~5 年甚至更长

3. 类毒素　是细菌外毒素用 0.3%~0.4% 的甲醛脱毒后制成的生物制品。类毒素的特点是无毒性,有免疫原性,接种后能诱导机体产生与其相对应的抗毒素,目前常用的类毒素有破伤风类毒素、白喉类毒素,这两种类毒素常和百日咳死疫苗混合,制成百、白、破三联疫苗,用于百日咳、白喉、破伤风的预防。

4. 亚单位疫苗　是提取病原微生物中能刺激机体产生保护性免疫的有效抗原成分,制备成的疫苗。免疫效果好,不良反应少。目前已使用的亚单位疫苗有流感病毒血凝素和神经氨酸酶亚单位疫苗、麻疹亚单位疫苗、乙肝病毒表面抗原制备的乙肝疫苗等。

5. 结合疫苗　细菌荚膜多糖属于 TI 抗原,不需 T 细胞辅助即可直接刺激 B 细胞产生 IgM 类抗体,对婴幼儿的免疫效果很差。结合疫苗是将细菌荚膜多糖连接于其他抗原或类毒素,为细菌荚膜多糖提供了蛋白质载体,使其成为 TD 抗原。结合疫苗能引起 T 细胞、B 细胞的联合识别,B 细胞可产生 IgG 类抗体,明显提高了免疫效果。目前已获准使用的结合疫苗有 b 型流感杆菌疫苗、脑膜炎球菌疫苗和肺炎球菌疫苗等。

6. DNA 疫苗　是用编码病原体有效免疫原的基因与细菌质粒构建成重组体,经注射等途径进入机体,重组质粒可转染宿主细胞,使其表达能诱导有效保护性免疫应答的抗原,从而诱导机体产生适应性免疫。除感染性疾病外,肿瘤的 DNA 疫苗也在研制中。DNA 疫苗只能用于表达蛋白质抗原,不能表达多糖抗原和脂类抗原。DNA 疫苗在体内可持续表达,可诱导体液免疫和细胞免疫,维持时间长,是疫苗研制的发展方向之一。

7. 重组载体疫苗　是将编码病原体有效免疫原的基因插入载体（减毒的病毒或细菌）基因组中，接种后，随疫苗株在体内的增殖，大量表达所需的抗原。如果将多种病原体的有关基因插入载体，则成为可表达多种保护性抗原的多价疫苗。目前使用最广的载体是痘苗病毒，用其表达的外源基因很多，已用于甲型和乙型肝炎、麻疹、单纯疱疹、肿瘤等疫苗的研究。

知识链接

疫苗接种注意事项

疫苗接种注意事项：①活疫苗必须低温保藏运输，接种前应注意疫苗的有效期；②根据不同情况选择适宜接种对象；③根据疫苗种类、病原微生物感染途径选择疫苗的接种途径，严格掌握疫苗的剂量和方法；④根据疫苗效果选择接种次数与间隔时间，疫苗接种后所产生的免疫力，经过一定时间逐渐减退，为使疫苗效果持续，应定期进行复种；⑤严格掌握禁忌证，凡高热、急性传染病、严重心血管疾病、肝肾疾病、活动性结核病、糖尿病、甲状腺功能亢进和免疫缺陷、正在应用免疫抑制剂、妊娠期等患者，均不宜接种疫苗。

二、计 划 免 疫

计划免疫是根据某些特定传染病的疫情监测和人群免疫状况分析，按照规定的免疫程序有计划地进行人群预防接种，以提高人群免疫水平从而达到控制和消灭传染源的目的。计划免疫程序包括儿童基础免疫，成人和特殊职业、特殊地区人群的程序免疫。儿童计划免疫程序是周密而有计划地安排好的预防接种方案（表8-2）。

表8-2　儿童计划免疫程序表

疫苗（次数）	接种对象	接种途径
乙肝疫苗（3）	出生24小时内，1、6月龄	肌内注射
卡介苗（1）	出生24小时内	皮内注射
脊髓灰质炎疫苗（4）	2、3、4月龄，4周岁	口服
百白破疫苗（4）	3、4、5月龄，18~24月龄	肌内注射
白破疫苗（1）	6周岁	肌内注射
麻腮风疫苗（2）	麻风8月龄，麻腮风18~24月龄	皮下注射
乙脑疫苗（2）	8月龄，2周岁	皮下注射
流脑减毒活疫苗（4）	A群疫苗6~18月龄（1、2次间隔3个月）；A+C群疫苗3、6周岁	皮下注射
甲肝减毒活疫苗（1）	18月龄	肌内注射

三、人工被动免疫

人工被动免疫是给人体注射含特异性抗体如抗毒素等制剂，使之被动获得适应性免疫应答，以治疗或紧急预防疾病的措施。具体人工主动免疫与人工被动免疫的特点比较见表8-3。

表8-3　人工主动免疫与人工被动免疫的特点比较

特性	人工主动免疫	人工被动免疫
输入机体物质	抗原	抗体
免疫力出现的时间	慢，1~4周	快，注入后立即生效
免疫维持时间	数月~数年	2~3周
用途	预防	治疗或紧急预防

1. 抗毒素　是用细菌外毒素或类毒素免疫动物后制备的免疫血清，具有中和外毒素毒性的作用。一般临床所用抗毒素为免疫马血清，该制剂对人来说属异种蛋白，有可能会引起超敏反应，因此使用前必须做皮试，皮试阳性者可采用脱敏疗法。常用的抗毒素有破伤风抗毒素、白喉抗毒素等。

2. 人免疫球蛋白制剂

（1）丙种球蛋白或胎盘球蛋白：是从正常人血浆或由健康产妇胎盘血中分离制成的免疫球蛋白浓缩剂，由于多数成人隐性或显性感染过甲型肝炎、麻疹、脊髓灰质炎等多种病原体，故血清中含有一定量与之相对应的抗体，肌内注射，有预防发病、减轻症状等效果。除此之外，临床还用于免疫球蛋白缺乏症的治疗。

（2）特异性免疫球蛋白：是指含有特异性抗某种病原微生物高效价免疫球蛋白，该免疫球蛋白针对性强，被动免疫效果较好，主要用于某些病毒感染性疾病的紧急预防，如抗狂犬病毒血清、抗麻疹病毒血清等。

第三节　免疫学治疗

免疫治疗是指利用免疫学原理，针对疾病的发生机制，人为地干预或调整机体的免疫功能，达到治疗疾病目的所采取的措施。免疫治疗既可以用于感染性疾患，还可以用于免疫缺陷病、自身免疫病以及肿瘤等相关疾病的治疗。按照制剂成分的不同可分为以抗体为基础的免疫治疗、以免疫细胞为基础的免疫治疗、以细胞因子为基础的免疫治疗、以免疫调节剂为基础的免疫治疗。

一、以抗体为基础的免疫治疗

以抗体为基础的免疫治疗，其原理是抗体具有中和毒素、中和炎症因子、介导溶解病原微生物、介导溶解淋巴细胞等作用，临床上主要用于抗感染、抗肿瘤和抗移植排斥反应等多种疾病的治疗。

1. 多克隆抗体　用抗原免疫动物后获得的免疫血清（抗血清）称为多克隆抗体。如抗病毒血清用于紧急预防和治疗外毒素所致的疾病；人丙种球蛋白主要用于病毒感染性疾病的紧急预防和治疗。由于多克隆抗体特异性不高，易出现交叉反应，不易大量制备，从而应用受限。

2. 单克隆抗体　由单一杂交瘤细胞产生，针对单一抗原表位的特异性抗体。其优点是结构单一、纯度高、特异性高、易于制备。因此已广泛应用于医学、生物学各领域。

二、以免疫细胞为基础的免疫治疗

细胞治疗是指给机体输入细胞制剂,用来增强或激活机体的特异性免疫应答反应。如肿瘤细胞疫苗、过继免疫治疗、干细胞移植等。

(一)肿瘤细胞疫苗

用自体或同种异体的肿瘤细胞经射线照射或抗代谢药物处理,使其失去生长能力,保留其免疫性。

(二)过继免疫治疗

取患者自体淋巴细胞经体外激活、增殖后再回输给患者,用于直接杀伤肿瘤细胞或激发机体抗肿瘤免疫效应,又称过继免疫,临床称为生物治疗。例如给肿瘤患者输入在体外已激活扩增的特异性肿瘤浸润淋巴细胞或非特异性的淋巴因子激活的杀伤细胞等。

(三)干细胞移植

干细胞是具有多种分化潜能,自我更新能力很强的细胞,在适当条件下可被诱导分化为多种细胞组织。因此,干细胞的研究在基础领域和临床应用中具有重要的理论和实践意义。干细胞移植已经成为肿瘤、造血系统疾病、自身免疫病等的重要治疗手段。移植所用的干细胞来自HLA 型别相同的供者,可采集骨髓、外周血或脐血,分离 $CD34^+$ 干 / 祖细胞。也可进行自体干细胞移植。

三、以细胞因子为基础的免疫治疗

1. 细胞因子疗法　将细胞因子基因或者其受体基因通过一定技术导入患者体内,使其在体内持续表达并发挥治疗效应,主要用于治疗恶性肿瘤、感染和自身免疫病等疾病。目前临床所用的细胞因子制剂主要有:① IFN:具有抗病毒、抗肿瘤和免疫调节等多种作用,在治疗慢性活动性肝炎,疱疹性角膜炎、带状疱疹等方面,取得了良好的疗效。② TNF:可直接杀伤某些肿瘤细胞或使其生长受到抑制;能活化 NK 细胞和巨噬细胞,间接发挥杀伤或抑制肿瘤作用;能损伤血管内皮细胞,促进血栓形成,致使肿瘤组织坏死。③ IL-2:具有多种免疫调节作用,如能诱导活化 T 淋巴细胞、B 淋巴细胞,使其增殖分化及产生细胞因子;增强 NK 细胞杀伤活性。

2. 细胞因子阻断与拮抗疗法　抑制细胞因子产生、阻断细胞因子与受体的结合以及结合后信号的转导,从而抑制细胞因子的病理作用。一般用于治疗自身免疫病、移植排斥反应等。

四、以免疫调节剂为基础的免疫治疗

免疫调节是指用人为的措施调节机体免疫功能状态,使机体免疫功能增强或者减弱,以达到或接近正常人水平,此方法广泛应用于感染、肿瘤、超敏反应、免疫缺陷病、自身免疫病、移植排斥反应等疾病的治疗。

1. 生物应答调节剂　微生物制剂、免疫分子、化学合成药物和中草药,如左旋咪唑、卡介苗、细胞因子、灵芝多糖、板蓝根、黄芪等。

2. 免疫抑制剂

(1)微生物制剂:环孢素、他克莫司等。

(2)化学合成药物:糖皮质激素、环磷酰胺等。

知识链接

基因免疫技术

　　基因免疫技术是 20 世纪 90 年代发展起来的一种全新的免疫学技术。由于它具有常规疫苗无法比拟的优点，因此被誉为疫苗史上的一次革命。疫苗的发展概括起来经历了四个阶段：灭活疫苗、减毒活疫苗、化学合成疫苗和基因重组疫苗。虽然这些疫苗性质各有不同，但是它们都不同程度地存在一些问题，如灭活疫苗、化学合成疫苗和减毒疫苗都需要足够高纯度和剂量的蛋白质抗原，制备方法烦琐费时，而且注射后易出现发热、红肿等现象；基因重组疫苗效果虽好，但是制备困难并且价格较贵。

　　基因免疫是将编码有某一蛋白质抗原的基因的裸露 DNA，利用物理手段（基因枪等）将其转移到动物体内，通过目的基因在机体内表达所生成的蛋白质做抗原，诱导机体产生特异的免疫应答，相应的疫苗被称为"基因疫苗"。同传统疫苗相比，基因疫苗有以下几方面的优点：安全性好、免疫效果好、适用于某些常规免疫禁忌的患者、适合于构造多价疫苗、免疫作用持久等。

（王贵年）

? 复习思考题

1. 简述抗原抗体反应的特点。
2. 简述灭活疫苗与减毒活疫苗的区别。
3. 简述免疫学诊断方法有哪些。
4. 目前研制的新型疫苗有哪些？基本设计原理是什么？

扫一扫，测一测

中篇　医学微生物学

概　　述

学习目标

掌握微生物、病原微生物的概念；熟悉微生物的分类；了解微生物与人类的关系、医学生物学发展历史和重大成就。能描述微生物的特点，会对微生物进行分类；具有爱国主义情怀、职业自豪感和献身医学事业的志向。

一、微生物的概念与分类

微生物（microorganism）是一群肉眼直接看不见，必须借助光学显微镜或电子显微镜放大数百倍、数千倍，甚至数万倍才能观察到的微小生物。其具有个体微小、结构简单、种类多、分布广、繁殖快、易变异、与人类关系密切等特点。按其结构与组成等，可将其分为三大类。

1. 非细胞型微生物　体积微小，无典型的细胞结构，由单一核酸（DNA 或 RNA）和蛋白质外壳组成，缺乏酶系统，只能在活细胞内增殖，如病毒。

2. 原核细胞型微生物　细胞核分化程度低，仅有原始核质，无核膜、核仁，除核糖体外缺乏完整的细胞器。包括细菌、放线菌、支原体、衣原体、立克次体和螺旋体。

3. 真核细胞型微生物　细胞核分化程度较高，有典型的核结构，如核膜、核仁和染色体，胞质内有核糖体、内质网、线粒体等多种完整的细胞器。如真菌。

二、微生物与人类的关系

微生物在自然界的分布极广，江河湖海、土壤矿层、空气等中都有分布。在人和动植物的体表及其与外界相通的腔道中也存在大量的微生物。绝大多数微生物对人类是有益的，有些甚至是必需的。

1. 微生物在物质循环中的作用　在自然界物质循环中离不开微生物的代谢活动。如土壤中的微生物能将动植物腐败后的有机氮化物转化为无机氮化物，固氮菌能固定空气中的游离氮，以供植物生长需要，而植物正是人和动物的必需食物。没有微生物，物质不能运转和循环，植物就不能进行新陈代谢，而人类和动物也将难以生存。

2. 微生物在生产实践活动中的应用　微生物的作用已被应用于各个方面。在农业方面，利用微生物制造菌肥、植物生长激素、杀虫剂等；在工业方面，微生物用于食品、酿造、化工、石油、工业废物处理等行业；在医药方面，利用微生物来生产抗生素、维生素、辅酶、ATP 等；在环境保护方面，利用微生物降解塑料、甲苯等有机物，在污水中分解酚、有机磷、氰化物，还原水中汞、砷等有毒物质；在基因工程领域，用微生物作为研究对象或模式生物，揭示基因表达及调控的奥秘，利用微生物制备限制性核酸内切酶等工具酶和载体系统，可定向创建工程菌，并生产人类需要的生物制剂，如胰岛素、干扰素等。

3. 微生物对人类生命活动的作用　正常情况下，寄居在人和动物的体表及腔道如呼吸道、消化道中的微生物是无害的，甚至是有益的，称为正常微生物丛，或正常菌群。但也有少数微生物可引起人类或动植物的疾病，这些具有致病性的微生物称为病原微生物（pathogenic microorganism），或致病性微生物，如引起人类伤寒、痢疾的细菌，引起人类肝炎、艾滋病的病毒等，禽类的禽流感，植物的小麦赤霉病、大豆病毒病等。有些微生物，正常情况下不致病，只在特定条件下致病，这类微生物称为机会致病微生物，或条件致病微生物，如大肠埃希菌在肠道不致病，但离开肠道进入泌尿道或腹腔中就可引起感染。对人和动物均致病的微生物称人畜共患病原微生物，此类微生物所引起的疾病，称人畜共患病。如狂犬病病毒引起的狂犬病为人兽共患病。因此，保持身体健康也意味着维持人体和共生菌之间的微妙平衡，而达到一种互利的关系。

三、医学微生物学及其发展简史

微生物学（microbiology）是生命科学的一门重要学科，主要研究微生物的生物学性状、生命规律及其与宿主以及自然界关系。人们为利用微生物有益的一面，控制其有害的一面，必须不断地进行深入研究。根据应用领域将其分为工业微生物学、农业微生物学、食品微生物学、医学微生物学等。

医学微生物学（medical microbiology）是微生物学的一个分支，是研究病原微生物的生物学性状、致病性与免疫性、诊断与防治的一门医学基础学科。学习医学微生物学的目的在于掌握和运用微生物学的基本知识、基本理论和基本技能，为学习其他基础医学、临床医学及预防医学打下坚实基础，并有助于控制和消灭传染性疾病和与之有关的免疫性疾病，达到保障和提高人类健康水平的目的。医学微生物学是人类在长期对传染性疾病病原性质的认识和疾病防治过程中总结出来的一门科学，其发展经历了经验时期、实验时期和现代时期。

（一）经验时期

远古时代人类已经受到各种传染病的侵害，在长期的抗传染病斗争中人们渴望去认识病因。最早人们以为传染病是神罚；在经受地震、洪水之后的传染病后，认为传染病是空气不洁所造成的；北宋末年提出肺痨病是由小虫引起；公元 16 世纪发现传染病是经接触、媒介、空气三种方式在人与人之间传播的，意大利 Fracastoro 提出了传染生物学说；明隆庆年间（1567—1572 年）发现人痘能预防天花，当时虽无条件真正看到病原微生物，但有些观点是符合今天流行病学规律的。明代李时珍在《本草纲目》中指出，患者的衣服蒸洗过再穿就不会感染该疾病，表明已有消毒的记载。

（二）实验时期

1676 年，荷兰人列文虎克（Leeuwenhoek）用自磨镜片创造了世界上第一台原始显微镜（约放大 266 倍），他从污水、牙垢和粪便等材料中首次观察并描述了各种形态的微生物，证实了微生物在自然界中的客观存在，为微生物学的发展奠定了基础。但微生物与疾病的关系却长期没有得到认识，微生物研究停滞在形态描述上。

1857 年，法国科学家巴斯德（Louis Pasteur）证实酿酒中的发酵与腐败均是由微生物引起的，并创立了巴氏消毒法，沿用至今。巴斯德还证明鸡霍乱、炭疽病和狂犬病为微生物所致，开创了微生物生理学时代。同期德国学者郭霍（Robert Koch）创用固体培养基从环境和患者排泄物中分离出各种细菌纯种，并感染动物重新分离纯培养成功，而且进一步创建了细菌染色法，为发现多种传染病的病原菌提供实验手段。到 1900 年世界各地相继分离出炭疽杆菌、结核分枝杆菌、霍乱弧菌、白喉杆菌、伤寒杆菌、脑膜炎球菌、志贺菌属等传染性病原体。因此，巴斯德与郭霍成为微生物学和病原微生物学的奠基人。

1892 年，俄国学者伊凡诺夫斯基发现了第一种病毒，即烟草花叶病毒。1897 年，德国细菌学家 Loeffler 和 Frosch 发现牛口蹄疫病毒。人类病毒是在 1901 年美国学者 Reed 首先分离出黄热病毒而被发现的。细菌病毒（噬菌体）是在 1915 年和 1917 年分别由英国学者 Twort 和加拿大学者 d'Herelle 各自独立发现。以后相继分离出许多对人类和动物、植物致病的病毒。

1910 年德国化学家 Paul Ehrlich 合成砷凡纳明来治疗梅毒，开创了用化学药物治疗微生物疾病的时代。1929 年英国科学家弗莱明（Alexander Fleming）发现青霉菌产生的青霉素能抑制金黄色葡萄球菌的生长，开创了人类治疗感染性疾病的新纪元。

（三）现代时期

20 世纪中叶以来，随着细胞生物学、分子生物学、分子遗传学、医学免疫学及其他基础学科的发展，以及与医学微生物学相关的计算机技术、生物学技术等出现，极大地推动了医学微生物学的发展。如组织细胞培养、微生物自动化分析、气相与液相色谱、免疫标记、核酸杂交、单克隆抗体等技术的创建与改进，对病原微生物形态结构的研究突破亚显微结构水平，可以在分子水平上探讨基因结构的功能、致病的物质基础；自动化、微机化、微量化的快速诊断方法迅速崛起，使人们对病原微生物的活动规律有了更深入的认识。在此基础上，30 余种新的病原微生物相继被发现。例如，1974 年从莱姆病患者身上分离出伯氏疏螺旋体，1976 年从肺炎患者标本中分离出军团菌，1981 年首先在美国发现人类免疫缺陷病毒（HIV）即艾滋病（AIDS）的病原体，1982 年分离出传染性蛋白因子朊粒，1983 年从慢性胃炎患者活检标本中分离出幽门螺杆菌，1986 年自中国台湾地区分离出肺炎衣原体，1992 年自印度的霍乱流行中分离出非 O1 群霍乱弧菌 O139 菌株。

我国在医学微生物学研究方面取得了巨大成就。如最早发现旱獭为鼠疫耶尔森菌的宿主，首先用鸡胚培养分离出立克次体，中华人民共和国成立后成功分离出沙眼衣原体，20 世纪 70 年代分离出流行性出血热病原体，较早地消灭了天花，有效地控制了鼠疫、白喉、麻疹、脊髓灰质炎、结核、霍乱等传染病。近年来发展更快，在肝炎病毒、流行性出血热病毒的研究上，基因工程疫苗、干扰素、抗生素、维生素、菌体制剂、白细胞介素、胰岛素、生长激素等生物制品的生产应用上已步入世界先进行列。

虽然医学微生物学领域的研究取得了巨大成就，但是人们仍然面临感染性疾病的威胁，因此感染性疾病的病原学研究、致病机制研究、抗感染免疫的分子机制研究、临床快速诊断技术的开发、新型疫苗的研究、抗感染药物研发等任重而道远。

知识链接

"衣原体之父"汤飞凡

汤飞凡（1897—1958）是我国著名微生物学家、病毒学家，是沙眼衣原体的发现人之一。1929 年，汤飞凡从美国哈佛大学学成归国，参与中国医学教育事业建设。在抗日战争期间和抗日战争后，两次重建中国最早的生物制品机构，在极端困难的条件下为生产抗战急需的青霉素、血清等。1949 年，汤飞凡拒绝赴美工作的邀请，投身祖国的医学事业，为鼠疫、天花、麻疹、脊髓灰质炎等疾病制造疫苗。1955 年，汤飞凡在研究沙眼病原体时，严格按照科赫法则的要求进行健康宿主感染试验，冒着失明的风险两次"以身试菌"，首次分离出沙眼衣原体，是世界上第一个发现重要病原体的中国人。

汤飞凡在祖国最需要的时候回国工作，为微生物学的发展和祖国的建设做出了巨大贡献，体现了伟大的爱国精神、极强的时代责任心、历史使命感以及追求真理、勤恳钻研的精神；严格按照科赫法则验证病原体，体现了严谨治学的科学精神；他冒巨大风险以身试菌，体现了无私奉献精神。

（田维珍）

? **复习思考题**

1. 简述微生物的概念。
2. 简述微生物的分类及特点。
3. 简述微生物与人类的关系。

ER-7-3

扫一扫，测一测

第九章　细菌的形态与结构

学习目标

　　掌握细菌基本结构和特殊结构的种类、功能及医学意义;熟悉细菌形态、结构检查方法;了解细菌L型的概念、革兰氏染色的原理。

　　细菌(bacterium)是原核生物界的一种单细胞微生物,广义的细菌泛指各种原核细胞型微生物。

第一节　细菌的大小与形态

一、细菌的大小

　　细菌个体微小,测量单位一般用微米(μm);观察细菌形态、大小最常用光学显微镜,放大1 000倍左右才能看清。不同种类的细菌大小不一,多数球菌直径约为1μm,中等大小杆菌长2~3μm、宽0.3~0.5μm。

二、细菌的形态

　　细菌按其外形,主要分球菌、杆菌和螺形菌三大类(图9-1)。

　　1.球菌　单个菌体呈球形或近似球形,依其分裂平面和分裂后排列的方式不同,可分为以下几种类型。①双球菌:沿一个平面分裂,分裂后的菌体成对排列,如脑膜炎奈瑟菌。②链球菌:沿一个平面分裂,分裂后多个菌体排列成链状,如乙型溶血性链球菌。③葡萄球菌:沿多个不规则的平面分裂,分裂后菌体堆积成葡萄状,如金黄色葡萄球菌。另外,还有四联球菌、八叠球菌等。

　　2.杆菌　菌体呈杆状或近似杆状,不同种类杆菌的长短、粗细及形态很不一致,大多呈直杆状,有的菌体稍弯,有的两端钝圆或平齐,有的末端膨大呈棒状。大多数杆菌为分散排列,有的呈链状排列,如炭疽芽孢杆菌;有的呈分枝状排列,称为分枝杆菌,如结核分枝杆菌。

　　3.螺形菌　菌体呈弯曲状,可分为以下几种类型。①弧菌:菌体长2~3μm,只有一个

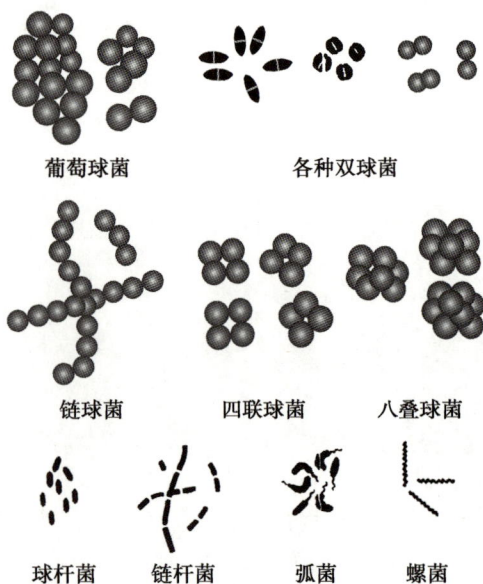

葡萄球菌　　　各种双球菌

链球菌　　　四联球菌　　　八叠球菌

球杆菌　　链杆菌　　弧菌　　螺菌

图9-1　细菌的基本形态

弯曲，呈弧状或逗点状，如霍乱弧菌。②螺菌：菌体有数个弯曲，但菌体较硬，如鼠咬热螺菌。③螺杆菌及弯曲菌：菌体细长弯曲柔软，可见弯曲呈 S 形或海鸥状，如幽门螺杆菌、空肠弯曲菌等。

细菌形态可受各种理化因素的影响，一般说来，在生长条件适宜时培养 8～18 小时的细菌形态较为典型；细菌衰老时或有不利于细菌生长的物质（如药物、抗生素、抗体、过酸、过高的盐分等）时，细菌常常出现不规则的形态，表现为多形性，呈梨形、气球状或丝状等，称为衰退型，不易识别。

第二节 细菌的结构

细菌具有典型原核细胞结构。其基本结构有：细胞壁、细胞膜、细胞质和核质。某些细菌还有特殊结构：荚膜、鞭毛、菌毛和芽孢（图 9-2）。

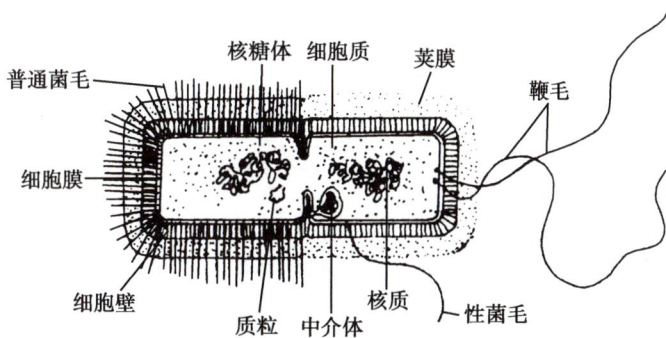

图 9-2 细菌细胞结构模式图

一、基 本 结 构

（一）细胞壁

细胞壁位于细菌细胞的最外层，厚 5～80nm，紧贴在细胞膜外，坚韧而有弹性。细胞壁的主要功能有：①维持细菌的形态，保护细胞膜抵抗胞质的高渗透压（5～25 个大气压）；②物质交换，细胞壁上有许多微细小孔，对于分子量小于 10kD 且直径小于 1nm 的可溶性分子可自由穿过，与细胞膜共同完成菌体内外的物质交换；③决定其抗原性，细菌细胞壁上带有多种抗原决定簇。

用革兰氏染色法可将细菌分为革兰氏阳性（G⁺）菌和革兰氏阴性（G⁻）菌两大类，这两大类细菌细胞壁的结构与化学组成有很大差异，肽聚糖为其共同成分，但其含量、结构、组成有所不同（图 9-3）。

1. 肽聚糖 又称为黏肽，或胞壁质，是革兰氏阳性菌和革兰氏阴性菌细胞壁的共有成分，由 N- 乙酰葡糖胺（G）和 N- 乙酰胞壁酸（M）通过 β-1,4 糖苷键联结成的多糖长链。N- 乙酰胞壁酸分子上连有四肽侧链，其组成及连接方式随菌种而异：G⁺ 菌在四肽侧链之间由五肽交联桥联系，G⁻ 菌则由四肽侧链之间直接连接（图 9-4）。如葡萄球菌（G⁺ 菌）的四肽侧链的氨基酸依次为：L- 丙氨酸、D- 谷氨酸、L- 赖氨酸、D- 丙氨酸；五肽交联桥是一条含有 5 个甘氨酸的肽链，交联时一端与四肽侧链的第 3 位赖氨酸连接，另一端与相邻四肽侧链的第 4 位 D- 丙氨酸连接，可形成三维立体网状结构；G⁺ 菌肽聚糖层可多达 50 层，青霉素可抑制肽链交联使之不能合成完整细胞壁；溶菌酶切断 β-1,4 糖苷键，破坏聚糖骨架，引起细菌裂解。大肠埃希菌（G⁻ 菌）的四肽侧链中

细菌的细胞壁

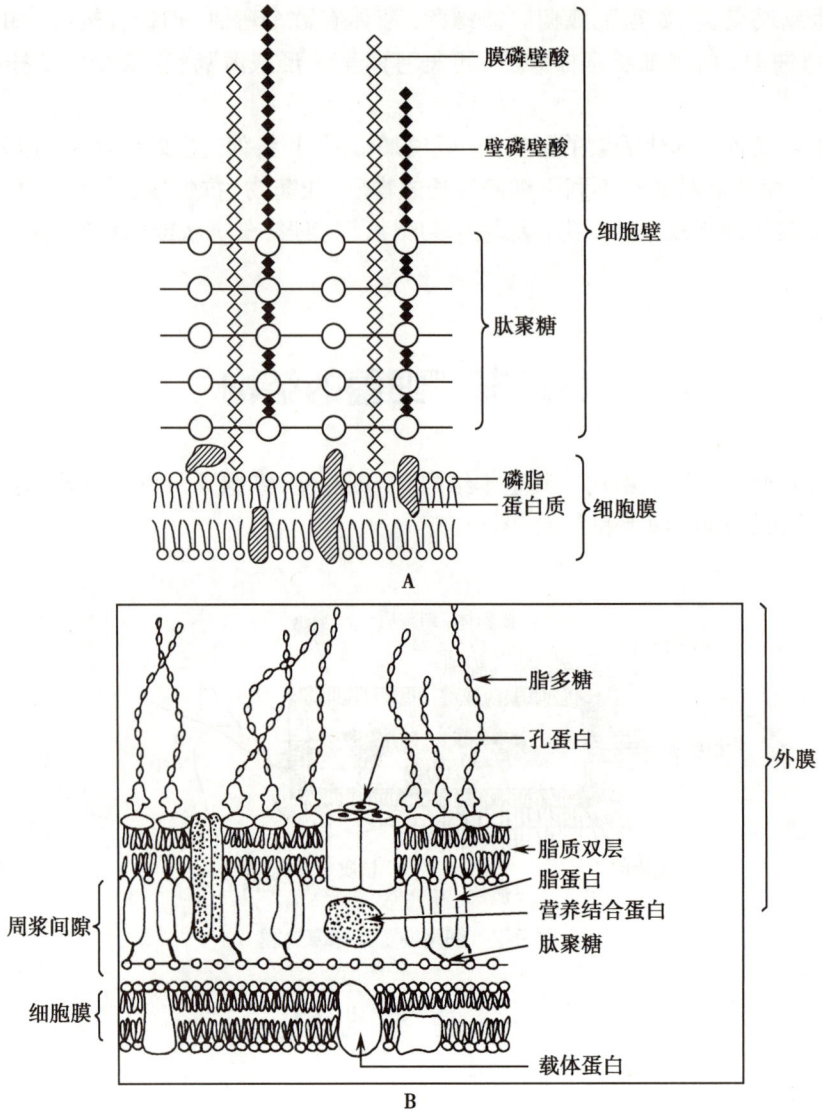

图 9-3　细胞壁结构模式图
A. 革兰氏阳性菌；B. 革兰氏阴性菌

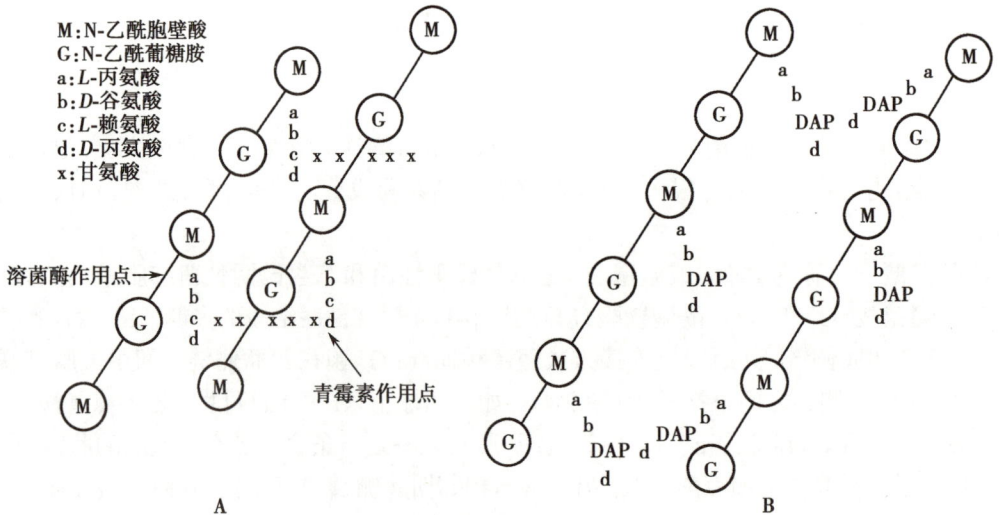

图 9-4　细胞壁肽聚糖结构模式图
A. 葡萄球菌；B. 大肠埃希菌

第 3 位的氨基酸为二氨基庚二酸（DAP），直接与相邻四肽侧链中末端 *D*- 丙氨酸相连，形成二维平面网络结构，且交联率低，不超过 25%；G⁻ 菌细胞壁肽聚糖含量少，仅 1～2 层。

2. 磷壁酸　是革兰氏阳性菌细胞壁特殊组分，主体为由核糖醇或甘油残基经磷酸二酯键互相连接而成的多聚物，按末端连接部位不同，可分为壁磷壁酸和膜磷壁酸。其主要功能为：① G⁺ 菌的重要表面抗原，磷壁酸抗原性很强，与血清型分类有关；②维持菌体离子平衡到调节离子通过黏肽层的作用；③介导黏附作用介导细菌（如 A 群链球菌）与宿主多种细胞的黏附，与致病性有关。

3. 外膜　是革兰氏阴性菌细胞壁特殊组分，由脂蛋白、脂质双层和脂多糖三部分组成。①脂蛋白以蛋白质部分共价连接于肽聚糖的四肽侧链上，以脂质部分非共价连接于脂质双层，其功能是稳定脂质双层并将其固定于肽聚糖层。②脂质双层是革兰氏阴性菌细胞壁的主要结构，除了转运营养物质外，还有屏障作用，能阻止多种大分子物质穿过，可抵抗一些化学药物的作用，因此革兰氏阴性菌对溶菌酶、青霉素等抗菌物质比革兰氏阳性菌具有更强的抵抗力。③脂多糖（LPS）由脂质 A、核心多糖、特异多糖三个部分组成：脂质 A（一种糖磷脂）借疏水键与脂质双层相连；核心多糖与脂质 A 共价连接位于其外，其具有属特异性（同一属细菌的核心多糖相同）；特异多糖在脂多糖的最外层，是由几个至几十个低聚糖（3～5 个单糖）重复单位构成的多糖链，具有种特异性（菌体抗原），可用于鉴别不同种的革兰氏阴性菌。LPS 具有毒性作用，可引起机体的发热反应，故亦称内毒素或热原质。

G⁺ 和 G⁻ 菌细胞壁结构显著不同（表 9-1），导致这两类细菌在染色性、抗原性、致病性及对药物的敏感性等方面有很大差异。

表 9-1　革兰氏阳性菌与革兰氏阴性菌细胞壁结构比较

细胞壁	革兰氏阳性菌	革兰氏阴性菌
强度	较坚韧	较疏松
厚度	20～80nm	10～15nm
肽聚糖层数	可达 50 层	1～2 层
肽聚糖含量	占细胞干重的 50%～80%	占细胞干重的 20%～50%
糖类含量	约 45%	15%～20%
脂类含量	1%～4%	11%～22%
磷壁酸	+	－
外膜	－	+

4. 细菌 L 型　即细菌细胞壁缺陷型。由于缺失细胞壁，细菌 L 型的形态呈多形性，大多数染成革兰氏阴性。细菌 L 型可在高渗、低琼脂含血清的培养基中缓慢生长，一般培养 2～7 天后形成中间较厚、四周较薄的"油煎蛋"样细小菌落；此外，L 型细菌菌落尚有颗粒型和丝状型两种类型。L 型细菌在液体培养基中生长后呈较疏松的絮状颗粒，沉于管底，培养液则保持澄清。L 型细菌在临床上常引起尿路感染、骨髓炎、心内膜炎等疾病，常在作用于细菌细胞壁的抗菌药物（如青霉素、头孢菌素等）的治疗过程中出现。细菌变为 L 型，致病性有所减弱；但在一定条件下 L 型又可恢复为原菌，引起病情加重。临床遇有症状明显而标本常规细菌培养阴性者，应考虑 L 型细菌感染的可能性。

细菌生物被膜

　　细菌生物被膜（bacterial biofilm），是细菌附着在有生命或无生命的材料表面后，由细菌及其所分泌的胞外多聚物（主要是胞外多糖基质、纤维蛋白质、脂蛋白等）共同组成的呈膜状的细菌群体。生物被膜是细菌的一种具有保护性的生长模式，是细胞间相互协调作用的复杂的多细胞群体，具有结构和代谢复杂性。形成生物被膜的黏附细菌群也可以释放出生长迅速的浮游细菌，是潜在的"菌巢"。临床上细菌生物被膜可形成于各种植入医疗器械表面或体内黏膜上，具有极强的耐药性及免疫逃避性，是造成医源性感染的主要原因之一。

（二）细胞膜

　　细胞膜是位于细胞壁内侧，包绕在细胞质外的薄而具有弹性的半渗透性脂质双层生物膜，厚度 5~10nm，主要由磷脂及蛋白质构成，占细菌干重的 10%~30%。细菌细胞膜的结构、功能与真核细胞膜类似，其区别在于细菌细胞膜不含胆固醇。

　　1. 中介体　为细胞膜向胞质内凹陷折叠形成的囊状或管状结构，多见于革兰氏阳性菌。一个菌体内可有一个或几个中介体。中介体扩大了细菌细胞膜的表面积，相应地增加呼吸酶的含量，可为细菌提供大量能量，故有拟线粒体之称；中介体还与细菌的分裂、DNA 复制、胞壁合成及芽孢形成有关。

　　2. 细胞膜的功能　①物质转运：细菌细胞膜可以选择性控制细胞内外营养物及代谢产物的运输。②呼吸作用：需氧菌借助膜上与呼吸有关的酶直接参与细菌的产能代谢，可进行转运电子及氧化磷酸化作用，参与细胞的呼吸过程，与能量的产生、储存和利用有关。③生物合成作用：细胞膜是合成细菌细胞壁及壁外各种附属结构的场所。此外，细胞膜上还有一些与 DNA 复制相关的蛋白质。

（三）细胞质

　　是细胞膜内的胶状物质，由水、蛋白质、脂类、核酸及少量糖和无机盐组成，其中还含有许多重要的超微结构。

　　1. 核糖体　又称核糖核蛋白体，是细菌蛋白质合成的场所，其化学成分为 RNA 和蛋白质。有些抗生素，如链霉素或红霉素能分别与细菌核糖体小亚基和大亚基结合，干扰细菌蛋白质的合成，抑制细菌的生长繁殖。

　　2. 质粒　是细菌染色体以外的微小遗传物质，存在于细胞质中，为闭环双链 DNA，带有遗传信息，能控制细菌某些特定遗传性状，并能在细胞质中自我复制，传给子代，也可通过接合或其他方式传递给其他无质粒细菌。医学上重要的质粒有 R 质粒（抗药质粒）、Vi 质粒（毒性质粒）等。

　　3. 胞质颗粒　细菌细胞质中含有许多颗粒，大多为贮存的营养物质，包括多糖、脂类和多偏磷酸盐等。较为常见的有白喉棒状杆菌的异染颗粒（主要成分是 RNA 和多偏磷酸盐）位于菌体两端，有助于白喉棒状杆菌鉴定。

（四）核质

　　是细菌的遗传物质。细菌属原核生物，无核膜和核仁，也无定形的核，故称核质或拟核。因其功能与真核细胞的染色体相似，亦称之为细菌的染色体。

二、特 殊 结 构

（一）荚膜

　　细菌细胞壁外围绕一层较厚的黏液性物质，其厚度在 0.2μm 以上，普通显微镜下可见与四周有明显界限，称为荚膜（图 9-5）。其厚度在 0.2μm 以下者，光学显微镜下不可见，必须以电镜或

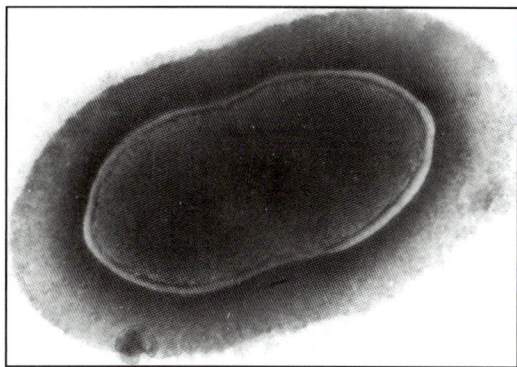

图9-5 肺炎链球菌荚膜（透射电镜 ×42 000）

免疫学方法证实其存在，称为微荚膜，如乙型溶血性链球菌的 M 蛋白、伤寒杆菌的 Vi 抗原及大肠杆菌的 K 抗原等。黏液疏松附着菌体表面，边界不明显且易洗脱者称黏液层。

1. 荚膜的化学成分 大多数细菌（如肺炎球菌、脑膜炎球菌等）的荚膜由多糖组成，少数细菌的荚膜为多肽（如炭疽杆菌荚膜为 D- 谷氨酸的多肽），链球菌荚膜为透明质酸。荚膜成分随菌种甚至菌株而异，据此可对细菌进行分型。

2. 荚膜形成条件 细菌一般在机体内和营养丰富的培养基中才能形成荚膜。有荚膜的细菌在固体培养基上形成光滑（S）型或黏液（M）型菌落，失去荚膜后菌落变为粗糙（R）型。荚膜并非细菌生存所必需，如荚膜丢失，细菌仍可存活。荚膜用普通碱性染料染色仅可见菌体周围未着色透明圈，墨汁负染显示较为清楚，特殊染色法可使荚膜与菌体呈现不同颜色。

3. 荚膜的功能 可保护细菌抵抗吞噬细胞的吞噬和消化作用；还能使细菌免受各种抗菌因素（如抗生素、抗体、补体和溶菌酶等）对细胞壁的侵袭，使病菌侵入人体后不被杀灭，大量繁殖而引起病理损害。此外，荚膜还有黏附、抗干燥、防止噬菌体吸附细菌等功能。失去荚膜的细菌致病力往往减弱或消失。荚膜具有抗原性，可用于鉴别细菌以及作为分型的依据。

（二）鞭毛

许多细菌，包括所有的弧菌和螺菌，约半数的杆菌和个别球菌，在菌体上附有细长并呈波状弯曲的丝状物，少者仅 1～2 根，多者达数百根。这些丝状物称为鞭毛，是细菌的运动器官。鞭毛长 5～20μm，直径 12～30nm，需用电子显微镜观察，或经特殊染色法使鞭毛增粗后才能在普通光学显微镜下看到。根据鞭毛的数量和部位，可将鞭毛菌分成四类（图9-6）。①单毛菌：只有一根鞭毛，位于菌体一端，如霍乱弧菌。②双毛菌：菌体两端各有一根鞭毛，如空肠弯曲菌。③丛毛菌：菌体一端或两端有一束鞭毛，如铜绿假单胞菌。④周毛菌：菌体周身遍布许多鞭毛，如伤寒沙门菌。

1. 鞭毛的结构 鞭毛自细胞膜长出，游离于菌细胞外，由基础小体、钩状体和丝状体三个部分组成。鞭毛是从尖端生长，在菌体内形成的鞭毛蛋白分子不断地添加到鞭毛的末端。若用机械方法去除鞭毛，新的鞭毛很快合成，3～6 分钟内恢复动力。各菌种的鞭毛蛋白结构不同，具有很强的抗原性，称为鞭毛（H）抗原。

2. 鞭毛的功能 ①为细菌的运动器官：具有鞭毛的细菌在液体环境中能主动、自由游动，速度迅速，逃离有害物质。②与致病性有关：例如霍乱弧菌、空肠弯曲菌等通过活泼的鞭毛运动穿透小肠黏膜表面覆盖的黏液层，使菌体黏附于肠黏膜上皮细胞，产生毒性物质导致病变发生。③细菌鉴定和分型：根据细菌能否运动（有无动力），鞭毛的数量、部位和特异的抗原性，可用于鉴定细菌和进行细菌分类。

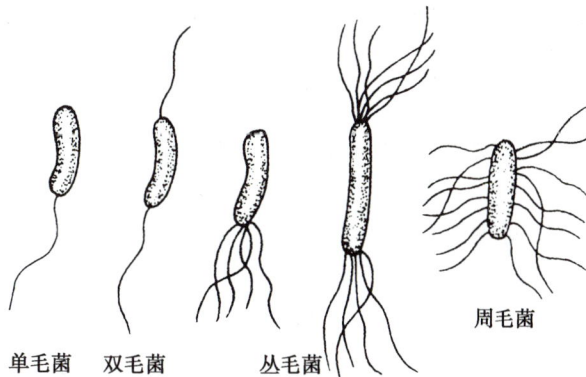

单毛菌　双毛菌　　丛毛菌　　周毛菌

图9-6 细菌的鞭毛类型

（三）菌毛

许多 G⁻ 菌和少数 G⁺ 菌菌体表面存在着一种直的、比鞭毛更细、更短的丝状物，称为菌毛。

菌毛由结构蛋白亚单位菌毛蛋白组成，螺旋状排列成圆柱体，新形成的菌毛蛋白分子插入菌毛的基底部。菌毛蛋白具有抗原性，其编码基因位于细菌的染色体或质粒上。菌毛在普通光学显微镜下看不到，必须用电子显微镜观察。

根据功能不同，菌毛可分为普通菌毛和性菌毛两类。

1. 普通菌毛　长 0.2～2μm，直径 3～8nm。遍布菌细胞表面，每菌可达数百根。这类菌毛是细菌的黏附结构，能与宿主细胞表面的特异性受体结合，是细菌感染的第一步。因此，菌毛与细菌的致病性密切相关。菌毛的受体常为糖蛋白或糖脂，与菌毛结合的特异性决定了宿主的易感部位。

2. 性菌毛　仅见于少数 G^- 菌。数量少，一个菌只有 1～4 根。比普通菌毛长而粗，中空呈管状。性菌毛由一种称为致育因子的质粒编码，故性菌毛又称 F 菌毛。带有性菌毛的细菌称为 F^+ 菌，无性菌毛者称为 F^- 菌。当 F^+ 菌与 F^- 菌相遇时，F^+ 菌的性菌毛与 F^- 菌相应的性菌毛受体（如外膜蛋白 A）结合，F^+ 菌体内的质粒或染色体 DNA 可通过中空的性菌毛进入 F^- 菌体内，这个过程称为接合。细菌的致育性（编码性菌毛的能力）、毒力和耐药性等性状可通过此方式传递。此外，性菌毛也是某些噬菌体吸附于菌细胞的受体。

（四）芽孢

某些细菌在一定的环境条件下，胞质脱水浓缩，在菌体内部形成一个圆形或卵圆形小体，是细菌的休眠形式，称为芽孢。产生芽孢的细菌都是 G^+ 菌，芽孢杆菌属（炭疽芽孢杆菌等）和梭菌属（破伤风梭菌等）是主要形成芽孢的细菌。

1. 芽孢的形成与发芽　细菌芽孢的形成受遗传因素的控制和环境因素的影响。芽孢一般只是在动物体外对细菌不良的环境条件下形成，其形成条件因菌种而异。如炭疽芽孢杆菌在有氧下形成，而破伤风梭菌则相反。营养缺乏尤其是 C、N、P 元素不足时，细菌生长繁殖减速，可启动芽孢形成的基因。

成熟的芽孢具有多层膜结构，由内向外依次是核心、内膜、芽孢壁、皮质、外膜、芽孢壳和芽孢外衣。芽孢带有完整的核质、酶系统和合成菌体组分的结构，能保存细菌的全部生命必需物质。一个细菌只形成一个芽孢，一个芽孢发芽也只生成一个菌体，细菌数量并未增加，故芽孢不是细菌的繁殖方式。与芽孢相比，未形成芽孢而具有繁殖能力的菌体称为繁殖体。芽孢壁厚，折光性强，不易着色。染色时需经媒染、加热等处理。芽孢的大小、形状、位置等随菌种而异，有重要的鉴别价值（图9-7）。

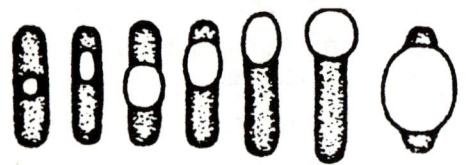

图 9-7　细菌芽孢的形态与位置

2. 芽孢的功能　①抵抗力强：细菌的芽孢对热力、干燥、辐射和化学消毒剂等理化因素均有强大的抵抗力。有的细菌芽孢可耐 100℃ 沸水数小时。②杀死细菌的芽孢是作为判断灭菌效果的指标：被芽孢污染的用具、敷料、手术器械等，以芽孢是否被杀死作为判断灭菌效果的指标。

第三节　细菌形态学检查法

一、不染色标本检查法

将未经染色的标本直接放在显微镜下检查，可观察细菌的动力等生活状态。常用压滴法或悬滴法，用暗视野显微镜或相差显微镜观察。

二、染色标本检查法

细菌菌体微小、半透明，经染色后才能观察清楚。最常用的染色剂是盐类，其中碱性染色剂由有色的阳离子和无色的阴离子组成，酸性染色剂由有色的阴离子和无色的阳离子组成。细菌细胞富含核酸，可与带正电荷的碱性染色剂结合，酸性染色剂不能使细菌着色，但可使背景着色形成反差，称为负染。

染色法分为单染法和复染法。单染法是用一种染料染色，把所有细菌染成一种颜色。复染法是用两种以上的染料染色，可以对细菌进行分类，又称为鉴别染色法。最常用最重要的分类鉴别染色法是革兰氏染色法（Gram staining）。该法由丹麦细菌学家革兰于 1884 年创建。此染色法是标本固定后，先用碱性的结晶紫染料初染，再加碘液媒染，使之生成结晶紫 - 碘复合物。此时不同细菌均被染成深紫色，然后用 95% 乙醇脱色，最后用稀释复红或沙黄复染。此法可将细菌分为两大类：不被乙醇脱色仍保留紫色者为革兰氏阳性菌；被乙醇脱色后，复染成红色者为革兰氏阴性菌。革兰氏染色法在鉴别细菌、选择抗菌药物、研究细菌致病性等方面都有极其重要的意义。复染色法中尚有抗酸染色等方法。根据细菌结构及组成不同，对染料亲和力也各不相同，采用特殊的染色方法可分辨不同的菌体结构，如荚膜染色法、鞭毛染色法、芽孢染色法、核染色法、异染颗粒染色法等。

（张丹丹）

? **复习思考题**

1. 比较革兰氏阳性菌与革兰氏阴性菌细胞壁的结构不同及意义。
2. 简述革兰氏阳性菌肽聚糖的结构及青霉素抗菌机制。
3. 简述革兰氏染色的判定结果及医学意义。

ER-9-4

扫一扫，测一测

第十章 细菌的生长繁殖与代谢

PPT 课件

知识导览

学习目标

掌握细菌生长繁殖的方式、速度和规律；细菌代谢产物及意义。熟悉细菌生长繁殖的条件；细菌的人工培养法和意义。了解细菌的化学组成和物理性状；细菌的分类和命名原则。

第一节 细菌的生长繁殖

一、细菌营养类型

（一）细菌的化学组成

细菌与其他生物细胞相似，主要含有水、无机盐、蛋白质、糖类、脂质和核酸等。水约占菌体重量的 80%，其他成分仅占 20%。除上述物质外，细菌还含有一些特殊成分，如肽聚糖、磷壁酸、二氨基庚二酸和吡啶二羧酸等。细菌的组成成分中除核酸相对稳定外，其他化学成分的含量常因菌种、菌龄的不同以及环境条件的改变而有所差别。

（二）细菌的物理性状

1. 带电现象 细菌的蛋白质和其他生物细胞的蛋白质相似，具有两性游离的性质。革兰氏阳性菌等电点低，pH 值为 2～3。革兰氏阴性菌的等电点稍高，pH 值为 4～5。在中性或弱碱性环境中，其 pH 值高于细菌的等电点，细菌均带负电荷，并且革兰氏阳性菌所带负电荷多于革兰氏阴性菌。细菌的带电现象与细菌的染色反应、凝集反应、抑菌和杀菌作用有密切关系。

2. 表面积 细菌体积虽小，但单位体积的表面积远比其他生物细胞要大，这样有利于菌体内外物质的交换，故细菌生长繁殖迅速。

3. 光学性质 细菌细胞为半透明体，当光线照射在菌体上，一部分被吸收，另一部分被折射，故细菌悬液呈混浊状态。菌数越多，浊度越大，故可用比浊法估测液体中细菌的数量。

4. 半透性与渗透压 细菌的细胞壁和细胞膜都具有半透膜性质，可允许水分子通过，而对其他物质则有选择性透过作用，细菌吸取营养和排出代谢产物，均有赖于这种透过作用。由于半透性的存在，使得细菌细胞内营养物质和无机盐浓度大大高于细胞外，因此，在细胞内形成较高的渗透压。因细菌具有坚韧的细胞壁，能耐受菌体内的高渗透压，并能保护细菌在低渗透压环境中不致崩裂。

（三）细菌的营养物质

细菌的营养物质主要有水、碳源、氮源、无机盐和生长因子五类。

1. 水 水是细菌菌体重要组成，其生理功能是：①作为细胞的组成成分，如结合水；②为细胞代谢提供液体介质，如营养物质的运输、分解及代谢废物的排泄；③有效降低细胞内的温度，为细胞内各种氧化还原反应提供适宜的温度，使酶的活性得到正常发挥。

2. 碳源　各种含碳的无机或有机物,如 CO_2、碳酸盐、糖、脂肪等都能被细菌吸收和利用,合成菌体组分和作为获得能量的主要来源。病原菌主要从糖类获得碳。

3. 氮源　用于合成菌体的结构蛋白、功能蛋白与核酸等。致病菌主要从氨基酸、蛋白胨等有机氮化物中获得氮。

4. 无机盐　细菌所需要的无机盐主要是钾、钠、钙、镁、硫、铁、氯等。各类无机盐的作用如下:①构成菌体的成分;②作为酶的组成部分,维持酶的活性;③参与能量的储存和转化;④调节菌体内外的渗透压;⑤某些元素与细菌致病作用有关。

5. 生长因子　生长因子是指某些细菌在生长过程中所必需,而自身不能合成的一类物质,通常为有机化合物,包括维生素、嘌呤、某些氨基酸、嘧啶等。前两类主要是构成辅酶和核酸,少数氨基酸的供给是因为某些细菌缺乏合成该氨基酸的酶。少数细菌还需特殊的生长因子,如流感嗜血杆菌需要V、X两种因子。

（四）细菌营养类型

根据细菌生长所需要的碳源物质的性质,可将微生物分成自养型与异养型两大类,病原菌都是异养型。又可以根据细菌生长所需能量来源的不同进行分类,可分成化能营养型与光能营养型。还可根据其生长时能量代谢过程中供氢体性质的不同来分类,将微生物分成有机营养型和无机营养型。

综合起来,可将微生物营养类型划分为四种基本类型,即化能有机营养型、化能无机营养型、光能无机营养型、光能有机营养型等。

二、细菌生长繁殖的条件、方式和速度

（一）细菌生长繁殖的基本条件

1. 充足的营养物质　细菌在机体内生长繁殖,或在体外人工培养,必须有充足的营养物质才能为其新陈代谢及生长繁殖提供必需的原料和足够的能量。

2. 适宜的温度　病原菌的最适生长温度37℃,与人的体温一致,称为嗜温菌。个别细菌如鼠疫耶尔森菌在28～30℃的条件下生长最好。

3. 适宜的酸碱度　多数病原菌最适 pH 值范围为中性或弱碱性(pH 值 7.2～7.6)。人类血液、组织液 pH 值为 7.40,细菌极易生存。胃液偏酸,绝大多数细菌可被杀死。个别细菌在碱性条件下生长良好,如霍乱弧菌在 pH 值 8.4～9.2 时生长最好;也有的细菌最适偏酸的环境,如结核分枝杆菌在 pH 值 6.5～6.8 时最为适宜。

4. 必要的气体环境　病原菌生长繁殖时需要的气体主要是 O_2 和 CO_2。

根据细菌生长与氧气的关系将其分为四种类型:

(1)专性需氧菌:具有完善的呼吸酶系统,需要分子氧作为受氢体以完成需氧呼吸,仅能在有氧环境下生长,如结核分枝杆菌、霍乱弧菌。

(2)微需氧菌:在低氧压(5%～6%)生长最好,氧浓度大于 10% 对其有抑制作用,如空肠弯曲菌、幽门螺杆菌。

(3)兼性厌氧菌:兼有需氧呼吸和无氧发酵两种功能,所以在有氧或无氧环境中都能生长。大多数病原菌属于此类菌。

(4)专性厌氧菌:缺乏完善的呼吸酶系统,氧对其生长有毒害作用,只能在无氧环境下生长。如破伤风梭菌、脆弱类杆菌。

有些细菌(如脑膜炎奈瑟菌、淋病奈瑟菌、牛布鲁菌等)在初次分离培养时,需提供较高浓度的 CO_2(5%～10%),否则生长很差,甚至不能生长。

（二）细菌生长繁殖的方式与速度

细菌生长繁殖的方式为无性二分裂法。

细菌分裂一代所需时间随细菌种类不同而异。在适宜的人工培养条件下，多数细菌繁殖速度极快，每20～30分钟分裂一次（称为一代），经过18～24小时，就能在培养基上形成肉眼可见的菌落。也有少数细菌生长速度缓慢，如结核分枝杆菌需18～20小时才分裂一次。

课堂互动

大肠埃希菌在合适的生长条件下，12.5～20分钟便可繁殖一代，每昼夜可繁殖72代，由1个细菌变成4 722 366 500万亿个（重约4 722吨）；经48小时后，则可产生2.2×10^{43}个后代，如此多的细菌的重量约等于4 000个地球之重。可事实上，并不是这样。那么，细菌是怎样生长繁殖的？有什么规律吗？

（三）细菌生长繁殖的规律

将一定数量的细菌接种于适宜的液体培养基中，连续定时取样检查活菌数，可发现其生长繁殖过程的规律性。以培养时间为横坐标，培养物中活菌数的对数为纵坐标，可绘制出一条细菌生长曲线（图10-1）。根据这条生长曲线，细菌的群体生长繁殖可分为四期。

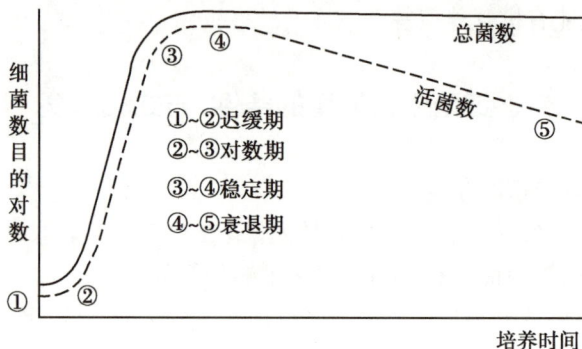

①～②迟缓期
②～③对数期
③～④稳定期
④～⑤衰退期

图10-1 细菌的生长曲线

1. 迟缓期 为最初培养的1～4小时，是细菌进入新环境后的短暂适应期。该期菌体增大，代谢活跃，积累了足够的酶、辅酶和中间代谢产物，但分裂迟缓，菌数增长不明显。

2. 对数期 细菌在该期活菌数以恒定的几何级数迅速增长，一般可持续8～18小时。此期细菌大小、形态、染色性、生理活性等都较典型，对外界环境因素（如抗生素）的作用比较敏感，研究细菌的生物学性状一般选用此期。

3. 稳定期 此期细菌增殖数与死亡数渐趋平衡。细菌形态、染色、生物活性可出现改变，可产生相应的代谢产物如外毒素、内毒素、抗生素，以及形成芽孢等。稳定期在接种后的10～18小时。

4. 衰退期 细菌的繁殖速度从减慢到停止，死亡菌数超过活菌数。该期细菌形态发生显著变化，出现菌体变形、肿胀或自溶，难以辨认，染色性也可发生改变。

第二节 细菌的人工培养

根据细菌的生理需要和繁殖规律，可用人工方法为细菌提供营养物质和适宜的环境条件，使细菌在短时间内大量繁殖，称为细菌的人工培养。

一、培养基及分类

培养基是人工配制的适合细菌生长繁殖的营养基质。培养基按物理性状,可分为液体、半固体及固体培养基三种。

按用途可分为以下几类:

1. 基础培养基 基础培养基含有细菌生长繁殖所需的基本营养物质,可供大多数细菌生长。

2. 营养培养基 在基础培养基内加入某些特殊的营养物质,以满足营养要求较高的细菌生长。特殊的营养物质有血液、血清、酵母浸膏等。

3. 鉴别培养基 用于培养和区分不同细菌种类的培养基称为鉴别培养基。如在培养基中加入某种糖类及指示剂,可鉴别细菌分解糖的能力。

4. 选择培养基 用于在混杂的标本中分离出目的菌株的培养基。在培养基中加入某种化学物质,使之抑制某些细菌生长,而有利于另一些细菌生长,从而将后者从混杂的标本中分离出来。

5. 厌氧培养基 专供厌氧菌分离、培养和鉴别用的培养基,称为厌氧培养基。

二、细菌在培养基中的生长现象

细菌在培养基中的生长现象,因细菌种类和培养基性质不同而异,故依据细菌的某些特征有助于鉴定细菌(图10-2)。

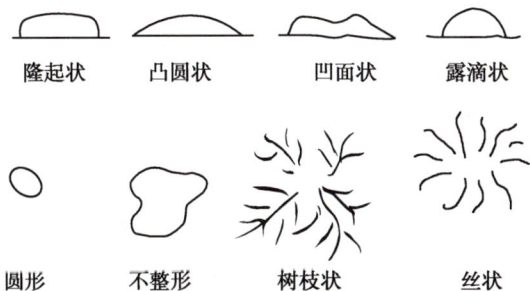

图 10-2 细菌的菌落形态示意图

1. 细菌在液体培养基中的生长现象 将细菌接种在液体培养基中,经 37℃ 培养 18~24 小时,在液体中可出现:①均匀浑浊生长:多数细菌呈此现象,例如葡萄球菌;②菌膜生长:观察时勿摇动,以防菌膜下沉管底而误认为是沉淀生长,例如枯草杆菌;③沉淀生长:细菌沉积于管底,底层以上液体透明,例如链球菌。

2. 细菌在半固体培养基中的生长现象 用穿刺接种法将细菌接种在半固体培养基中,因其琼脂含量少,硬度低,有鞭毛的细菌能运动,可由穿刺线向四周扩散呈放射状或云雾状生长;无鞭毛的细菌则沿着穿刺线生长。半固体培养基主要用于检查细菌的动力。

3. 细菌在固体培养基上的生长现象 细菌划线接种在固体培养基表面,经37℃ 18~24 小时培养由单个细菌繁殖而成的肉眼可见的细菌集团称为菌落。多个菌落融合成片称为菌苔。在一般情况下,一个菌落是由一个细菌繁殖的后代堆积而成,是同种的纯菌,故常用于纯化菌种。不同细菌形成的菌落,其大小、形状、色泽、边缘、透明度、湿润度及在血平板上的溶血情况等都有不同,可以依据菌落特征对细菌进行初步分类、鉴定。

三、人工培养细菌的意义

细菌培养对疾病的诊断、预防、治疗和科学研究等多方面都具有重要的作用。

1. 感染性疾病的病原学诊断 取患者标本,进行细菌分离培养、鉴定和药物敏感试验,是诊断感染性疾病最可靠的依据,同时也可指导临床治疗用药。

2. 细菌学研究 研究细菌的生理、遗传变异、致病性、免疫性和耐药性等,均需人工培养细菌。人工培养细菌还是人类发现尚不知道的新致病菌的先决条件之一。

3. 生物制品的制备 将分离培养出来的纯种细菌,制成诊断菌液,供传染病诊断使用。制备疫苗、类毒素以供预防传染病使用。将制备的疫苗或类毒素注入动物体内,获取免疫血清或抗毒素,用于传染病治疗。上述制备的制剂统称生物制品,在医学上有广泛用途。

第三节 细菌的新陈代谢产物

一、细菌的分解代谢产物及生化反应

由于不同细菌细胞内的酶系统不完全相同,对同一营养物质的代谢途径和代谢产物也不相同。利用生物化学方法检测细菌代谢产物的试验,称为细菌的生化反应。医学上通常利用生化反应试验对细菌进行鉴定。

下面简要介绍几种临床常用于鉴别细菌的生化反应试验。

1. 糖发酵试验 不同细菌分解糖类的能力和代谢产物不同。例如,大肠埃希菌能分解葡萄糖和乳糖产酸产气;伤寒沙门菌只能分解葡萄糖产酸不产气,而不分解乳糖。

2. 吲哚试验 大肠埃希菌、变形杆菌、霍乱弧菌等含有色氨酸酶,能分解色氨酸产生吲哚(又称靛基质),加入试剂对二甲基氨基苯甲醛后,生成玫瑰吲哚呈红色,为吲哚试验阳性。伤寒沙门菌则无色氨酸酶,吲哚试验阴性。

3. 硫化氢试验 乙型副伤寒沙门菌、变形杆菌等能分解胱氨酸产生硫化氢,硫化氢与培养基中的醋酸铅或硫酸亚铁形成黑色的硫化铅或硫化铁沉淀,为硫化氢试验阳性。志贺菌属则硫化氢试验阴性。

4. 甲基红试验 大肠埃希菌与产气肠杆菌都能分解葡萄糖产生丙酮酸。但在产气肠杆菌培养液中,2个分子丙酮酸转变为1个分子中性的乙酰甲基甲醇;而大肠埃希菌培养液中仍以2个分子丙酮酸形式存在,酸性较强,在pH值≤4.5时,当加入甲基红指示剂时,溶液呈红色,为甲基红试验阳性。

5. VP试验 产气肠杆菌培养液中生成的乙酰甲基甲醇,在碱性溶液中可被空气中的氧所氧化生成二乙酰。二乙酰与培养基中含胍基的化合物发生反应,生成红色化合物,为VP试验阳性。

6. 枸橼酸盐利用试验 产气肠杆菌能利用枸橼酸盐作为唯一碳源,使含有枸橼酸盐的培养基由绿色变为深蓝色,为枸橼酸盐利用试验阳性。

7. 尿素酶试验 幽门螺杆菌具有尿素酶,能分解尿素产生氨,加酚红指示剂后呈红色,为尿素酶试验阳性。

以上吲哚(I)、甲基红(M)、VP(V)、枸橼酸盐利用(C)四种生化反应试验常用于鉴定肠道杆菌,合称为IMViC试验。例如,大肠埃希菌与产气肠杆菌在形态上和糖发酵试验无法鉴别,但通过IMViC试验可以鉴别:前者结果为"++--",后者为"--++"。

在现代的临床细菌学检验中,根据鉴定的细菌不同,选择不同系列的生化指标,依照试验结果的阳性或阴性选取数值,组成鉴定码,形成以细菌生化反应为基础的各种数值编码鉴定系统(如API系统等)。当今,许多临床医学检验室也较为普遍地使用全自动或半自动的细菌鉴定与药物敏感试验分析系统,实施对临床标本的病原学的快速诊断。

二、细菌的合成代谢产物及其意义

细菌在合成代谢中除了合成菌体自身成分外，还可合成一些与医学有关的特殊产物，这些产物有的与细菌致病性有关，有的可用于鉴别细菌或防治疾病，还有的在制药工业上有重要价值。

1. 热原质　或称致热源，是细菌合成的一种注入人体或动物体内能引起发热反应的物质。革兰氏阴性菌的热原质是细菌细胞壁的脂多糖，为细菌内毒素的主要成分；革兰氏阳性菌的热原质也是一种多糖类物质。热原质耐高温，高压蒸气灭菌（121.3℃，20 分钟）不被破坏，必须以250℃高温干烤处理，或用强酸、强碱、强氧化剂煮沸 0.5 小时才可破坏。热原质污染是制药和制备生物制品时必须严格预防的问题，因此制备注射用药液时应严格无菌操作，防止细菌污染，必须用无热原质的蒸馏水配制。

知识链接

热原质与输液反应

临床上在进行静脉滴注大量液体时，如果药液中含有热原质，患者会在 0.5～1 小时内出现寒战、高热、出汗、昏晕、呕吐等症状，高热时体温可达 40℃，严重者甚至可休克，这种现象称为热原反应。引起热原反应的主要原因是注射液或输液器中污染的热原质所引起的。热原质的致热量因菌种而异，如革兰氏阴性杆菌致热能力最强；由于注射途径不同，引起发热的程度也有差异。山莨菪碱（654-2）具有用药量小，作用迅速，无明显副作用的优点，是目前临床防治热原反应的理想药物。

2. 毒素和侵袭性酶　毒素是致病菌产生的对机体有毒害作用的物质，有内毒素和外毒素两种。某些细菌还能产生具有侵袭性的胞外酶，来增强致病菌的侵袭力。

3. 抗生素　是某些微生物在代谢过程中产生的能选择性抑制或杀灭其他生物细胞的化学物质，在医学上主要用于细菌、真菌引起的感染性疾病的治疗。

4. 细菌素　是由某些细菌产生的对有亲缘关系的细菌具有一定抗菌作用的蛋白质，细菌素的抗菌谱很窄，仅能杀死与该细菌素产生菌亲缘关系密切的细菌。细菌素具有特异性，可用于细菌分型和流行病学的调查等。细菌素尚未用于治疗。

5. 色素　某些细菌在适宜的条件下，能产生不同颜色水溶性或脂溶性的色素。前者如铜绿假单胞菌产生的水溶性色素可使培养基或感染的脓汁呈绿色；后者如金黄色葡萄球菌产生的脂溶性色素，可使血平板生长的菌落呈金黄色，培养基不显色。细菌的色素有助于细菌的鉴别。

6. 维生素　某些细菌能合成维生素，产生后除供自身需要还可分泌到周围环境中。例如大肠埃希菌在肠道内合成维生素 B_6、维生素 B_{12}、维生素 K 等，供人体利用。

第四节　细菌的分类和命名

一、细菌的分类原则

细菌的分类（classification）层次与其他生物一样，也是按界、门、纲、目、科、属、种进行分类的。在细菌分类中常用属（genera）和种（species）进行分类。种是细菌的基本分类单位。此外还有群、型和株。细菌的分类方法有按生物学特性分类法、遗传学分类法等。20 世纪 60 年代以前，国际上许多细菌学家都曾提出过一些不同的细菌分类系统；但自 20 世纪 70 年代以来，伯杰分类系统逐渐得到公认，《伯杰鉴定细菌学手册》成为对细菌分类鉴定的主要参考书。

二、细菌命名法

国际公认的细菌命名是按《国际细菌分类命名法典》对细菌命名，即生物双名法（又称拉丁文双命名法）。它的命名法则是：属名在前，用名词，首字母大写；种名在后，用形容词，用小写。

（龚宗跃）

ER-10-3

扫一扫，测一测

？ 复习思考题

1. 简述细菌生长繁殖的条件。
2. 试述细菌的繁殖规律。
3. 细菌在液体培养基中有哪些生长现象？

第十一章　细菌的分布与消毒灭菌

ER-11-1

PPT 课件

ER-11-2

知识导览

学习目标

　　掌握细菌在人体的分布、消毒灭菌常用术语、常用的物理和化学消毒灭菌法。熟悉细菌在自然界的分布、化学消毒灭菌法的影响因素。了解正常菌群的意义。

　　细菌极易受环境因素的影响，当环境适宜时可快速繁殖，若环境变化剧烈则可引起其代谢障碍、生长抑制，甚至死亡。在临床实践中可采用多种方法抑制或杀灭环境中的病原微生物，以达到防止微生物污染或病原微生物传播的目的。

第一节　细菌的分布

　　细菌在自然界分布广泛，土壤、水、空气、动植物、各种物体、人的体表以及与外界相通的腔道等都存在着不同种类和数量的细菌。这些细菌大多数对人类无害，但有少数能引起人类发生疾病，称为病原菌。

一、细菌在自然界中的分布

　　土壤中含有细菌生长繁殖所必需的条件，所以土壤中的细菌种类繁多、数量庞大。土壤中的病原菌主要来源于患传染病的人和动物的排泄物或尸体，因此，对有传染性的动物排泄物和动物尸体应进行无害化处理。病原菌的繁殖体在土壤中很容易死亡，但一些能形成芽孢的细菌，如破伤风梭菌、产气荚膜梭菌、炭疽芽孢杆菌等，在土壤中可存活几年甚至几十年，可引起伤口感染。

　　水是细菌生存的天然环境，不同的水源含有的细菌种类和数量各异。水中的病原菌主要来源于土壤、垃圾以及人畜的排泄物，可含有伤寒沙门菌、志贺菌属、霍乱弧菌等。水源污染可引起多种消化道传染病流行，因此，保护水源、加强人畜粪便的管理，对预防和控制消化道传染病有重要意义。

　　空气中缺乏营养物质与水分，且受日光照射，细菌不易繁殖。但由于人和动物呼吸道及口腔中的细菌可随唾液、飞沫散布到空气中，土壤中的细菌可随尘埃飞扬到空气中，因此空气中也可存在一定的细菌。在人口密集、空气不流通的公共场所，空气中细菌的种类和数量会显著增多。空气中常见的病原菌有金黄色葡萄球菌、结核分枝杆菌、肺炎链球菌和脑膜炎奈瑟菌等，可引起伤口或呼吸道感染。空气中的细菌还可造成医疗器械、生物制品及培养基等污染。因此，医院的手术室、病房、制剂室、实验室等场所要定期进行空气消毒，医护人员需严格遵守无菌操作技术，以防止疾病的传播和术后感染。

二、细菌在正常人体的分布

正常人的体表以及与外界相通的腔道中，如皮肤、口腔、鼻咽腔、肠道、泌尿生殖道等都存在着不同种类和数量的微生物（表11-1）。正常人体的血液、内脏、骨髓、肌肉、神经等部位则是无菌的。

表11-1　人体常见正常菌群

部位	主要菌类
皮肤	葡萄球菌、类白喉棒状杆菌、铜绿假单胞菌、丙酸杆菌、白假丝酵母菌、非致病性分枝杆菌
口腔	葡萄球菌、甲型和丙型链球菌、肺炎球菌、奈瑟菌、乳杆菌、类白喉棒状杆菌、放线菌、螺旋体、白假丝酵母菌、梭杆菌
鼻咽腔	葡萄球菌、甲型和丙型链球菌、肺炎链球菌、奈瑟菌、类杆菌
外耳道	葡萄球菌、类白喉棒状杆菌、铜绿假单胞菌、非致病性分枝杆菌
眼结膜	葡萄球菌、干燥棒状杆菌、奈瑟菌
胃	幽门螺杆菌
肠道	大肠埃希菌、产气肠杆菌、变形杆菌、铜绿假单胞菌、葡萄球菌、肠球菌、类杆菌、产气荚膜梭菌、破伤风梭菌、双歧杆菌、真杆菌、乳杆菌、白假丝酵母菌
尿道	葡萄球菌、类白喉棒状杆菌、非致病性分枝杆菌
阴道	乳杆菌、大肠埃希菌、类白喉棒状杆菌、白假丝酵母菌

三、人体正常菌群及其意义

正常人的体表以及与外界相通的腔道中存在着不同种类和一定数量的细菌，这些细菌在正常情况下对人体有益无害，称为正常菌群。

知识链接

人体正常菌群的重量有多少

正常人体表及与外界相通的腔道中栖居着种类繁多、数量庞大的微生物。一个健康人由$1.8×10^{13}$个人体细胞组成，而定植的原核细胞可达10^{14}个，人体自身细胞数量只占栖居在体表和体内的微生物细胞的10%。按重量算，人体肠道携带的约1 000g，皮肤携带的约200g，阴道携带的约29g，肺携带的约20g，鼻携带的约20g，口腔携带的约20g，眼携带的约1g。人体携带的微生物主要分布在肠道，肠道的微生物重量占人体总微生物重量的78.67%，粪便干重的33%～40%是微生物。

（一）正常菌群的生理作用

1. 生物拮抗作用　正常菌群可与致病微生物之间进行营养竞争或产生抗菌代谢产物抵抗致病菌，使之不能定植或被杀死。如肠道中大肠埃希菌产生的大肠菌素可抑制志贺菌属的生长。

2. 营养作用　正常菌群可参与宿主细胞的物质代谢、营养转化和合成。如大肠埃希菌、乳链球菌等能合成维生素 B、维生素 K 等供人体利用；双歧杆菌和乳酸菌等可合成烟酸、叶酸及维生素 B 等供人体利用。

3. 免疫作用　正常菌群具有免疫原性和促免疫细胞分裂的作用，可促进机体免疫系统的发育成熟；正常菌群还能刺激机体产生抗体，进而限制了正常菌群本身对宿主的危害，同时能抑制和杀灭具有交叉抗原的病原菌。

4. 抗衰老与抑癌作用　肠道正常菌群中的双歧杆菌和乳杆菌具有抗衰老作用，其作用机制可能与其产生超氧化物歧化酶有关；此外，双歧杆菌和乳杆菌还具有一定的抑制肿瘤发生的作用，其机制可能与激活巨噬细胞和降解某些致癌物质有关。

（二）条件致病菌

寄居在人体的正常菌群通常情况下是不致病的，但在某些特定条件下，正常菌群与宿主之间的生态平衡被破坏，则可引起疾病发生。这些在正常情况下不致病，在特定条件下能引起疾病的细菌称为机会致病菌，或条件致病菌。

正常菌群致病的特定条件主要包括：①机体免疫功能低下，如使用免疫抑制剂、慢性消耗性疾病、大面积烧伤等可造成机体免疫功能低下，正常菌群中的某些细菌可引起自身感染而出现各种疾病；②细菌寄居部位发生变迁，如外伤或手术、留置导尿管等医疗措施介入，使体表以及与外界相通腔道里的正常菌群进入肌肉、血液、内脏或泌尿道等，引起相应部位的感染；③不适当的抗菌药物治疗，如长期使用广谱抗生素所导致的菌群失调。

（三）菌群失调和菌群失调症

由于某种原因如长期大量使用抗生素可使正常菌群的种类、数量和比例发生较大幅度的改变，导致微生态失去平衡，称为菌群失调。由于严重菌群失调而引起的疾病，则称为菌群失调症。临床上，菌群失调往往是抗菌药物治疗原有感染性疾病过程中产生的另一种新感染，所以又称为二重感染。引起二重感染的常见细菌有金黄色葡萄球菌、革兰氏阴性杆菌、白假丝酵母菌等，常表现为肠炎、鹅口疮、肺炎、尿路感染或败血症等。

课堂互动

肠道菌群失调可引起肥胖症发生，请问其可能原因是什么？该如何诊治？

第二节　消毒与灭菌

细菌的生命活动与环境有着密切的关系，适宜的环境能促进细菌生长繁殖，反之则可抑制细菌生长，甚至杀灭细菌。掌握细菌与外界环境的关系，利用对细菌的不利因素进行消毒灭菌，对于医疗护理、外科手术、微生物学实验、控制及消灭传染病等具有重要的意义。

消毒灭菌常用术语有：

1. 灭菌　杀灭物体上所有微生物（包括细菌芽孢）的方法。

2. 消毒　杀死物体上病原微生物繁殖体（不包括细菌芽孢）的方法。如化学消毒剂和紫外线等常用于临床消毒。

3. 抑菌　抑制人体内部或外部微生物生长繁殖的方法。常用化学药物，称为抑菌剂。

4. 防腐　防止或抑制微生物生长繁殖的方法。微生物的数量减少，不会全部死亡。许多化学药品在高浓度时为消毒剂，低浓度时为防腐剂。低温也是一种有效的防腐方法，常用于生物制品的保存。

5. 无菌和无菌操作　物体中不含活的微生物称无菌。防止微生物进入机体或其他物品的各种操作技术称为无菌操作。

一、物理消毒灭菌法

可用于消毒灭菌的物理方法主要有加热、紫外线照射、电离辐射、超声波、滤过除菌、干燥和低温等。其中有的方法可达到灭菌效果，而有的方法只可达到消毒效果。

（一）热力消毒灭菌法

利用高温使菌体蛋白质凝固、变性、酶失活，引起细菌死亡，包括湿热及干热两大类消毒灭菌法。在同温同时间下，湿热灭菌的效果好于干热，因为湿热时细菌蛋白质吸收水分，容易变性；湿热热透性比干热强；湿热的水蒸气变为同温水时可释放出大量潜热。

在临床实践中要依据实际需要选择灭菌的方法（表11-2）。临床应用最多的是高压蒸汽灭菌法。

表11-2   常用热力消毒灭菌法

方法	条件	常见用途	效果
湿热			
煮沸法	100℃，5～10分钟	餐具、饮水	消毒
	100℃，1小时以上	注射器、接生器械等	灭菌
流通蒸汽法	100℃蒸汽，15～30分钟	糖类、血清培养基等	消毒
间歇蒸汽法	方法同上，每天1次，连续3天	同上	灭菌
高压蒸汽灭菌法	121.3℃，15～20分钟	耐高温物品	灭菌
巴氏消毒法	61.1～62.8℃，30分钟	牛奶、酒类、某些饮料	消毒
	71.7℃，15～30秒		
干热			
焚烧法	用焚烧炉燃烧	废弃物品和动植物的尸体	灭菌
烧灼法	用火焰烧灼	接种环、试管口、瓶口等	灭菌
干烤法	160～170℃，2小时	玻璃器皿、某些粉剂药物等	灭菌

（二）辐射杀菌法

1. 紫外线   波长为240～300nm的紫外线具有杀菌作用，其中以265～266nm最强。紫外线可干扰细菌DNA的复制与转录，从而导致细菌变异或死亡。紫外线穿透力较弱，普通玻璃、纸张、尘埃、水蒸气等均能阻挡，故只适用于手术室、病房、实验室等的空气消毒和物品表面的消毒。应用人工紫外线灯进行空气消毒时，有效距离一般不超过2m，照射时间不少于30分钟。杀菌波长的紫外线对人体皮肤、眼睛有损伤作用，使用时应注意防护。

2. 电离辐射   包括高速电子、X射线和γ射线等，具有杀灭细菌的作用。其机制在于这些射线可破坏微生物的分子结构，产生游离自由基，破坏核酸和蛋白导致微生物死亡。电离辐射具有较高的能量和穿透力，且不使照射的物品温度升高，常用于不耐热的塑料注射器、吸管、导管等的灭菌；亦可用于食品的消毒，而不破坏其营养成分。

3. 微波   是波长为1～1 000mm的电磁波，可穿透玻璃、塑料薄膜与陶瓷等物质，不能穿透金属表面。多用于非金属器械、食品用具及其他医疗用品的消毒。

（三）滤过除菌法

滤过除菌法是用物理阻留的方法将液体或空气中的细菌除去，所用的器具是含有微细小孔的滤菌器，只允许液体或气体通过，而大于孔径的细菌等颗粒不能通过。滤过法主要用于一些不耐高温的血清、毒素、抗生素以及空气等的除菌。滤菌器的种类很多，常用的有薄膜滤菌器、陶瓷滤菌器、石棉滤菌器、玻璃滤菌器等。

（四）超声波杀菌法

频率高于 20 000Hz 的声波不被人耳感受，称为超声波。超声波可裂解多数细菌，革兰氏阴性菌尤为敏感。因此法费用高，一般用于粉碎细胞，以提取细胞组分或制备抗原等。

（五）干燥与低温抑菌法

有些细菌的繁殖体在空气干燥时会很快死亡，如脑膜炎奈瑟菌等。但有些细菌的抗干燥力较强，如结核分枝杆菌在干痰中可数月不死；芽孢的抵抗力更强，如炭疽芽孢杆菌的芽孢可耐干燥 20 余年。干燥法常用于保存食物，如浓盐或糖渍食品，可使细菌体内水分溢出，使细菌的生命活动停止，从而防止食物变质。

低温可使细菌的新陈代谢减慢，常用作保存细菌菌种。当温度回升至适宜范围时，能恢复生长繁殖。为避免解冻时对细菌的损伤，可在低温状态下真空抽去水分，此法称为冷冻真空干燥法，该法可保存微生物数年至数十年。

二、化学消毒灭菌法

化学消毒灭菌法主要利用化学药物杀灭病原微生物。用于消毒的药品称为消毒剂。一般消毒剂在常用的浓度下只对微生物繁殖体有效，对细菌芽孢则需提高浓度和延长消毒时间。消毒剂选择性较低，对细菌和人体细胞都有毒性作用，故只能外用。在临床实践中，可根据不同目的进行选择。

（一）消毒剂的杀菌机制

1. 促进菌体蛋白质变性或凝固　如酸、碱、醇类、醛类、重金属盐类等。

2. 干扰或破坏细菌的酶系统和代谢　如氧化剂、重金属盐类。

3. 损伤细菌细胞壁或细胞膜　如表面活性剂、酚类等。

（二）消毒剂的主要种类、作用机制与用途

常用消毒剂的种类、作用机制与用途见表 11-3。

表 11-3　常用消毒剂的种类、作用机制与用途

类别	作用机制	用途
酚类	蛋白变性、损伤细胞膜、灭活酶类	
3%～5% 苯酚		地面、器具表面消毒
2% 甲酚皂溶液		皮肤消毒
0.01%～0.05% 氯己定		术前洗手、阴道冲洗
醇类	蛋白质变性凝固、干扰代谢	
70%～75% 乙醇		皮肤、体温计消毒
氧化剂	氧化作用、蛋白质变性	
0.1% 高锰酸钾		皮肤、蔬菜、水果消毒
3% 过氧化氢		创口、皮肤黏膜消毒
漂白粉		饮水、地面、厕所与排泄物消毒
2.0%～2.5% 碘酊		皮肤消毒
表面活性剂	损伤细胞膜、灭活氧化酶	
0.05%～0.1% 苯扎溴铵		手术洗手、手术器械浸泡

（三）影响消毒灭菌效果的因素

消毒剂的作用效果受环境、微生物种类和数量及消毒剂本身等多种因素的影响。

1. 消毒剂的性质、浓度与作用时间   各种消毒剂的理化性质不同,对微生物的作用大小各有差异。有些消毒剂能杀灭芽孢,有些则只对细菌繁殖体起作用。同种消毒剂在浓度不同时,其消毒效果也不同。绝大多数消毒剂浓度越高消毒效果越好,但醇类例外,如乙醇在 70%~75% 的浓度杀菌力最好。消毒剂在一定浓度下,对细菌的作用时间越长,消毒效果也越好。

2. 微生物的种类和数量   同一消毒剂对不同种类微生物的杀菌效果不同,对同种细菌的繁殖体和芽孢的作用效果也不同。如一般消毒剂对结核分枝杆菌的作用要比对其他细菌繁殖体的作用差,70%~75% 乙醇可杀死一般细菌的繁殖体,但不能杀灭细菌的芽孢。因此,在使用过程中,必须根据消毒对象,选择合适消毒剂。当微生物数量越多,消毒所需时间就越长;微生物污染程度越严重,消毒越困难。

3. 温度和酸碱度   升高温度可增强消毒效果,如 2% 戊二醛杀灭 10^4 个 /ml 炭疽芽孢杆菌,20℃时需 15 分钟,40℃时只要 2 分钟,56℃时仅 1 分钟。消毒剂的杀菌效果还受酸碱度的影响,如苯扎溴铵(新洁尔灭)的杀菌作用是 pH 值越低,所需杀菌浓度越高,如 pH 值为 3 时杀菌浓度比 pH 值为 9 时要高 10 倍左右。而酚类消毒剂在酸性溶液中杀菌效果最好。

4. 有机物   环境中有机物质的存在,可减弱其消毒效果。如病原菌与血液、痰液、脓液、食物残渣、粪便等有机物混在一起时,这些有机物可妨碍消毒剂对细菌的穿透作用,从而减弱消毒效果。受有机物影响较大的消毒剂有升汞、季铵盐类消毒剂、乙醇、次氯酸盐等。在消毒皮肤和器械时,应洗干净后再消毒;对痰液、粪便等的消毒,宜选择受有机物影响较小的消毒剂,如漂白粉。

(龚宗跃)

? 复习思考题

1. 简述正常菌群对人体的意义。
2. 为什么相同温度下湿热灭菌的效果比干热灭菌好?
3. 请说出常用的热力学消毒灭菌法。

第十二章 细菌的遗传与变异

学习目标

掌握常见的细菌变异现象；熟悉噬菌体的形态结构、分类及医学意义，熟悉细菌遗传性变异的机制和实际应用；了解细菌遗传变异的物质基础。

遗传与变异是所有生物的共同生命特征，细菌也不例外。所谓遗传是指子代与亲代之间的生物学性状的相似性；变异是指子代与亲代之间或子代与子代之间的性状出现的差异。遗传使得细菌的种属特征保持稳定，变异可使细菌获得新的性状以适应环境的变化。

细菌的变异分为遗传性变异和非遗传性变异。前者因细菌遗传物质发生改变而引起，可遗传给子代，又称基因型变异；后者是由于外界环境作用引起的暂时变异，其遗传物质未改变，故不能遗传，又称表型变异。

第一节 细菌的变异现象

一、形态结构变异

细菌的形态和结构受外界环境条件的影响可发生变异。如鼠疫耶尔森菌在高盐培养基中形态可由杆状变为球形、棒状、哑铃状等多种形态；某些细菌在抗生素、抗体、补体和溶菌酶等因素影响下，可失去细胞壁变成 L 型细菌；有鞭毛的变形杆菌接种在含 1% 苯酚的培养基中可失去鞭毛，称为 H-O 变异；有荚膜的肺炎链球菌在体外培养基多次传代后可失去荚膜；有芽孢的炭疽芽孢杆菌在 42℃培养 10～20 天后可丧失形成芽孢的能力。

二、毒 力 变 异

细菌毒力的变异包括毒力增强和毒力减弱。如无毒力的白喉棒状杆菌常寄居在咽喉部不致病，当它感染了 β- 棒状噬菌体后，变成溶原性细菌，则获得产生白喉外毒素的能力，引起白喉；Calmette 和 Guerin 曾将有毒的牛型结核分枝杆菌接种在含胆汁、甘油、马铃薯的培养基中经 13 年连续 230 次传代获得了毒力减弱但仍保留免疫原性的变异株，即卡介苗（BCG），现作为减毒活疫苗应用于结核病的预防。

三、耐药性变异

细菌对某种抗菌药物由敏感变为耐药，称为耐药性变异。自抗生素应用以来，细菌对抗菌药物的耐药性不断增长，给临床防治传染病带来了极大的困难，现已成为世界关注的问题。如金黄色葡萄球菌对青霉素的耐药菌株从 1946 年的 14% 上升至目前的 90% 以上。有的细菌还同时表现为对多种抗菌药物耐受，称为多重耐药菌株。有些细菌变异后产生对药物的依赖性，如志贺菌属链霉素依赖减毒株，离开链霉素则该细菌不能生长。

四、菌落变异

细菌菌落主要有光滑（S）型和粗糙（R）型。有些细菌经人工培养多次传代后菌落从光滑型变为粗糙型，称为 S-R 变异。该变异是由于细菌失去了脂多糖的特异多糖而引起，变异时不仅菌落特征发生改变，细菌的理化性状、免疫原性、酶活性及毒力等也发生改变，常见于肠道杆菌。一般来说 S 型菌落的细菌致病性强，但有少数细菌如结核分枝杆菌、炭疽芽孢杆菌和鼠疫耶尔森菌的 R 型菌落致病性更强。

以上的变异现象是和临床应用密切相关的变异现象，细菌的变异现象还可表现在其他方面。

第二节　细菌遗传变异的物质基础

细菌的遗传物质是 DNA，DNA 分子是基因的载体，携带着各种遗传信息。细菌基因组是指细菌染色体和染色体以外遗传物质所携带的基因的总称，它决定了细菌所有的特性。细菌遗传变异的物质基础主要包括细菌的染色体、质粒和转位因子。

一、细菌的染色体

细菌的染色体是单一、裸露的环状双螺旋 DNA 长链，在菌体内盘旋缠绕成丝团状，附着在横膈中介体上或细胞膜上，不含组蛋白。染色体在大肠埃希菌已被证明是双向复制，即双链 DNA 解链后从复制起点开始，在一条模板上按顺时针方向复制连续的大片段，另一条模板上按逆时针方向复制若干断续的小片段，然后再连接成长链。复制全过程约需 20 分钟。

二、质　　粒

质粒是细菌染色体外的遗传物质，存在于细胞质中，为闭合环状双链 DNA。虽然质粒非细菌生命活动所必需，但质粒基因能编码细菌很多重要的生物学性状，以利于细菌对环境的适应。

1. 质粒的特征　①可自我复制；②可自行丢失或经人工处理消除；③可经接合、转导和转化等多种方式在不同细菌间转移；④可编码多种细菌重要的生物学性状（耐药性、致病性、产生细菌素及代谢酶等）。

2. 质粒的种类　①致育质粒（F 质粒）：编码细菌的性菌毛，有 F 质粒的细菌称为雄性菌（F$^+$菌），能产生性菌毛；无 F 质粒的细菌称为雌性菌（F$^-$菌），不能产生性菌毛。②耐药质粒：编码细菌对抗菌药物的耐药性，其中 R 质粒是指可通过细菌间的接合方式进行基因传递的接合性耐药质粒。③毒力质粒（Vi 质粒）：编码与细菌致病性有关的毒力因子，如致病性大肠埃希菌的肠毒素、破伤风梭菌的痉挛毒素等是由毒力质粒编码产生。④细菌素质粒：编码细菌素，如 Col 质粒编码大肠埃希菌产生大肠菌素，可抑制近缘细菌。⑤代谢质粒：编码与代谢相关的酶类，如沙门菌发酵乳糖的酶类是由代谢质粒编码产生。

三、转位因子

转位因子是细菌基因组中能改变自身位置的一段 DNA 序列,它能在同一染色体上、不同染色体之间、质粒之间或染色体与质粒之间进行移动,又称为跳跃基因、转座元件。其转位行为主要依赖于自身合成的特异性转座酶。转位因子主要包括插入序列、转座子和转座噬菌体。由于转位因子通过转位作用可改变细菌遗传物质的核苷酸序列,或影响插入点附近的基因表达,因此可改变细菌某些生物学性状,对细菌的变异与进化具有重要意义。

第三节　噬　菌　体

一、概念及生物学性状

1. 噬菌体的概念　噬菌体是感染细菌、真菌、放线菌或螺旋体等微生物的病毒。其分布极为广泛,有严格的宿主细胞特异性。凡是有细菌等微生物存在的场所,就可能有相应噬菌体存在。

2. 噬菌体的形态结构　噬菌体的形态有蝌蚪形、微球形和细杆形。大多数噬菌体为蝌蚪形,由头部和尾部组成。头部由蛋白质衣壳包绕核酸组成,呈二十面体对称型;头部与尾部由尾领相连。尾部由蛋白质组成,呈管状,由中空的尾髓和包绕于外侧的尾鞘组成,尾部具有收缩功能,可将头部的核酸注入宿主菌细胞内。尾部末端有尾板、尾刺和尾丝,尾板内可能含有裂解宿主菌细胞壁的溶菌酶;尾丝为吸附器官,能识别宿主菌体表面的特异性受体(图 12-1)。

噬菌体主要由核酸和蛋白质组成。根据核酸类型不同,噬菌体可分成 DNA 噬菌体和 RNA 噬菌体,其中多数噬菌体为 DNA 噬菌体。蛋白质构成噬菌体头部的衣壳和尾部,起保护核酸的作用,并决定噬菌体外形和表面特征。

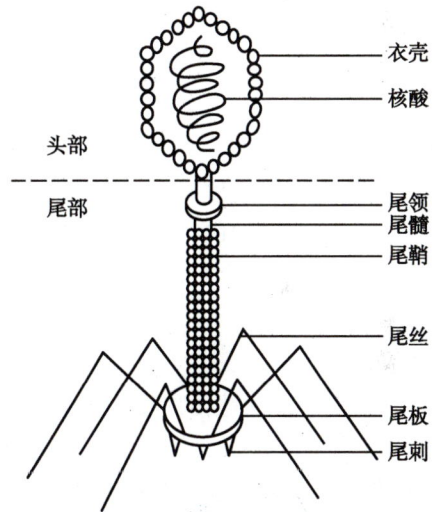

图 12-1　蝌蚪形噬菌体结构模式图

3. 免疫原性　噬菌体具有免疫原性,能刺激机体产生相应的特异性抗体。该抗体能抑制相应噬菌体侵袭宿主菌,但对已吸附或进入宿主菌的噬菌体不起作用。

4. 抵抗力　噬菌体对理化因素的抵抗力比一般细菌繁殖体强,70℃作用 30 分钟仍不失活,在低温条件下能长期存活。

二、噬菌体与宿主菌的相互关系

根据与宿主菌的相互关系,可将噬菌体分为:

1. 毒性噬菌体　噬菌体进入宿主菌细胞内,复制增殖产生许多子代噬菌体,进而裂解细菌,建立溶菌性周期(裂解周期),称为毒性噬菌体。

2. 温和噬菌体　噬菌体感染细菌后,其基因组与宿主菌的染色体整合,不产生子代噬菌体,也不引起细菌裂解,但噬菌体 DNA 随细菌基因组的复制而复制,并随细菌的分裂而传给下一代,建立溶原性周期,称为温和噬菌体。整合在细菌染色体上的噬菌体基因组称为前噬菌体,带有前噬菌体的细菌称为溶原性细菌。整合的前噬菌体可偶尔自发地或在某些理化因素诱导下脱离宿主菌染色体进入溶菌性周期,导致细菌裂解。因此,温和噬菌体存在溶原性周期和溶菌性周期,而毒性噬菌体只有溶菌性周期。

三、噬菌体的应用

1. 细菌的鉴定、分型及检测 噬菌体裂解细菌有种和型的特异性,可用于未知宿主菌的鉴定和分型。如利用伤寒沙门菌 Vi 噬菌体已将有 Vi 抗原的伤寒沙门菌分为 96 个噬菌体型。根据噬菌体的严格寄生性,若从标本中检出某种噬菌体,常提示该标本中有相应细菌存在。

2. 基因工程的工具噬菌体 在基因工程上可作外源基因的载体,将外源基因转入到细菌内进行表达。噬菌体本身基因数量少,结构简单,容易获得大量的突变体,因此成为分子生物学与基因工程的重要研究工具。

3. 细菌性感染的治疗 由于噬菌体对细菌的感染具有种的特异性,不像使用抗生素容易造成耐药性产生和菌群失调,细菌对噬菌体产生耐受的可能性较小,因此可研发为新型抗菌药物。

第四节 细菌遗传性变异的机制

细菌的非遗传变异是由于环境因素引起的表型改变,不遗传给下一代。而细菌的遗传性变异则是由于细菌基因结构发生改变,主要通过基因突变、基因的转移与重组来实现。

一、基 因 突 变

突变是细菌遗传物质的结构发生突然而稳定的改变所引起的遗传性变异。包括:①点突变:细菌 DNA 序列的一个或几个碱基置换、插入或缺失而致较少的性状变异。②染色体畸变:大片段 DNA 的改变,常导致细菌死亡。基因突变是随机和不定向的。基因突变可自发产生也可诱导产生,细菌自发突变的概率极低,每一世代为 $10^{-10} \sim 10^{-6}$。用高温、紫外线、电离辐射等理化因素诱导细菌发生诱发突变,突变率可提高 $10 \sim 1\ 000$ 倍。

研究发现,当细菌 DNA 受到损伤时,其细胞会用有效的 DNA 修复系统进行细致的修复,但损伤修复本身也可能出错,造成基因突变,导致细菌变异。

二、基因的转移与重组

细菌以无性二分裂法进行繁殖,子代只从一个亲代获得遗传物质,但细菌除发生基因突变外,还能从其他细菌染色体 DNA、质粒 DNA 或噬菌体基因组中获得外源性遗传物质,从而发生遗传性变异。供体菌 DNA 进入受体菌体内的过程称为基因转移;转移的基因与受体菌 DNA 整合在一起,称为基因重组。基因重组后的菌体,称重组体或重组菌。细菌基因转移和重组的方式有以下几种:

1. 转化 指受体菌直接摄取供体菌裂解后的游离 DNA 片段,并将其整合到自身基因组中,而得到供体菌的某些遗传性状。例如,1982 年 Griffith 做的转化实验表明,活的无荚膜肺炎链球菌(ⅡR)摄取了死的有荚膜肺炎链球菌(ⅢS)的 DNA 片段后可与自身的基因重组并获得了形成荚膜的能力,转变为有荚膜的肺炎链球菌(ⅢS)。

🌐 **知识链接**

肺炎链球菌的转化试验

1982 年 Griffith 首次发现了肺炎链球菌的转化现象。有荚膜的Ⅲ型肺炎链球菌为毒力强的光滑型(S 型)菌落,能致小鼠死亡;无荚膜的Ⅱ型肺炎链球菌为毒力弱的粗糙型(R 型)菌落,不能致小鼠死亡。Griffith 的实验如下:①将ⅡR 型和ⅢS 型肺炎链球菌分别注入小鼠体内,前者存活,后者死亡;从死鼠中可分离出ⅢS 型菌。②将加热灭活的ⅢS 型菌注入小鼠体内,小鼠存活。③将加热灭活的ⅢS 型菌和活的ⅡR 型菌混合注入小鼠体内,小鼠死亡;从死鼠中可分离出ⅢS 型菌。1944 年 Avery 等用ⅢS 型菌的 DNA 代替灭活的ⅢS 型菌重复以上实验得到相同结果,证实ⅡR 型活菌可从ⅢS 型死菌获得编码荚膜的遗传物质,转化为ⅢS 型菌。

---

2. 接合　指遗传物质(主要是质粒 DNA)通过性菌毛由供体菌传递给受体菌,使受体菌获得新的遗传性状的过程。①F 质粒的接合:F⁺ 菌通过性菌毛与 F⁻ 菌结合,并将 F 质粒 DNA 中的一条链传递给 F⁻ 菌,两菌的 DNA 链复制后形成各自完整的 F 质粒,使 F⁻ 菌变为 F⁺ 菌,最后产生两个 F⁺ 菌(图 12-2)。②R 质粒的接合:R 质粒可分为接合性和非接合性 R 质粒。接合性 R 质粒由耐药决定因子(r 决定因子)和耐药传递因子(RTF)组成,前者编码耐药性,后者编码性菌毛,因此可通过性菌毛的接合转移 R 质粒。非接合性 R 质粒不含有耐药传递因子,不能产生性菌毛,故质粒不能进行接合转移,但可通过转导或转化等方式转移。目前耐药性菌株日益增多,除与耐药性突变有关外,与 R 质粒在细菌间的转移也有很大关系,它可造成细菌耐药性的扩散,给感染性疾病的治疗造成很大的困难。

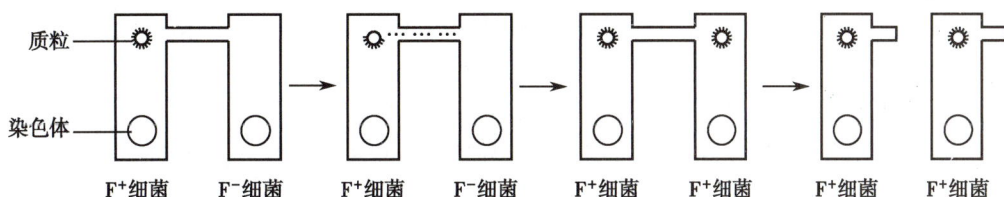

图 12-2　F 质粒的接合示意图

3. 转导　指以噬菌体为载体,将供体菌的 DNA 片段转移到受体菌体内,使受体菌获得新的遗传性状的方式。在噬菌体成熟装配过程中,由于装配错误,误将宿主(供体菌)染色体片段或质粒装入噬菌体内,产生转导噬菌体。当它感染其他细菌时,可将供体菌 DNA 转入受体菌内。因为任何供体菌的 DNA 片段都可被误装入噬菌体,所以称为普遍性转导。温和噬菌体在终止溶原状态时,前噬菌体在脱离时发生偏差,可携带部分原宿主菌(供体菌)的基因一同脱离,经复制、转录和翻译后组装成转导噬菌体,可将供体菌 DNA 转移给受体菌,由于被转导的基因仅限于前噬菌体两侧的供体菌基因,故称为局限性转导。

4. 溶原性转换　指溶原性细菌通过获得噬菌体基因而导致 DNA 结构改变,从而表现出新的遗传性状的过程。例如无毒的白喉棒状杆菌、产气荚膜梭菌、肉毒梭菌、A 群溶血性链球菌均可因噬菌体感染形成溶原状态而产生外毒素。

第五节 细菌变异的实际应用

一、在诊断和防治疾病中的应用

由于细菌可发生形态、结构、染色、生化反应、毒力等多方面的变异，因此在临床细菌学检查中，不仅要熟悉细菌的典型特性，还要了解细菌的变异现象，才能做出正确的诊断。如临床上分离培养失去细胞壁的 L 型细菌时，须采用含血清的高渗培养基培养；又如能分解乳糖的基因转移给沙门菌，可出现能够分解乳糖的伤寒沙门菌，按常规鉴定易被忽视。由于细菌的耐药性变异，耐药性菌株不断增加，甚至出现多重耐药菌株，给感染性疾病的治疗带来了很大困难。为了提高抗菌药物的疗效，防止耐药菌株扩散，须根据药物敏感试验选择敏感抗生素。利用细菌毒力减弱或失去毒力的变异，可人工制成减毒或无毒的活疫苗，用以预防疾病。

二、在致癌物质测定中的应用

一般认为肿瘤的发生是细胞内遗传物质发生了改变，使正常细胞突变为恶性细胞。因此，凡能诱导细菌发生突变的物质也可能诱发人体细胞的突变，是潜在的致癌物质。因此细菌可用于筛选致癌物质。致突变试验常将营养缺陷菌接种在缺乏该营养的培养基上，细菌通常不能生长；当添加诱变剂（可疑致癌物）后，如果细菌能生长，表明细菌营养缺陷基因发生突变，诱变剂可能为致癌物质。

三、在基因工程方面的应用

基因工程是根据细菌可经基因转移与重组而获得新性状的原理设计。主要步骤包括：①切取供体细胞 DNA 上的一段需要表达的基因，即目的基因；②将目的基因结合在合适的载体（质粒或噬菌体）上；③通过载体将目的基因转移到受体菌（工程菌）内，随着细菌的大量繁殖表达出大量目的基因编码的产物。

目前通过基因工程已使工程菌能大量生产胰岛素、干扰素、生长激素、白细胞介素和乙肝疫苗等生物制品。基因工程疫苗的研制对疾病的特异性防治也将起到积极的推动作用。

（孙运芳）

? 复习思考题

1. 常见的与医学有关的变异现象有哪些？
2. 何谓噬菌体？与宿主菌有何关系？噬菌体的应用？
3. 细菌基因转移和重组的方式有哪些？

ER-12-3

扫一扫，测一测

第十三章　细菌的致病性及抗菌免疫

ER-13-1

PPT课件

ER-13-2

知识导览

学习目标

掌握感染的来源、途径及类型，医院感染的来源及控制措施，掌握病原菌的外毒素和内毒素的特征及区别；熟悉病原菌的毒力，熟悉细菌感染的微生物学检查方法；了解抗菌免疫的方式。

细菌侵入宿主体内，生长繁殖、释放毒性物质，并与宿主相互作用引起不同程度的病理过程，称为细菌感染。能使宿主致病的细菌称为病原菌或致病菌。某些细菌在正常情况下并不致病，但在某些条件改变的情况下可以致病，这类细菌称为条件致病菌或机会致病菌。

病原菌侵入宿主体内后，激发宿主免疫系统产生一系列免疫应答，以抑制或清除病原菌的破坏作用。感染的结局取决于病原菌的致病性与宿主免疫力的强弱。

第一节　病原菌的致病性

病原菌引起感染的能力称致病性。细菌的致病性是对特定宿主而言的，有的细菌只对人类有致病性，有的细菌只对某些动物有致病性，有的则对人和动物都有致病性。

病原菌致病性的强弱程度称为毒力，不同细菌的毒力不同，同种细菌不同菌株的毒力也常有差异。毒力常用半数致死量（median lethal dose，LD_{50}）或半数感染量（infective dose 50%，ID_{50}）表示，即在规定时间内通过特定感染途径，使一定体重或年龄的某种动物半数死亡或感染所需最小细菌数或毒素量。病原菌的致病性与其毒力强弱、侵入机体细菌数量的多少，及入侵部位是否合适密切相关。此外，免疫力、环境等因素也对病原菌的致病性有一定影响。

一、病原菌的毒力

病原菌的毒力主要由侵袭力和毒素构成。

1. 侵袭力　即病原菌突破宿主皮肤、黏膜生理屏障进入机体，并在体内定植、繁殖和扩散的能力。侵袭力包括荚膜、黏附素和侵袭性酶等。①荚膜：具有抗吞噬和阻止杀菌物质的作用，使病原菌得以在宿主体内大量繁殖，如有荚膜的肺炎链球菌不易被吞噬细胞吞噬杀灭。②黏附素：即存在于细菌表面的一些特殊结构和相关蛋白质，具有使细菌黏附到宿主靶细胞上，并有抵抗分泌液冲刷、纤毛运动和肠蠕动等清除作用，有利于细菌定植，如菌毛、脂磷壁酸等。③侵袭性酶：协助病原菌抗吞噬和向全身扩散，如致病性葡萄球菌的血浆凝固酶具有抗吞噬作用，A群链球菌的透明质酸酶、链激酶有利于病原菌的扩散。

2. 毒素　是病原菌在生长繁殖过程中产生的对宿主细胞结构和功能有损害作用的毒性物质。主要有外毒素和内毒素两种。

111

（1）外毒素：主要由革兰氏阳性菌和部分革兰氏阴性菌合成并释放到菌体外的毒性蛋白质，其共同特征是：①化学本质为蛋白质，其分子结构多由 A（毒性亚单位）和 B（结合亚单位）两种亚单位组成；②毒性作用强，1mg 肉毒毒素能杀死 2 亿只小白鼠；③对组织器官有高度选择毒性，仅对特定组织、器官造成选择性损害，引起特殊的临床表现；④理化稳定性差，多不耐热，对化学因素不稳定；⑤抗原性强，可刺激机体产生相应抗体（抗毒素），并可经甲醛脱毒制成类毒素；⑥种类多，依据作用部位不同可分为神经毒素、细胞毒素和肠毒素三大类（表 13-1）。

表 13-1　部分外毒素的种类和致病作用

类型	外毒素	产生细菌	所致疾病	作用机制	症状和体征
神经毒素	痉挛毒素	破伤风梭菌	破伤风	阻断上下神经元间正常抑制性神经冲动传递	骨骼肌强制性痉挛
	肉毒毒素	肉毒梭菌	肉毒中毒	抑制胆碱能运动神经释放乙酰胆碱	肌肉松弛性麻痹
细胞毒素	白喉毒素	白喉棒状杆菌	白喉	抑制细胞蛋白质合成	肾上腺出血、心肌损伤外周神经麻痹
	毒性休克综合征毒素 -1	金黄色葡萄球菌	毒性休克综合征	增强对内毒素作用的敏感性	发热、皮疹、休克
	表皮剥脱毒素		烫伤样皮肤综合征	表皮与真皮脱离	表皮剥脱性病变
	致热外毒素	A 群链球菌	猩红热	破坏毛细血管内皮细胞	猩红热皮疹
肠毒素	肠毒素	霍乱弧菌	霍乱	激活肠黏膜腺苷环化酶，增高细胞内 cAMP 水平	剧烈的腹泻、呕吐
	肠毒素	产毒性大肠埃希菌	腹泻	不耐热肠毒素同霍乱肠毒素，耐热肠毒素使细胞内 cGMP 增高	呕吐、腹泻
	肠毒素	产气荚膜梭菌	食物中毒	同霍乱肠毒素	呕吐、腹泻
	肠毒素	金黄色葡萄球菌	食物中毒	作用于呕吐中枢	呕吐为主、腹泻

（2）内毒素：是革兰氏阴性菌细胞壁中的脂多糖（lipopolysaccharide，LPS），只有当菌体裂解（细菌死亡或人工破坏）后才被释放出来。螺旋体、衣原体、立克次体也有类似内毒素活性的物质。内毒素是革兰氏阴性菌主要的毒力物质，其特征是：①化学成分是脂多糖，理化稳定性好；②毒性较外毒素弱，且对组织无选择性；③免疫原性较弱，不能刺激机体产生有效的抗毒素；④不同细菌产生的内毒素其生物学作用基本相同，主要有引起发热反应，使机体白细胞数量变化，导致内毒素血症与内毒素休克，发生弥散性血管内凝血（disseminated intravascular coagulation，DIC）。

二、病原菌侵入机体的数量及途径

病原菌致病性的强弱除与毒力有关外，还与病原菌侵入机体的数量多少及侵入途径是否正确有关。

1.病原菌侵入的数量　感染的发生，除病原菌必须有一定毒力外，还需有足够数量。细菌毒力愈强，引起感染所需菌量愈少。

2.病原菌侵入的途径　具有一定的毒力和足够数量的病原菌，还必须侵入易感机体的适宜部位才能引起感染。这可能与病原菌需要特定的生长繁殖微环境有关，如破伤风梭菌的芽孢要进入深部创伤，脑膜炎奈瑟菌须经呼吸道吸入，伤寒沙门菌须从口进入等才能致病。也有少数病原菌可经多种途径侵入人体致病，如结核分枝杆菌经呼吸道、消化道、皮肤创伤等部位入侵都可造成感染。

第二节　抗　菌　免　疫

人体内存在由免疫器官、免疫细胞和免疫分子组成的免疫系统。病原菌侵入人体的过程中，机体会产生抗感染免疫，以清除病原菌及其有害产物，维持生理功能的稳定。机体抗感染的方式包括固有性免疫和适应性免疫。

一、固有免疫的抗菌作用

固有免疫，又称非特异性免疫，是在种系发育进化过程中逐渐建立起来的天然防御功能。固有免疫在抗菌免疫中作用广泛，初次接触病原菌即可发挥效应，不受相同病原菌或其他抗原的刺激而增强。固有免疫主要通过机体屏障结构、吞噬细胞和体液中天然杀菌物质而发挥免疫防御作用。

1. 屏障结构　人体的屏障结构主要包括皮肤与黏膜、血脑屏障、胎盘屏障。皮肤与黏膜主要通过阻挡与排除作用、分泌杀菌物质和正常菌群的拮抗作用而发挥抗病原菌感染作用。血脑屏障具有阻挡病原菌、毒素及大分子物质从血液进入脑组织或脑脊液的作用。胎盘屏障能阻挡病原菌及其有害产物从母体进入胎儿体内。

2. 吞噬细胞　大吞噬细胞和小吞噬细胞在病原菌突破皮肤和黏膜屏障侵入血液或组织后，可聚集到病原菌所在部位对其进行吞噬消灭。吞噬作用的后果有完全吞噬和不完全吞噬，有时也可造成机体正常组织的损伤。

3. 体液中的天然杀菌物质　正常体液和组织液中含有的补体、溶菌酶、防御素等可杀伤或抑制病原菌而发挥抗感染作用。

二、适应性免疫的抗菌作用

适应性免疫，又称特异性免疫，是指人出生后，在生活过程中与病原菌及其代谢产物等抗原物质接触后产生的免疫。适应性免疫可因再次接触相同的抗原而使免疫效应增强。对病原菌的适应性免疫是由体液免疫和细胞免疫两方面共同实现。针对不同的病原菌及细菌的外毒素，免疫方式有所不同。

1. 抗胞外菌感染免疫　特异性体液免疫是抗胞外菌感染的主要适应性免疫机制。胞外菌感染机体后，刺激机体产生的首先是 IgM 抗体，然后主要为 IgG 抗体，也有 sIgA 参与。抗体的作用有：① IgG 与胞外菌结合后经调理吞噬作用促进吞噬细胞吞噬，或由依赖抗体的细胞毒性（ADCC）攻击胞外菌；② IgG 和 IgM 与病原菌结合后均可活化补体系统形成攻膜复合体，损伤胞外菌，或形成 C3b 经调理吞噬作用促进吞噬；③ sIgA 在黏膜表面阻止病原菌定植。

细胞免疫在某些胞外菌感染的防御中也有一定的作用。参与胞外菌免疫应答的 T 细胞主要是 CD4$^+$Th2 细胞，它除辅助 B 细胞产生抗体外，尚能产生多种细胞因子，引起炎症及免疫应答。

2. 抗胞内菌感染免疫　胞内菌主要包括结核分枝杆菌、麻风分枝杆菌、伤寒沙门菌、布鲁菌等。此类菌的感染常呈慢性过程，往往有肉芽形成，多伴有迟发型超敏反应。机体对胞内菌感染的适应性免疫机制主要是以 T 细胞为主的细胞免疫。其免疫应答包括由 CD4$^+$Th1 细胞产生的细胞因子和 CD8$^+$CTL 两方面：① CD4$^+$Th1 产生的 IFN-γ 可活化巨噬细胞，增强对胞内菌的杀灭作用，其他细胞因子（IL-2、TNF-α 等）还能活化 CTL 和引起迟发型超敏反应，有利于对胞内菌的清除；② CD8$^+$CTL 直接将穿孔素和颗粒酶插入含有胞内菌感染的细胞，破坏其完整性，使病原菌散出，再由抗体、补体等调理后由吞噬细胞吞噬。

3. 对外毒素的免疫　某些病原菌（破伤风梭菌、白喉棒状杆菌等）感染人体后只在局部生长繁殖，不进入血流，但其产生的外毒素可扩散入血，引起毒血症。针对外毒素的特异性抗体也称抗毒素，具有中和外毒素的作用，抗毒素与相应外毒素结合后形成免疫复合物，阻止了外毒素与靶细胞受体结合，这种复合物最终被吞噬细胞吞噬清除。因为外毒素一旦与靶细胞上的受体结合后抗毒素就不能再与之结合，故使用抗毒素对相关疾病进行紧急预防和治疗时，必须要早期、足量才有效。

第三节　感染的来源与类型

一、感染的来源及感染途径

（一）感染的来源
发生感染时病原菌主要有以下两种来源。

1. 外源性感染源

（1）患者：患者从潜伏期到恢复期，都有可能通过接触和污染环境使病原菌在人与人之间水平传播。

（2）带菌者：指携带病原菌但未出现临床症状的人。包括隐性感染后不表现临床症状者；或曾经是患者，经治疗后恢复正常，在一定时间内持续排菌者。带菌者不易被发现，其危害性高于患者，是重要的传染源。

（3）患病及带菌动物：某些细菌可引起人畜共患病，病原菌可在人与动物之间传播，如鼠疫耶尔森菌、布鲁菌等。

2. 内源性感染源　大多是自身体内的条件致病菌，少数是以潜伏状态存在于人体内的致病菌。其感染又称自身感染，在医院感染中较为常见。

（二）感染的途径
病原菌感染的主要途径有：呼吸道感染、消化道感染、泌尿生殖道感染、接触（直接或间接）感染、创伤性感染、经血感染、昆虫媒介感染等（表 13-2）。

表 13-2　病原菌的感染途径

感染途径	感染方式	疾病举例
呼吸道感染	气溶胶、飞沫吸入，痰、唾液或皮屑	肺结核、百日咳、白喉等
消化道感染	粪 - 口途径 污染的水或食物	伤寒、菌痢、食物中毒等
泌尿生殖道感染 经胎盘或产道	性交、血源或黏膜损伤 宫内、产道、哺乳	淋病、梅毒等
创伤性感染	皮肤、黏膜创伤、破损	皮肤化脓感染、破伤风等
经血感染	输血、注射、针刺、器官移植	细菌败血症等
节肢动物叮咬感染	昆虫吸血	鼠疫、莱姆病、乙型脑炎等
接触感染	直接或间接接触	沙眼等
多途径感染	经呼吸道、消化道、创伤等	结核分枝杆菌及炭疽杆菌感染疾病

二、感染的类型

感染的发生、发展和结局是宿主和病原菌相互作用的复杂过程，根据两者力量对比，宿主可出现不同临床表现。

1. 隐性感染　又称亚临床感染，感染后病原菌对机体损害较轻，不出现或出现不明显临床症状。原因是宿主的抗感染免疫力较强，或侵入的病原菌数量少或毒力弱。隐性感染后机体常可获得特异性免疫力，能抵御相同病原菌的再次感染。隐性感染者是疾病重要的传染源。一般在每次传染病流行中，常有较多的人发生隐性感染。

2. 显性感染　病原菌感染导致机体组织细胞受到不同程度的损害，并出现一系列临床症状和体征。原因是宿主抗感染免疫力较弱，或侵入的病原菌数量较多、毒力较强。

（1）按病情缓急不同，显性感染可分为急性感染和慢性感染。

1）急性感染：发病急，病程短，一般只有数日至数周。病愈后病原菌从宿主体内消失。如霍乱弧菌、脑膜炎奈瑟菌感染等。

2）慢性感染：发病慢、病程长，常数月至数年。如结核分枝杆菌、麻风分枝杆菌及布鲁菌等常引起慢性感染。

（2）按感染发生部位与性质不同，显性感染又可分为局部感染和全身感染。

1）局部感染：入侵的病原菌只局限在宿主一定部位或某一系统生长繁殖，引起局部病变，如化脓性球菌感染所致的疖、痈。

2）全身感染：感染发生后，病原菌或其毒性代谢产物侵入血液向全身扩散，引起全身症状。全身感染在临床上常见下列几种情况：

毒血症：病原菌只在局部生长繁殖，不进入血流，但其产生的外毒素进入血液循环，随血流到达易感靶器官，引起组织损害，产生特殊的毒性症状，如白喉、破伤风等。

内毒素血症：革兰氏阴性菌感染使宿主血液中出现大量内毒素而引起的全身中毒症状。其症状可因血中内毒素量不同而异，轻者只有发热，重者可有休克、DIC 甚至死亡，如小儿中毒性菌痢、中毒性脑膜炎等。

菌血症：病原菌侵入血流，一般不在其中繁殖，只是短暂地经过血液循环到达其他组织或器官再增殖。如伤寒早期的菌血症。

败血症：病原菌侵入血流，在其中大量繁殖并产生毒性产物，引起全身严重的中毒症状，如高热、皮肤和黏膜瘀斑、肝脾大等。

脓毒血症：化脓性细菌侵入血流后，在其中大量繁殖，通过血流扩散到其他组织或器官，产生新的化脓性病灶。如金黄色葡萄球菌引起的脓毒血症，常导致多发性肝脓肿、皮下脓肿、肺脓肿和肾脓肿等。

3. 带菌状态　隐性感染或显性感染经治疗症状消失后，体内仍然有菌排出的状态。处于带菌状态的宿主称带菌者，包括恢复期带菌者和健康带菌者。因带菌者常间歇排出病原菌，是重要传染源。

知识链接

伤寒玛丽

"伤寒玛丽"，本名叫玛丽·梅伦（Mary Mallon，1869 年 9 月 23 日—1938 年 11 月 11 日），生于爱尔兰，15 岁时移民美国。起初她给人当女佣，后来转行当厨师，玛丽虽然身体一直健康，却携带伤寒杆菌，是健康带菌者。玛丽相继传染许多人，最终被隔离在纽约附近的北兄弟岛（North Brother Island）上的传染病房。玛丽于 69 岁时死于肺炎，而非伤寒。通过"伤寒玛丽"，人们认识到带菌者在疫情传播中极为重要。

第四节　医 院 感 染

医院感染是指在医院内发生的感染，既包括在住院期间获得的感染，也包括在医院内引起但出院后发病的感染，但不包括入院前已开始或者入院时已处于潜伏期的感染。其感染来源有：①交叉感染，在医院内由患者与医务人员直接或间接接触引起的感染；②内源性感染，或称自身感染，指各种原因导致患者自身体内的条件致病菌引起的感染；③医源性感染，指在诊断、治疗疾病过程中，因所用器械等消毒灭菌不严而造成的感染。

引起医院感染的病原菌多为条件致病菌和对抗菌药物多重耐药的菌株。控制医院感染应采取综合措施：①成立医院感染的管理结构；②严格执行无菌操作，实行消毒隔离制度；③加强医院环境消毒灭菌；④合理使用抗生素。

第五节　病原菌感染的微生物学检查

病原菌侵入宿主后可引起多种疾病，其诊断除依据临床症状、体征和一般检查外，采集合适的临床标本进行微生物学检查，对确诊病因极为重要。进行微生物学检查的目的是明确标本中病原菌的种属甚至型别，必要时进行动物实验和药物敏感试验等，指导合理用药或开展感染性疾病的流行病学调查。

一、标本采集及注意事项

标本的采集与送检是进行微生物学检查的第一步，标本的质量直接关系到诊断结果的准确性，因此应遵循以下原则：

1. **无菌操作**　严格无菌操作，避免标本被杂菌污染。

2. **早期采集**　尽量在使用抗菌药物之前和疾病早期采集标本。

3. **区别取材**　应选择感染部位或病变明显的部位采集标本，应根据不同感染性疾病及感染性疾病的不同时期采集适宜的标本。

4. **尽快送检**　采集的标本应尽快送检，若不能立即送检，应将标本置于特殊的转运培养基中，低温保存，减缓病原菌死亡，阻止杂菌的过度生长。但对脑膜炎奈瑟菌和淋病奈瑟菌等不耐寒冷的细菌标本应注意保温，条件允许时尽量床边接种。

二、检 查 方 法

（一）病原菌的检验

1. **形态学检查**　对于形态、染色和排列具有特征性的病原菌可采用直接涂片、染色后置光学显微镜下观察。

2. **分离培养及鉴定**　细菌的分离培养与鉴定是确诊细菌性感染最可靠的方法，对于大多数病原菌应做分离培养，以获得纯培养物后再进行鉴定。

不同细菌具有的酶系不同，故对营养物质的分解能力及其代谢产物不尽相同。检测病原菌对糖或蛋白质等的代谢作用和代谢产物的差异，借以区别和鉴定病原菌，称之为生化反应。生化反应对菌落特征、菌体形态染色特性相同或相似的细菌（如肠道杆菌）的鉴定尤为重要。

3. 抗原检测   用含有已知特异性抗体的诊断血清，可快速、准确地检测临床标本中微量的病原菌特异性抗原，并可进一步确定其血清群和型。常用方法有酶联免疫吸附试验（enzyme-linked immunosorbent assay，ELISA）、凝集试验、免疫荧光技术等。

（二）特异性抗体检测

指利用已知抗原，检测患者血清中特异性抗体的有无及效价动态变化情况，作为某些感染性疾病的辅助诊断。人体被感染的病原菌刺激产生特异性抗体的量随感染过程而逐渐增多，表现为抗体效价（滴度）升高。检测特异性抗体的血清学方法适用于免疫原性较强及病程较长或难以分离培养的病原菌感染的诊断。若抗体效价随病程升高 4 倍或以上有诊断价值。常用方法有凝集反应、沉淀反应、中和试验、ELISA 等方法。

（三）其他检查方法

随着现代科学与技术的发展，出现了一些新型的细菌检测技术。如核酸杂交技术、聚合酶链反应（polymerase chain reaction，PCR）等分子生物学技术，具有快速、灵敏及特异性强等特点；气相色谱法鉴别厌氧性细菌；^{13}C 或 ^{14}C 呼气试验检查幽门螺杆菌感染等。

（孙运芳）

？ 复习思考题

1. 病原菌致病性的强弱与哪些因素有关？
2. 内毒素和外毒素有何不同？
3. 隐性感染和带菌现象有何意义？
4. 如何控制医院感染？

ER-13-3

扫一扫，测一测

第十四章 病原性细菌

学习目标

　　掌握葡萄球菌、链球菌、脑膜炎奈瑟菌、淋病奈瑟菌、大肠埃希菌、沙门菌、志贺菌属、霍乱弧菌的致病物质和所致疾病，破伤风梭菌的致病性及防治原则，结核分枝杆菌主要特性、致病性。熟悉常见病原性细菌的主要生物学性状，肺炎链球菌、幽门螺杆菌、布鲁菌、白喉棒状杆菌、炭疽芽孢杆菌、产气荚膜梭菌、肉毒素菌的致病物质和所致疾病，无芽孢厌氧菌所致感染的主要特征，常见病原菌的防治原则。了解铜绿假单胞菌、副溶血性弧菌、变形杆菌、肺炎克雷伯菌、流感嗜血杆菌、麻风分枝杆菌、鼠疫耶尔森菌的主要特性和致病性，了解结核菌素试验、肥达反应、抗链球菌溶血素 O 试验、外斐试验的原理和临床意义，并能正确分析判定结果。

第一节　球　　菌

　　球菌（coccus）是细菌中的一大类，种类繁多，但多无致病作用。对人有致病性的球菌称为病原性球菌，因主要引起化脓性炎症，故又称为化脓性球菌（pyogenic coccus）。根据革兰氏染色性的不同，将其分为革兰氏阳性球菌（葡萄球菌、链球菌、肺炎链球菌等）和革兰氏阴性球菌（奈瑟菌属等）两大类。

一、葡萄球菌属

　　葡萄球菌属（*Staphylococcus*）细菌因不规则簇状排列似葡萄串状而得名。广泛分布于自然界、人和动物体表及与外界相通的腔道中，包括 45 个种，21 个亚种，大多数为无致病性腐物寄生菌，有些是人体正常菌群的构成菌。对人类致病的主要是金黄色葡萄球菌（*S. aureus*）。

（一）生物学性状

1. 形态与染色　菌体呈球形，直径约 1μm，典型排列呈葡萄串状（文末彩图 1），在脓汁标本中可成单、成双或短链状排列。无鞭毛，无芽孢，少数菌株可形成荚膜。革兰氏染色阳性。

2. 培养特性与生化反应　需氧或兼性厌氧，最适生长温度为 37℃，最适 pH 值为 7.4，营养要求不高，在普通琼脂平板上可形成中等大小、圆形、凸起、表面光滑、周边整齐、不透明的菌落。能产生脂溶性色素而使菌落着色。致病性葡萄球菌产生金黄色色素，使菌落呈金黄色，菌落周围可产生 β 溶血环。触酶阳性，多数菌株能分解葡萄糖、麦芽糖和蔗糖，产酸不产气。致病性菌株能分解甘露醇。

3. 抗原构造　葡萄球菌含有多种抗原物质，其中重要的有：

（1）葡萄球菌 A 蛋白（staphylococcal protein A，SPA）：是存在于金黄色葡萄球菌细胞壁表面的蛋白质抗原。可与细胞壁肽聚糖共价结合，为完全抗原。SPA 与人和多种哺乳动物血清中 IgG（除 IgG3）的 Fc 段非特异性结合后，IgG 的 Fab 段仍能与相应抗原特异性结合。利用此作用建立的协同凝集试验已广泛用于多种微生物抗原检测。SPA 与 IgG 结合后形成的复合物还具有抗吞噬、促细胞分裂、引起超敏反应和损伤血小板等多种生物学活性。

（2）多糖抗原：具有群特异性，存在于细胞壁。检测其相应抗体，可用于金黄色葡萄球菌感染的诊断和判断预后。

4. 分类 根据色素和生化反应等不同，将葡萄球菌分为金黄色葡萄球菌、表皮葡萄球菌和腐生葡萄球菌（表 14-1）。根据是否产生凝固酶，分为凝固酶阳性菌株（致病菌）和凝固酶阴性菌株（某些菌株也有致病性）。

表 14-1　三种葡萄球菌的主要性状

性状	色素	凝固酶	分解葡萄糖	甘露醇发酵	α溶素	SPA	致病性
金黄色葡萄球菌	金黄色	+	+	+	+	+	强
表皮葡萄球菌	白色	−	+	−	−	−	弱
腐生葡萄球菌	白色或柠檬色	−	−	−	−	−	无

5. 抵抗力 金黄色葡萄球菌是无芽孢细菌中抵抗力最强的，耐盐、耐干燥、耐湿热，加热 80℃ 30 分钟才被杀死。对龙胆紫等染料较敏感，对青霉素、红霉素、庆大霉素及磺胺药等敏感，但易产生耐药性。耐药菌株逐年增多，临床上耐青霉素 G 的金黄色葡萄球菌菌株已达 90% 以上，尤其是耐甲氧西林金黄色葡萄球菌（MRSA）已成为医院内感染最常见的病原菌。对多种清热解毒类中药敏感。

（二）致病性与免疫性

1. 致病物质 主要包括侵袭性酶类和外毒素。

（1）凝固酶（coagulase）：是一种能使含抗凝剂的人或家兔血浆发生凝固的酶类物质，是鉴别葡萄球菌有无致病性的重要指标。有两种：①游离凝固酶：分泌到菌体外的蛋白质，被血浆中协同因子激活成为凝固酶样物质后，使纤维蛋白原变为纤维蛋白，导致血浆凝固；②结合凝固酶：结合于菌体表面并不释放，是菌体表面的纤维蛋白原的受体。凝固酶能阻碍吞噬细胞对细菌的吞噬和杀灭，同时使细菌免受血清中杀菌物质的破坏，葡萄球菌引起的感染易于局限化，脓汁黏稠，与凝固酶的生成有关。

（2）葡萄球菌溶素（staphylolysin）：为外毒素，多数致病性葡萄球菌能产生溶素，按抗原性不同分为 α、β、γ、δ、ε 五种，对人致病的主要是 α 溶素。除对多种哺乳动物红细胞有溶血作用外，还对白细胞、血小板、肝细胞、成纤维细胞、血管平滑肌细胞等有毒性作用。α 溶素免疫原性强，可用甲醛处理制成类毒素。

（3）杀白细胞素（leukocidin）：为多数致病菌株产生的能杀伤破坏多种动物白细胞的物质。白细胞的死亡成分可形成脓栓而加重组织损伤。

（4）肠毒素：为一组热稳定的可溶性蛋白质，可刺激呕吐中枢导致以呕吐为主要症状的急性胃肠炎。

金黄色葡萄球菌还可产生表皮剥脱毒素及毒性休克综合征毒素 -1（TSST-1）。

2. 所致疾病 金黄色葡萄球菌所致疾病有侵袭性和毒素性两种类型。

（1）侵袭性疾病：①皮肤及软组织感染，如疖、痈、毛囊炎、蜂窝织炎、伤口化脓等，其特点是病灶局限，与周围组织界限明显，脓汁黄而黏稠；②多种器官的化脓性感染，如中耳炎、肺炎、脓胸、骨髓炎等；③全身感染，皮肤原发化脓病灶受外力挤压或机体抵抗力降低，可引起败血症、脓毒血症等。

（2）毒素性疾病：①食物中毒：食入肠毒素污染的食物 1～6 小时后，患者出现恶心、呕吐、腹泻等症状，呕吐最为突出，预后良好。②烫伤样皮肤综合征：由表皮剥脱毒素引起，患者皮肤有弥漫红斑、起皱、水疱,最后表皮脱落,多见于婴幼儿和免疫力低下的成人。③毒性休克综合征:由 TSST-1 引起,患者表现为突然高热、呕吐、腹泻、猩红热样皮疹,严重时可出现休克,病死率高。

🌐 **知识链接**

不可忽视的凝固酶阴性葡萄球菌

　　过去认为凝固酶阴性葡萄球菌(CNS)不致病,但近年来临床和实验室检测结果证实,CNS 已成为医源性感染的常见病原菌,且耐药菌株日益增多,给临床诊治带来困难。凝固酶阴性葡萄球菌是人体和黏膜的正常菌群,包括表皮葡萄球菌、腐生葡萄球菌、溶血葡萄球菌等 30 多种,临床分离最多的是表皮葡萄球菌。主要引起泌尿系统感染、细菌性心内膜炎、败血症、术后及植入医疗器械引起的感染等,应引起医护人员的高度重视。

---

　　3. 免疫性　人体对葡萄球菌具有一定的天然免疫力。只有在皮肤、黏膜受损、患慢性消耗性疾病或机体免疫功能降低时,才易感染葡萄球菌。感染后机体产生的免疫力不强,难以防止再感染。

　　(三)微生物学检查

　　1. 标本　根据不同疾病采集脓汁、血液、呕吐物、食物、粪便等标本。

　　2. 直接涂片镜检　脓汁标本可直接涂片,革兰氏染色后镜检。根据细菌形态、排列、染色特性可初步诊断。

　　3. 分离培养与鉴定　将脓汁标本接种血琼脂平板 37℃ 孵育 18~24 小时,取可疑菌落涂片镜检。确认葡萄球菌后,通过凝固酶试验及甘露醇发酵等试验鉴定有无致病性。金黄色葡萄球菌的鉴定要点是:产生金黄色色素、在血琼脂平板上形成 β 溶血环、凝固酶试验阳性、耐热 DNA 酶阳性、分解甘露醇产酸。血液标本先经肉汤培养基增菌后再接种血琼脂平板进行分离培养。

　　4. 葡萄球菌肠毒素检查　取可疑食物或呕吐物培养后取滤液注射于 6~8 周龄幼猫腹腔,观察结果。4 小时左右出现呕吐、腹泻、发热或死亡,提示有肠毒素存在。ELISA 可检测微量肠毒素,快速敏感。也可用核酸杂交和 PCR 检测葡萄球菌是否为产肠毒素的菌株。

　　(四)防治原则

　　注意个人卫生,及时消毒处理皮肤黏膜创伤;严格无菌操作,防止医院内感染;加强对食堂和饮食行业的卫生监督。治疗应根据药敏试验选用药物。慢性反复感染者,可试用自身菌苗疗法,或用相应的类毒素治疗。中药金银花、黄连、黄芩对葡萄球菌有较好的抑菌效果。

二、链 球 菌 属

　　链球菌属(*Streptococcus*)是另一大类常见的革兰氏阳性化脓性球菌,广泛分布于自然界和正常人体鼻咽部、胃肠道等处,多为正常菌群。对人致病的主要是 A 群链球菌,可引起化脓性感染、猩红热、超敏反应性疾病如风湿热和急性肾小球肾炎等。

　　(一)生物学性状

　　1. 形态与染色　革兰氏阳性,球形或卵圆形,直径 0.6~1.0μm,链状排列,脓汁标本中可成单、成双或短链状排列(文末彩图 1)。无芽孢和鞭毛,多数菌株在培养早期可形成透明质酸荚膜,随培养时间延长,细菌产生的透明质酸酶可使荚膜逐渐消失。

　　2. 培养特性与生化反应　多数菌株兼性厌氧,营养要求较高,在含血液、葡萄糖的培养基中生长良好。在血清肉汤中易形成长链沉于管底;在血琼脂平板上形成灰白色、表面光滑、透明或半透明的细小菌落,菌落周围因菌种或群的不同,可形成不同的溶血现象,菌落特征和溶血现象是链球菌鉴别的重要依据。触酶试验阴性,分解葡萄糖产酸不产气,一般不分解菊糖,不被胆汁溶解,后两个特性常作为甲型溶血性链球菌与肺炎链球菌的鉴别依据。

3. 分类　链球菌常用的分类方法有以下几种。

(1) 根据溶血现象分类:①甲型溶血性链球菌:菌落周围有狭窄草绿色溶血环,溶血环中的红细胞并未完全溶解,也被称为草绿色链球菌,多为机会致病菌;②乙型溶血性链球菌:菌落周围有 2～4mm 的透明溶血环,溶血环中的红细胞完全溶解,亦称为溶血性链球菌,致病力强,引起人类多种疾病;③丙型链球菌:菌落周围无溶血环,一般不致病。

(2) 根据抗原结构分类:根据链球菌细胞壁中多糖抗原不同,可分成 A～H、K～V 共 20 群。对人致病的链球菌菌株 90% 属 A 群,B、C、D、G 群偶见。同群链球菌间,因表面蛋白质抗原不同,又分若干型。链球菌的群别与溶血性间无平行关系,但对人类致病的 A 群链球菌多数呈现乙型(β)溶血。

4. 抵抗力　较弱,60℃ 30 分钟即被杀死,对一般消毒剂敏感。对青霉素、红霉素、磺胺药等敏感。

(二)致病性与免疫性

1. 致病物质　致病性链球菌有较强的侵袭力,可产生多种致病物质。

(1) 菌体结构:①黏附素:包括脂磷壁酸和 F 蛋白,决定链球菌对宿主细胞的黏附作用。② M 蛋白:为链球菌细胞壁中的蛋白质成分,具有抗吞噬和抵抗吞噬细胞内杀菌作用的能力。此外,M 蛋白与人的心肌、肾小球基底膜有共同抗原,可刺激机体产生相应抗体,损害心血管等组织,与某些超敏反应性疾病有关。

(2) 侵袭性酶:①透明质酸酶:又名扩散因子,可分解细胞间质的透明质酸,使细菌易在组织中扩散。②链激酶:亦称链球菌溶纤维蛋白酶,能使血液中纤维蛋白酶原转化为纤维蛋白酶,溶解血凝块或阻止血浆凝固,有利于细菌扩散。③链道酶:亦称链球菌 DNA 酶,能分解脓汁中具有高度黏稠性的 DNA,使脓液稀薄,促进细菌扩散;故链球菌引起的化脓性感染病灶易扩散,脓汁稀薄。

(3) 外毒素:①致热外毒素:又称红疹毒素,是引起猩红热的主要毒素,对机体具有致热和细胞毒作用,可引起发热和皮疹。②链球菌溶素:根据对氧稳定性的不同分为链球菌溶素 O(SLO)和链球菌溶素 S(SLS)。SLO 是含—SH 的蛋白质毒素,对红细胞溶解作用强,对氧敏感,遇氧时—SH 被氧化成—S—S—失去溶血活性。对中性粒细胞、巨噬细胞、神经细胞、血小板等也有毒性作用,对心肌也有急性毒性作用。此毒素免疫原性强,感染 2～3 周至病愈后数月到一年内都可检出相应抗体,风湿热患者的血清抗体效价一般在 400 以上,可作为风湿热及其活动性的辅助诊断。SLS 为小分子糖肽,无免疫原性,对氧稳定,血琼脂平板上菌落周围的 β 溶血环由 SLS 所致,SLS 也能破坏白细胞和血小板。

2. 所致疾病　链球菌引起的疾病 90% 由 A 群链球菌引起。

(1) 化脓性感染:①皮肤及皮下组织感染,如脓疱疮、蜂窝织炎、痈、丹毒、淋巴管炎和淋巴结炎等,其特点是炎症病灶与正常组织界限不清,脓汁稀薄并带血性,易扩散;②其他器官系统感染,如扁桃体炎、咽喉炎、鼻窦炎、中耳炎、脑膜炎、产褥热等;③全身感染,败血症、脓毒血症。

(2) 中毒性疾病:猩红热是由产红疹毒素的 A 群链球菌引起的急性呼吸道传染病,潜伏期 2～3 天,主要特征是发热、全身弥漫性红色皮疹及疹后明显脱屑。

(3) 超敏反应性疾病:急性肾小球肾炎和风湿热。

甲型溶血性链球菌是人类口腔、上呼吸道等部位的正常菌群,为条件致病菌,在一定条件下可引起亚急性细菌性心内膜炎、菌血症和龋齿。

3. 免疫性　A 群链球菌感染后，可建立型特异性免疫力，因型别多，各型之间无交叉免疫力，故常反复发生感染。猩红热患者可产生较牢固的免疫力。

（三）微生物学检查

1. 直接镜检　取脓汁或咽拭子直接涂片染色镜检，发现典型链状排列的革兰氏阳性球菌可初步诊断。

2. 分离培养与鉴定　用血琼脂平板分离培养链球菌，败血症患者先取血液作肉汤增菌后再分离培养。可根据形态、染色特性、菌落特点、溶血特性及生化反应等进行鉴定。

3. 抗链球菌溶血素 O 试验　简称抗 O 试验，如效价在 400 以上，结合临床症状，可辅助诊断风湿热。

（四）防治原则

积极治疗带菌者和患者，可减少传染源。对急性咽峡炎和扁桃体炎患者应早期、彻底治疗，以防止超敏反应性疾病的发生。治疗首选青霉素 G，可合并使用金银花、连翘等清热解毒类中药。

三、肺炎链球菌

肺炎链球菌广泛分布于自然界，常寄居于人类上呼吸道，多数不致病，仅少数引起大叶性肺炎、支气管炎等疾病。

（一）生物学性状

1. 形态与染色　革兰氏染色阳性，菌体呈矛头状，成双排列，钝端相对，尖端向外。在痰和脓汁中呈单个散在或短链状排列。无鞭毛和芽孢，有毒菌株在机体内或含血清的培养基中能形成较厚的荚膜（文末彩图 1）。

2. 培养特性与生化反应　营养要求较高，需在含血液或血清的培养基中生长。在血琼脂平板上形成细小、圆形、灰白色、半透明的菌落，菌落周围有草绿色溶血环。本菌能产生自溶酶，故孵育超过 48 小时，菌落中央下陷呈脐窝状。触酶阴性，胆汁溶菌试验、菊糖发酵试验、Optochin 试验皆为阳性。

3. 抗原构造与分型　肺炎链球菌的抗原主要有：①荚膜多糖抗原：根据其免疫原性不同，可将肺炎链球菌分为 90 个血清型；② C 多糖：存在于肺炎链球菌胞壁中，有种特异性，可与宿主血清中的 C 反应蛋白结合形成沉淀，对风湿热等有诊断意义。

4. 抵抗力　对热及一般消毒剂敏感。有荚膜菌株抗干燥能力较强。对青霉素、罗红霉素、林可霉素等敏感。

（二）致病性与免疫性

1. 致病物质　主要是荚膜，具有抗吞噬作用，有利于细菌侵入人体后能迅速繁殖而致病。

2. 所致疾病　肺炎链球菌仅在机体抵抗力减弱时才引起感染，主要引起人类大叶性肺炎，其次为支气管炎。

3. 免疫性　病后可获得牢固的型特异性免疫，主要是荚膜多糖抗体的作用。

（三）微生物学检查

取痰、脓汁等标本直接涂片染色镜检，如发现典型的矛头状、革兰氏阳性、具有荚膜的双球菌，可初步诊断。分离培养发现有草绿色溶血的可疑菌落，可通过胆汁溶菌试验、菊糖发酵试验和 Optochin 试验与甲型溶血性链球菌进行鉴别。

（四）防治原则

多价肺炎链球菌荚膜多糖疫苗对预防肺炎链球菌感染有较好效果。治疗常选用青霉素 G 等抗生素，对耐药菌株可选用万古霉素治疗。中药黄芩、黄连对其有明显的抑菌作用。

四、奈瑟菌属

奈瑟菌属是一群革兰氏阴性球菌,对人致病的主要有脑膜炎奈瑟菌和淋病奈瑟菌。

脑膜炎奈瑟菌

脑膜炎奈瑟菌($N. meningitidis$),俗称脑膜炎球菌,是流行性脑脊髓膜炎(流脑)的病原菌。

(一)生物学性状

1. 形态与染色　菌体呈肾形,直径0.6~0.8μm,成双排列,凹面相对,革兰氏染色阴性,在脑脊液中该菌常位于中性粒细胞内;无芽孢,无鞭毛,新分离的菌株大多有荚膜和菌毛(文末彩图1)。

2. 培养特性与生化反应　营养要求高,常用巧克力色血琼脂培养。专性需氧,初次培养须提供5%~10% CO_2,37℃孵育24~48小时,可形成圆形、无色透明似露滴状的菌落。在血琼脂平板上不溶血,可产生自溶酶。触酶阳性,氧化酶阳性,多数菌株能分解葡萄糖和麦芽糖,产酸不产气。

3. 抗原构造与分类　有多种抗原物质,如荚膜多糖群特异性抗原等。根据其免疫原性不同,可将脑膜炎奈瑟菌分为13个血清群,对人致病的有A、B、C、Y等群,其中以C群致病力最强,我国流脑主要由A群引起。

4. 抵抗力　很弱,对干燥、热、寒冷等十分敏感,室温中3小时死亡,55℃5分钟或常用消毒剂短时间可将其杀死,对磺胺、青霉素、链霉素等敏感。

(二)致病性与免疫性

1. 致病物质　主要有菌毛、荚膜和脂寡糖,脂寡糖为最重要的致病物质,可使机体发热、白细胞升高、皮肤黏膜瘀斑,严重时致中毒性休克和DIC。

2. 所致疾病　流行性脑脊髓膜炎,简称流脑。传染源是流脑患者和带菌者,流行期间人群带菌率可达70%以上。主要经飞沫传播,潜伏期2~3天,细菌首先在鼻咽部繁殖,机体抵抗力强时,一般无症状或只表现轻微上呼吸道症状,而抵抗力弱时,细菌在局部大量繁殖后侵入血流引起菌血症或败血症,患者可有恶寒、高热、恶心呕吐、皮肤黏膜出现出血斑。少数儿童可因细菌突破血脑屏障而引起蛛网膜化脓性炎症。患者出现剧烈头痛、喷射性呕吐、颈项强直等脑膜刺激症状,严重患者可出现中毒性休克,预后不佳。

3. 免疫性　以体液免疫为主,感染后可获得较牢固免疫力。6个月内婴儿极少患流脑,是因母体隐性感染或预防接种而产生的IgG类抗体经胎盘传给胎儿。儿童因血脑屏障的发育尚未成熟,流脑发病率高于成人。

(三)微生物学检查

1. 标本采集　取患者脑脊液、血液或出血瘀斑渗出液检查,带菌者可取鼻咽拭子。标本采集后应注意保暖、保湿并立即送检,最好是床边接种。

2. 直接镜检　脑脊液离心,取其沉渣直接涂片染色镜检,发现中性粒细胞内、外有革兰氏阴性双球菌,即可初步诊断。

3. 分离培养与鉴定　脑脊液或血液标本可先经血清肉汤增菌或直接接种巧克力色血琼脂平板,在适宜条件下孵育18~24小时,取可疑菌落作涂片镜检,并通过生化反应和血清凝集试验进行鉴定。

4. 快速诊断法　脑膜炎奈瑟菌易自溶,患者脑脊液或血清中有可溶性抗原存在。常用对流免疫电泳、SPA协同凝集试验、ELISA等方法进行快速检测。

(四)防治原则

对易感儿童接种流脑荚膜多糖疫苗进行特异性预防。流行期间,儿童可口服磺胺药物预防。患者应尽早隔离，尽早使用青霉素 G 或红霉素等进行治疗，也可加用清热解毒类中药配合治疗。

淋病奈瑟菌

淋病奈瑟菌（*N. gonorrhoeae*），俗称淋球菌，是淋病的病原菌。淋病是我国目前发病率最高的性传播疾病。

（一）生物学性状

1. 形态与染色 菌体呈肾形，成双排列，凹面相对，革兰氏染色阴性，在急性患者脓汁标本中，菌体多位于中性粒细胞内，而慢性患者多在细胞外。有荚膜和菌毛，无鞭毛和芽孢。

2. 培养特性与生化反应 专性需氧，营养要求高，一般用巧克力色血琼脂平板，初次分离培养需提供 5%～10% CO_2，孵育 24～48 小时后形成圆形、凸起、灰白色的光滑型菌落。触酶阳性，氧化酶阳性，只分解葡萄糖产酸不产气，不分解其他糖。

3. 抵抗力 极弱，对干燥、热、冷极敏感。在干燥的环境中，仅存活 1～2 小时，在湿热环境 55℃仅存活 5 分钟。对消毒剂极敏感，如用 1：4 000 的硝酸银溶液作用 2 分钟，即可被杀死，故常用硝酸银滴眼预防新生儿淋球菌感染。对多种抗生素敏感，但易产生耐药性。

（二）致病性与免疫性

1. 致病物质 ①菌毛：可使菌体黏附到泌尿生殖道上皮细胞表面，并有抗吞噬作用；②外膜蛋白：参与黏附宿主细胞，直接损伤中性粒细胞，抑制抗体的杀菌作用；③脂寡糖：可致病变部位发生炎症反应。还产生分解 sIgA 的蛋白酶，分解黏膜表面的 sIgA，有利于细菌黏附。

2. 所致疾病 本菌仅感染人类，主要经性接触传播，也可由患者分泌物污染衣服、毛巾、浴盆等传染。男性可引起淋病性尿道炎，主要表现为尿频、尿急、尿痛、排尿困难、尿道有脓性分泌物流出等症状，还可引起前列腺炎、输精管炎、附睾炎。女性主要引起淋病性宫颈炎、阴道炎及盆腔炎等，可致不孕；妊娠期妇女患淋病，可引起胎儿宫内感染，导致流产、早产等。新生儿出生时感染可引起眼结膜炎，眼角有大量脓性分泌物，称为脓漏眼。

3. 免疫性 人对淋病奈瑟菌普遍易感。病后免疫力不持久，不能防止再次感染。

（三）微生物学检查

取泌尿生殖道脓性分泌物涂片，革兰氏染色镜检，如发现中性粒细胞内有革兰氏阴性双球菌，有诊断价值。对慢性患者及涂片镜检阴性者，可进行分离培养，阳性者应进一步作生化反应鉴定。还可用酶免疫分析技术、直接免疫荧光法、PCR 技术直接检测标本中的抗原或核酸。

（四）防治原则

预防的主要措施是开展性病知识宣传教育，杜绝不洁性行为。婴儿出生时，应用 1% 硝酸银溶液滴眼，预防淋病性结膜炎。淋病患者应及时、正确、彻底地进行治疗，治疗可选用青霉素 G、头孢曲松、头孢克肟、博来霉素等，或根据药敏试验选择药物治疗，但应注意耐药菌株在逐年增加。

第二节 肠 道 杆 菌

肠道杆菌是一大群生物学性状相似的革兰氏阴性杆菌，广泛分布于自然界，常寄居于人和动物肠道中，多数是肠道正常菌群的重要成员，在机体免疫力下降或寄居部位改变时，可成为条件致病菌，引起感染；少数为致病菌，可引起肠道感染。临床常见的菌属有埃希菌属、志贺菌属、沙门菌属、克雷伯菌属、肠杆菌属、枸橼酸杆菌属、变形杆菌属、沙雷氏菌属、耶尔森菌属等。

肠道杆菌具有下列共同特性。

1. 形态与染色 革兰氏阴性杆菌或球杆菌，无芽孢，多数有周鞭毛，致病菌株多有菌毛，少数有荚膜。

2. 培养特性与生化反应 兼性厌氧，营养要求不高，在普通培养基或血平板上多形成光滑型菌落，有些菌株形成黏液型菌落。在 SS 琼脂、中国蓝琼脂、伊红 - 亚甲蓝琼脂等肠道选择培养基上，因不同菌属细菌对乳糖分解能力不同，其菌落亦呈现不同颜色。一般肠道非致病菌能分解乳糖产酸，形成有色菌落；而致病菌不分解乳糖，菌落无色。肠道杆菌生化反应活泼，氧化酶阴性，触酶阳性，能发酵葡萄糖，还原硝酸盐，其他生化反应因菌而异（表 14-2）。生化反应特性是鉴别肠道杆菌的重要依据。

表14-2 肠道杆菌常见菌种的主要生化鉴定特征

	大肠埃氏希菌	伤寒沙门菌	B 群志贺菌	普通变形杆菌	肺炎克雷伯菌
IMViC	++--	-+--	-/++--	++--	--++
KIA	AA+-	KA-+	KA--	KA-+	AA+-
MIU	++-	+--	--/+	+++	--+

注：IMViC：靛基质、甲基红、VP、枸橼酸盐试验；KIA（双糖铁培养基）：观察乳糖、葡萄糖、气体、H_2S 试验；MIU：观察动力、靛基质、脲酶试验。

3. 抗原构造 抗原结构复杂，主要有：①菌体（O）抗原：是细胞壁的脂多糖，耐热，100℃数小时不被破坏；②鞭毛（H）抗原：存在于鞭毛蛋白质中，不耐热，60℃ 30 分钟即被破坏；③荚膜抗原：位于 O 抗原外围的多糖类物质，能阻止 O 抗原凝集，与细菌毒力有关，如大肠埃希菌 K 抗原、伤寒沙门菌 Vi 抗原等。

4. 抵抗力 不强，60℃ 30 分钟即死亡；对干燥和化学消毒剂敏感；对低温耐受；对胆盐、煌绿及多种染料耐受。对多种广谱抗生素敏感。对黄芩、黄连、黄柏、大黄、大蒜、白头翁等中草药敏感。

5. 变异性 肠道杆菌易出现变异菌株，除自发突变外，更容易通过基因转移与重组而导致变异。

一、埃希菌属

埃希菌属有 5 个种，其中大肠埃希菌最常见。大肠埃希菌，俗称大肠杆菌，是肠道中重要的正常菌群，婴儿出生后数小时，该菌即进入肠道并伴随终生。在肠道中大肠杆菌可合成维生素 B 和维生素 K 等供人体吸收利用。当人体免疫力下降或该菌侵入肠外组织器官时，可引起肠道外感染，以泌尿道感染最为常见。某些血清型菌株具有致病性，可导致人类腹泻，称为致病性大肠埃希菌。在环境和食品卫生学中，大肠埃希菌常作为粪便污染的检测指标。

（一）生物学性状

1. 形态与染色 革兰氏阴性杆菌，大小为（0.4～0.7）μm×（1～3）μm，无芽孢，多数菌株有周鞭毛，部分菌株有菌毛。

2. 培养特性与生化反应 营养要求不高，在普通琼脂培养基上形成中等大小、圆形、凸起、灰白色光滑型菌落，某些菌株在血平板上可呈 β 溶血；在液体培养基呈混浊生长；在肠道选择培养基上因分解乳糖形成有色菌落。典型的生化反应见表 14-2。

3. 抗原构造 有 O、H、K 三类抗原。O 抗原有 170 多种，是分群的基础；H 抗原 60 余种；K 抗原 100 余种。大肠埃希菌血清型表示按 O：K：H 排列，如 O111：K58：H2。

4.抵抗力　对热的抵抗力比其他肠道杆菌强,60℃加热15分钟仍有部分细菌存活;对胆盐、煌绿敏感,故在SS培养上生长不佳;对磺胺、庆大霉素、喹诺酮类、氨苄西林等敏感,但易产生耐药性。

(二)致病性

1.致病物质　大肠埃希菌具有多种致病物质。

(1)黏附素:是细菌质粒编码的特殊菌毛,有较强的黏附肠黏膜上皮细胞能力,以保护细菌不被肠分泌液和肠蠕动清除。

(2)外毒素:大肠埃希菌可产生多种外毒素。①不耐热肠毒素:为蛋白质,不耐热,65℃ 30分钟即被破坏,其致病机制与霍乱肠毒素相似;②耐热肠毒素:为小分子蛋白,对热稳定,100℃ 20分钟不被破坏;③志贺样毒素:由溶原性噬菌体介导产生,可致血性腹泻,能选择性破坏肾内皮细胞,可能与溶血性尿毒综合征的发生有关;④肠集聚耐热毒素:由肠集聚型大肠埃希菌产生,可导致肠黏膜细胞分泌功能亢进,引起腹泻。

此外,大肠埃希菌的致病物质还有K抗原、溶血素、内毒素、载铁蛋白和Ⅲ型分泌系统等。

2.所致疾病

(1)肠道外感染:大多数大肠埃希菌在肠道内不致病,但如移位至肠道外的组织或器官则可引起肠道外感染,以化脓性感染和泌尿系感染为主。化脓性感染如腹膜炎、胆囊炎、阑尾炎、手术创口感染、败血症和新生儿脑膜炎等;泌尿系感染如尿道炎、膀胱炎、肾盂肾炎等,引起泌尿系感染的大肠埃希菌统称尿路致病性大肠埃希菌。

(2)肠道感染(胃肠炎):多为外源性感染,引起胃肠炎的大肠埃希菌常见的有五种类型。

1)肠产毒素性大肠埃希菌(ETEC):是婴幼儿和旅游者腹泻最主要的病原菌。致病物质主要是黏附素和肠毒素。ETEC通过定居因子黏附于小肠上皮细胞,并产生不耐热肠毒素(LT)和耐热肠毒素(ST),导致腹泻。临床多表现为轻度腹泻,也可出现严重的霍乱样水泻。

2)肠致病性大肠埃希菌(EPEC):是最早发现的引起腹泻的大肠埃希菌,是婴幼儿腹泻的主要病原菌。EPEC不产生肠毒素和其他外毒素,无侵袭力。其主要致病机制是病原菌在小肠黏膜表面大量繁殖,导致微绒毛刷状缘被破坏、绒毛萎缩、上皮细胞排列紊乱和功能受损,干扰了对肠道中液体的吸收,造成腹泻。通常可自限,但可转变为慢性。

3)肠侵袭性大肠埃希菌(EIEC):主要感染较大儿童和成人,临床症状与菌痢类似,有发热、腹痛、腹泻、黏液脓血便和里急后重等症状。EIEC不产生肠毒素,依靠侵袭力侵入结肠黏膜上皮细胞内生长繁殖,杀死感染细胞,再扩散到邻近正常细胞,导致组织破坏和炎症反应。EIEC侵袭结肠黏膜上皮细胞的能力与质粒上携带的一系列侵袭因子有关。

4)肠出血性大肠埃希菌(EHEC):主要血清型是O157∶H7,通过污染的食品传播,引起出血性结肠炎,表现为腹痛、腹泻、血便,多无发热,多见于儿童和老人,可暴发流行。感染者中2%~7%可发展为溶血性尿毒综合征,表现为溶血性贫血、血小板减少性紫癜和急性肾功能衰竭,病死率为3%~5%。EHEC表达类志贺毒素,该毒素可破坏肠绒毛膜,引起吸收降低和液体分泌量相对增多;还能选择性破坏肾小球内皮细胞,引起肾小球滤过减少和急性肾功能衰竭。

5)肠集聚性大肠埃希菌(EAEC):主要引起婴儿和旅行者持续性水样腹泻,伴脱水,偶有血便。EAEC通过菌毛黏附肠黏膜上皮细胞,在其表面聚集形成砖块状排列,导致微绒毛变短,单核细胞浸润和出血。

(三)微生物学检查

1.标本采集　肠道外感染取中段尿、血液、脓汁、脑脊液等;肠道内感染取粪便。

2.分离培养和鉴定　粪便标本直接接种于肠道选择鉴别培养基,血液标本需先经肉汤培养基增菌,再接种于血琼脂平板。其他标本直接接种血琼脂平板和肠道选择鉴别培养基,经37℃

孵育 18~24 小时,挑取可疑菌落,涂片、染色、镜检。再经生化反应加以鉴定,必要时测定肠毒素。

3. 卫生细菌学检查 大肠埃希菌常随粪便排出污染周围环境、水源和食品。样品中检出大肠埃希菌愈多,表示被粪便污染愈严重,也间接表明可能有肠道致病菌污染。卫生细菌学检查常以其中细菌总数(每毫升或每克样品中所含的细菌数)和大肠菌群数(1 升样品中的大肠菌群数,大肠菌群是指在 37℃ 24 小时发酵乳糖产酸产气的大肠埃希菌、枸橼酸杆菌、克雷伯菌和产气杆菌)为标准。我国于 2007 年 7 月开始实施的《生活饮用水卫生标准》(GB 5749—2006)规定:每 100ml 生活饮用水中,不得检出总大肠菌群、耐热大肠菌群和大肠埃希菌。

(四)防治原则

加强饮食卫生管理,避免食用不清洁的食物或饮用污染的水。母乳中 sIgA 可中和大肠埃希菌肠毒素,故母乳喂养婴儿可减少婴儿腹泻的发生。治疗选用磺胺、庆大霉素、诺氟沙星、环丙沙星等,但易产生耐药性。

二、志 贺 菌 属

志贺菌属(*Shigella*)是引起人类细菌性痢疾的病原菌,俗称痢疾杆菌。

(一)生物学性状

1. 形态与染色 革兰氏阴性短小杆菌,大小为(0.5~0.7)μm×(2~3)μm,无芽孢、荚膜、鞭毛,多数有菌毛(文末彩图 1)。

2. 培养特性与生化反应 营养要求不高,在普通琼脂平板上形成中等大小、半透明、光滑型菌落。在肠道选择鉴别培养基上形成无色透明菌落。其典型生化反应见表 14-2。宋氏志贺菌能迟缓发酵乳糖;除痢疾志贺菌外,皆能发酵甘露醇。

3. 抗原构造与分类 有 O 和 K 抗原。O 抗原有群和型特异性,是分群和型的依据。据此可将志贺菌属分为 4 群,即痢疾志贺菌群(A 群)、福氏志贺菌群(B 群)、鲍氏志贺菌群(C 群)和宋氏志贺菌群(D 群),共 40 多个血清型(含亚型)。我国以福氏志贺菌多见,其次是宋氏志贺菌。

4. 变异性与抵抗力 志贺菌的抗原构造、生化反应、毒力及对药物的敏感性均易发生变异。其抵抗力较其他肠道杆菌弱。在外界环境中的生存能力以宋氏志贺菌为最强,痢疾志贺菌最弱。对热敏感,56℃ 10 分钟即被杀死。对酸敏感,在粪便中志贺菌数小时内死亡,故患者粪便采集后应立即送检。对消毒剂敏感,1% 苯酚 15 分钟可将之杀死。

(二)致病性与免疫性

1. 致病物质 主要有侵袭力和内毒素,有些菌株可产生外毒素。

(1)侵袭力:志贺菌属借助菌毛黏附在回肠末端和结肠黏膜上皮细胞上并穿入细胞内,一般在肠黏膜固有层繁殖形成感染病灶,引起炎症反应。

(2)内毒素:所有志贺菌属都有强烈的内毒素。作用于肠壁使之通透性升高,有利于内毒素吸收,引起机体发热、神志障碍甚至脓毒症休克等一系列中毒症状。内毒素破坏肠黏膜,形成炎症、溃疡、出血及典型的黏液脓血便。内毒素还可作用于肠壁自主神经系统,使肠功能紊乱、肠蠕动失调和/或痉挛,尤以直肠括约肌痉挛最为明显,故出现腹痛、里急后重等症状。

(3)外毒素:痢疾志贺菌可产生耐热外毒素,称为志贺毒素。有三种生物学活性:①神经毒性:使中枢神经系统受损,引起致死性感染(假性脑膜炎昏迷);②细胞毒性:对肝细胞、肠黏膜细胞有毒性,使细胞变性坏死;③肠毒性:具有类似霍乱肠毒素作用,引起水样腹泻。其他三群志贺菌一般不产生此毒素。

2. 所致疾病 细菌性痢疾的传染源是患者和带菌者,经消化道感染,夏秋季节蝇类为重要传播媒介。潜伏期 1~3 天,10~200 个细菌同时侵入即可致病。常见的细菌性痢疾有三种类型。

（1）急性细菌性痢疾（湿热痢）：感染后发病急，症状严重。常有发热、下腹痛、腹泻，及明显里急后重、黏液脓血便等典型症状和体征。

（2）急性中毒性菌痢（疫毒痢）：多见于小儿，发病急，出现全身严重的中毒症状，如高热、感染性休克、DIC 等，病死率高。常无明显的消化道症状，可能是患者对内毒素特别敏感，细菌内毒素从肠壁迅速吸收入血所致。

（3）慢性细菌性痢疾：病程超过 2 个月，迁延不愈或反复发作，常由急性细菌性痢疾治疗不彻底或机体抵抗力较低转变而来，多见于福氏志贺菌感染。

3. 免疫性 机体对志贺菌属的免疫主要依靠肠道的局部免疫作用，病后免疫力不持久。

（三）微生物学检查

1. 标本采集 用药前取患者或带菌者的新鲜黏液脓血便立即送检。不能立即送检时标本应保存在 30% 甘油缓冲盐水中。中毒性菌痢可取肛门拭子检查。

2. 分离培养和鉴定 标本直接接种肠道选择鉴别培养基，37℃孵育 18～24 小时，挑取无色半透明的可疑菌落，进行生化反应和血清学试验。

3. 快速诊断 有免疫荧光菌球法、协同凝集试验、PCR 直接检测技术等。

（四）防治原则

特异性预防可口服减毒活疫苗。如福氏志贺菌和宋内志贺菌依赖链霉素变异株多价活疫苗，可刺激肠道产生 sIgA，但免疫原性弱且不持久。加强饮食卫生管理，防蝇灭蝇。治疗用磺胺、吡哌酸、庆大霉素、诺氟沙星、氧氟沙星等。中药可用芍药汤、白头翁汤加减，单味中药白头翁、马齿苋、大蒜等也有疗效。

三、沙 门 菌 属

沙门菌属是一群寄生于人和动物肠道内，生化反应和抗原构造相似的革兰氏阴性杆菌。沙门菌属细菌的血清型现已经达到 2 500 多种，其中只有少数血清型如伤寒沙门菌和甲型副伤寒沙门菌、肖氏沙门菌、希氏沙门菌是人类的病原菌，对人类有直接致病作用，引起肠热症，对非人类宿主不致病。还有部分血清型如猪霍乱沙门菌、鼠伤寒沙门菌和肠炎沙门菌等是人畜共患病的病原菌，可引起人类食物中毒或败血症。

（一）生物学性状

1. 形态与染色 革兰氏阴性短小杆菌，多有周鞭毛和菌毛，无芽孢，无荚膜（文末彩图1）。

2. 培养特性与生化反应 在普通琼脂平板上形成中等大小、圆形、无色半透明的光滑型菌落。在肠道选择鉴别培养上不分解乳糖，形成无色菌落；在 SS 上因能产生硫化氢，形成中心有黑色沉淀的无色菌落。典型生化反应见表14-2。

3. 抗原构造 主要有 O 抗原和 H 抗原，少数菌种有 Vi 抗原。

（1）O 抗原：为菌体脂多糖成分，耐热。目前有 58 种，是沙门菌分群的依据。每个沙门菌血清型可具有 1 种或多种 O 抗原，将具有共同 O 抗原的血清型归纳为一个群，共 42 个血清群，引起人类疾病的沙门菌多在 A～F 群。O 抗原可刺激机体产生相应 IgM 类抗体。

（2）H 抗原：为蛋白质，是沙门菌分型依据，不耐热，60℃ 15 分钟或乙醇处理后被破坏。H 抗原刺激机体产生 IgG 类抗体，此抗体在人体内持续时间长。

（3）Vi 抗原：即表面抗原，伤寒沙门菌和希氏沙门细菌等有 Vi 抗原。Vi 抗原不稳定，加热 60℃或苯酚处理易被破坏，具有抗吞噬作用，可抑制 O 抗原与相应抗体的凝集反应，可刺激机体产生 Vi 抗体。通过检测 Vi 抗体有助于检出伤寒带菌者。

4. 抵抗力 不强，65℃ 15 分钟、70% 乙醇或 5% 苯酚 5 分钟杀死细菌。水中存活 2～3 周，粪便中可存活 1～2 个月，可在冰冻土壤中过冬。对喹诺酮类及氨苄西林敏感，对氯霉素极敏感。

（二）致病性与免疫性

1.致病物质　主要包括侵袭力和毒素。

（1）侵袭力：细菌通过菌毛吸附小肠黏膜上皮细胞，并穿过上皮细胞到达皮下组织，被此处的吞噬细胞吞噬。细菌分泌的侵袭蛋白可使细菌不被吞噬细胞破坏，在吞噬细胞内继续繁殖，并在吞噬细胞死亡后扩散至机体其他部位。

（2）内毒素：沙门菌释放毒力强的内毒素，激活补体系统，吸引中性粒细胞，引起肠道局部炎症。其被吸收入血可引起全身中毒，如发热、白细胞减少、脓毒症休克等症状。

（3）肠毒素：某些沙门菌，如鼠伤寒沙门菌，能产生类似肠产毒性大肠埃希菌的肠毒素，引起腹泻。

2.所致疾病　主要包括肠热症、食物中毒、败血症等。

（1）肠热症：包括由伤寒沙门菌引起的伤寒和由甲型副伤寒沙门菌、肖氏沙门菌、希氏沙门菌引起副伤寒。通过粪-口途径传播。细菌（超过 10^3 个）随食物到达小肠上部，借菌毛吸附在小肠黏膜上皮细胞表面，穿越小肠黏膜上皮细胞到肠壁固有层的集合淋巴小结内，被吞噬细胞吞噬后在吞噬细胞内生长繁殖。部分细菌经淋巴液到肠系膜淋巴结大量繁殖，后经胸导管进入血流引起第 1 次菌血症，患者出现发热、乏力、全身酸痛等前驱症状。细菌随血流到骨髓、肝、脾、胆、肾等器官，被吞噬细胞吞噬并大量繁殖，再次入血引起第 2 次菌血症（病程的第 2~3 周），患者表现持续高热（39℃以上）、相对缓脉、肝脾大、胸腹部皮肤玫瑰疹（皮肤毛细血管被细菌栓塞所致）、外周血白细胞减少（与骨髓抑制有关）等。胆囊中的细菌随胆汁进入肠道，一部分经粪便排出体外，另一部分再次侵入肠壁淋巴组织中，使已致敏的组织发生超敏反应，导致肠局部坏死和溃疡，严重的可引起肠出血和肠穿孔并发症；肾脏中的细菌随尿液排出体外。

伤寒一般病程长（3~4 周），症状较重。副伤寒与之症状相似，但较轻，病程较短，1~3 周即可痊愈。病后部分患者可继续排菌 3 周至 3 个月，成为恢复期带菌者。少数人（约 3%）排菌达 1 年以上，成为长期带菌者。

（2）急性胃肠炎（食物中毒）：为最常见的沙门菌感染，常见于集体食物中毒。多由食入污染大量鼠伤寒沙门菌、猪霍乱沙门菌、肠炎沙门菌等的食物引起。潜伏期 4~24 小时，有发热、头痛、恶心、呕吐、腹痛、腹泻等症状。一般 2~4 天可完全恢复。除免疫缺陷者外，仅 2%~4% 发生菌血症，故血培养通常阴性，粪便培养为阳性。

（3）败血症：多见于儿童或免疫功能低下的成人，常由猪霍乱沙门菌、希氏沙门菌、鼠伤寒沙门菌、肠炎沙门菌感染引起。细菌侵入肠道后很快入血，肠道病变不明显，但全身症状严重，有寒战、高热、厌食、贫血等，常伴有脑膜炎、骨髓炎、心内膜炎、胆囊炎等。粪便培养阴性，而血培养阳性率高。

3.免疫性　患肠热症后可获得牢固免疫，很少再感染，主要依靠细胞免疫。食物中毒的病程短，细菌不侵入血流，故免疫力不显著。败血症患者细胞免疫和体液免疫均起重要作用。

（三）微生物学检查

1.标本采集　急性胃肠炎取呕吐物或粪便；败血症取血液；肠热症病程第 1~2 周采血液，第 2~3 周采尿液或粪便，全程均可取骨髓。

2.快速诊断　采用 SPA 协同凝集试验、胶乳凝集试验和酶联免疫吸附试验等方法，检测患者血清或尿液中伤寒沙门菌、副伤寒沙门菌的可溶性抗原，以早期诊断肠热症。分子生物学方法也可用于沙门菌感染的快速诊断。

3.分离培养和鉴定　血液和骨髓用胆汁肉汤增菌，粪便或离心后的尿渣直接接种 SS 琼脂平板分离细菌，结合生化反应及血清学试验进行鉴定。

4.血清学诊断（肥达试验）　用已知伤寒沙门菌的 O、H 抗原和甲型副伤寒沙门菌、肖氏沙门菌、希氏沙门菌的 H 抗原与患者血清作定量凝集试验，以检测患者血清中的相应抗体效价，辅助诊断肠热症。肥达试验判断结果时必须结合临床症状、病程、地区特点等进行分析：

（1）正常人群的抗体水平：不同地区抗体效价有差异，一般 O 凝集价≥80、H 凝集价≥160、副伤寒 H 凝集价≥80 时才有诊断价值。

（2）恢复期效价比初次检测效价升高 4 倍或以上有诊断价值。

（3）O 抗体与 H 抗体在诊断上的意义：患肠热症后，O 抗体（IgM）出现较早，维持时间短，仅半年左右；H 抗体（IgG）出现晚，维持时间长，可长达几年。所以，如两者均超过正常值，则患伤寒或副伤寒的可能大；若两者均低，则伤寒或副伤寒的可能性甚小；若 H 凝集价升高而 O 凝集价低于正常值，则可能是预防接种或非特异性回忆反应；若 O 凝集价升高而 H 凝集价低于正常值，则可能是感染早期或其他沙门菌感染引起的交叉反应。有少数伤寒患者，因早期应用大量抗生素或免疫功能低下等，整个病程肥达试验始终呈阴性。

5. 带菌者检查　先用血清学方法检测可疑者血清 Vi 抗体，抗体阳性者，再取粪便或尿液等进行病原菌分离培养，以确定是否带菌。

（四）防治原则

特异性预防可口服伤寒沙门菌 Ty21a 减毒活菌苗，安全、稳定、副作用少，接种后产生的免疫力至少可维持三年。加强饮水、食品卫生等的监督管理，及时发现和治疗带菌者，带菌期间不能从事饮食行业的工作。治疗可选用喹诺酮类、氨苄西林、环丙沙星等。中医按卫气营血辨证施治，可用竹叶石膏汤、三仁汤、清营汤、藿香正气散等。

四、其 他 菌 属

（一）变形杆菌属

变形杆菌属广泛存在于自然界、人及动物肠道中，包括奇异变形杆菌、普通变形杆菌等 8 个菌种。变形杆菌革兰氏阴性，两端钝圆，呈球形或丝状，有周鞭毛和菌毛。在普通琼脂平板上呈扩散生长，形成以接种部位为中心的厚薄交替的同心圆形分层波纹状菌苔，称为迁徙生长现象。在肠道选择培养基上培养，因不分解乳糖，形成无色菌落，因能产生硫化氢，在 SS 上形成中心有黑色沉淀的菌落。典型生化反应见表 14-2。具有尿素酶，能迅速分解尿素，是本菌属的一个重要特征。

普通变形杆菌 X19、Xk、X2 的菌体抗原（OX19、OXk、OX2）与斑疹伤寒立克次体、恙虫病立克次体等具有相同的抗原成分，可用来代替不易获得的立克次体抗原与患者血清进行交叉凝集反应，以辅助诊断相关的立克次体病，称为外斐反应（Weil-Felix reaction）。

变形杆菌属为条件致病菌，可引起尿路感染、创伤感染、慢性中耳炎、肺炎、腹膜炎和败血症等，有的菌株可引起食物中毒与婴幼儿腹泻等。

（二）克雷伯菌属

克雷伯菌属主要包括肺炎克雷伯菌、产酸克雷伯菌、解鸟氨酸克雷伯菌、植生克雷伯菌和土生克雷伯菌。临床感染中以肺炎克雷伯菌多见，肺炎克雷伯菌包括肺炎亚种、臭鼻亚种和鼻硬结亚种。

肺炎克雷伯菌为革兰氏阴性杆菌，常呈卵圆形或球杆状，常成双排列，菌体外有明显的荚膜，有菌毛。在血平板上形成较大、灰白色黏液状菌落，用接种环蘸菌落可拉起长丝。在肠道选择培养基上因发酵乳糖产酸，形成较大、有色的黏液状菌落。典型生化反应见表 14-2。

肺炎克雷伯菌为条件致病菌，是医院感染中常见的细菌。肺炎克雷伯菌肺炎亚种常见的医院感染有肺炎、支气管炎、泌尿道感染和创伤感染。该菌引发的肺炎病情严重，肺部出现广泛性出血性、坏死性肺实变。

第三节　弧　菌　属

弧菌属细菌是一群短小、弯曲呈弧状的革兰氏阴性菌,广泛分布于自然界,以水表面最多。本属有 119 个种,与人类疾病有关的主要有霍乱弧菌和副溶血弧菌,分别引起霍乱和食物中毒。

一、霍 乱 弧 菌

霍乱弧菌是霍乱的病原菌。自 1817 年以来,全球共发生了七次世界性霍乱大流行,前六次均由古典生物型所致,第七次是 EL Tor 生物型所致。1992 年 10 月在印度和孟加拉湾又暴发了由 O139 血清群引起的新型霍乱流行,此次霍乱在临床表现及传播方式上与古典型霍乱完全相同,但不能被 O1 群霍乱弧菌诊断血清所凝集,抗 O1 群的抗血清对 O139 菌株无保护性免疫。

（一）生物学特性

1. 形态与染色　菌体弯曲呈弧形或逗点状,大小（0.5～0.8）μm×（1.5～3）μm,有单鞭毛和菌毛,有些菌株（如 O139）有荚膜。取患者米泔水样粪便作悬滴观察时,可见细菌运动极活泼,呈穿梭样或流星样,涂片染色可见鱼群状排列革兰氏阴性弧菌（文末彩图 1）。

2. 培养特性与生化反应　兼性厌氧,营养要求不高,耐碱不耐酸,在 pH 值 8.8～9.2 碱性蛋白胨水或碱性琼脂平板上,37℃经 12～18 小时培养可形成圆形、扁平、透明的大菌落。霍乱弧菌能分解多种糖,产酸不产气,吲哚试验阳性,霍乱红试验阳性。

3. 抗原结构与分型　霍乱弧菌有耐热 O 抗原和不耐热的 H 抗原,O 抗原特异性强,具有群特异性和型特异性,是分群和分型的基础。根据 O 抗原可将霍乱弧菌分为 200 多个血清群,其中 O1 群、O139 群可引起霍乱流行,非 O1 群和 O139 群弧菌只引起人类胃肠炎。O1 群根据其遗传表型分为古典生物型和埃尔托生物型（El Tor）两个生物型。根据 O1 群霍乱弧菌菌体抗原含有 A、B、C 三种抗原因子的不同,又将其分为小川型、稻叶型和彦岛型 3 个血清型（表 14-3）。

表 14-3　霍乱弧菌 O1 群血清型

| 血清型 | O1 多克隆抗体 | O1 单克隆抗体 | | | 出现频率 | 流行 |
		A	B	C		
小川型	+	+	+	−	常见	是
稻叶型	+	+	−	+	常见	是
彦岛型	+	+	+	+	极少见	未知

4. 抵抗力　不强,55℃湿热 15 分钟,100℃煮沸 1～2 分钟死亡;不耐酸,在正常胃酸中仅存活 4 分钟;对氯敏感,0.5ppm 氯 15 分钟能杀死霍乱弧菌;以 1∶4 漂白粉水溶液处理患者的排泄物或呕吐物 1 小时可达到消毒目的;El Tor 生物型在自然界的生存能力较古典生物型强,可在河水、井水、海水中存活 1～3 周。对链霉素、氯霉素和四环素敏感,对多黏菌素 B 和庆大霉素耐受。

（二）致病性与免疫性

1. 致病物质

（1）鞭毛、黏液素酶和菌毛:霍乱弧菌的鞭毛运动有助于细菌穿过肠黏膜表面黏液层而接近肠壁上皮细胞,有毒株产生的黏液素酶有液化黏液的作用;依靠普通菌毛的黏附可使细菌定植于小肠黏膜,只有定植后方可致病。

（2）霍乱肠毒素：是一种不耐热的蛋白质外毒素,为致泻性毒素中最强的毒素。完整的霍乱肠毒素由一个 A 亚单位和 5 个相同的 B 亚单位组成。A 亚单位是霍乱肠毒素的毒性单位,B 亚单位是结合单位,可与小肠黏膜上皮细胞上神经苷脂（GM1 受体）结合,使肠毒素分子变构,有利于 A 亚单位进入细胞,并使肽链活化,作用于细胞内腺苷酸环化酶,使细胞内 cAMP 浓度增高,肠黏膜上皮细胞分泌功能亢进,致使肠液大量分泌,造成肠腔内液体大量增加,出现严重的呕吐与腹泻。

2. 所致疾病　霍乱是烈性消化道传染病,发病急,传染性强,病死率高,为我国法定甲类传染病。在自然情况下,人是霍乱弧菌的唯一易感者。传染源是患者或带菌者,通过污染的水源或食品经消化道感染。细菌进入胃后,易被胃酸杀死。当胃酸减少时,少量细菌即可感染。病菌可进入小肠,黏附在肠黏膜表面迅速生长繁殖,不入侵肠上皮细胞和肠腺,在繁殖过程中产生肠毒素而致病。表现为剧烈的腹泻和呕吐,腹泻物如米泔水样,由于大量水分和电解质丧失而导致脱水、酸碱平衡功能紊乱及微循环功能障碍,严重者出现代谢性酸中毒、低容量性休克及肾衰竭。如不及时治疗,病死率可达 60%。O139 群霍乱弧菌感染比 O1 群严重,表现为严重脱水和高病死率。病愈后,一些患者可短期带菌,一般不超过两周,少数 El Tor 生物型带菌者带菌时间长达数月或数年,病原菌主要存在于胆囊中,成为传染源。

3. 免疫性　病后可获得牢固免疫力,再感染者少见。主要是体液免疫,包括肠毒素抗体、抗菌抗体和肠道黏膜表面的 sIgA 的中和作用。

（三）微生物学检查

霍乱是烈性传染病,对首例患者的病原学诊断应迅速、准确、及时做出疫情报告。取患者米泔水样粪便或呕吐物,应快速送检或存放在碱性蛋白胨水保存液中运输,其标本必须严密包装,专人送检。

1. 直接镜检　取患者米泔水样粪便或呕吐物做悬滴法检查,观察有无穿梭样运动的细菌;涂片革兰氏染色镜检发现鱼群样排列的革兰氏阴性弧菌,可初步报告。

2. 分离培养和鉴定　将标本接种至碱性蛋白胨水增菌,霍乱弧菌因分解蔗糖在 TCBS 培养基上呈黄色菌落,挑选可疑菌落做生化反应并与 O1 和 O139 群血清做血清学反应进行鉴定。

3. 快速诊断法　采用免疫荧光试验或协同凝集试验,检测霍乱弧菌的可溶性抗原。

（四）防治原则

加强水源、食品、粪便管理,养成良好的个人卫生习惯,不生食贝壳类水产品是预防霍乱弧菌感染和霍乱流行的重要措施。可接种 O1 群霍乱弧菌疫苗进行预防。正确地补充液体和电解质,及时使用抗生素是治疗霍乱的关键。常用药物有四环素、多西环素、氯霉素等,可减少持续腹泻和外毒素的产生,加速细菌的清除。

二、副溶血性弧菌

副溶血性弧菌（*V. parahemolyticus*）是存在于近海的海水、海底沉积物及鱼、贝等海产品中的一种嗜盐性弧菌。主要引起食物中毒,是我国沿海地区食物中毒最常见的病原菌。

（一）生物学特性

菌体多呈弧形或杆状,有单鞭毛,运动活泼,革兰氏阴性。嗜盐,在含有 3.5%NaCl 的培养基中生长良好,无盐不能生长。不耐热,90℃ 1 分钟即被杀死;不耐酸,1% 醋酸或 50% 食醋中 1 分钟死;海水中可存活 47 天或更长。

（二）致病性

致病性副溶血性弧菌能产生两种致病因子,耐热直接溶血素（TDH）和耐热相关溶血素（TRH）,两种毒素皆具有溶血毒、细胞毒和肠毒素等作用。此外,黏附素和黏附素酶也与致病性有关。人因食入未煮熟的海产品或污染本菌的盐腌制品等而感染,引发食物中毒。潜伏期2～26小时,主要症状是腹痛、腹泻、呕吐、脱水和发热,粪便多为水样或糊状,少数为黏液血便。病程短,恢复较快,病后免疫力不强,可重复感染。

（三）微生物学检查与防治原则

采取患者粪便、肛拭或剩余食物接种在碱性蛋白胨水培养基增菌后,转移至 TCBS 等鉴别平板进行鉴别培养,选可疑菌落,通过嗜盐性试验、生化反应和血清学试验进行鉴定。

养成良好的饮食习惯和卫生习惯是预防的关键。治疗可用抗菌药物,如庆大霉素、复方磺胺甲噁唑、诺氟沙星等。

第四节 厌氧性细菌

厌氧性细菌（anaerobic bacteria）是一群只能在低氧分压或无氧环境中生长繁殖的细菌。根据能否形成芽孢,分为有芽孢厌氧菌和无芽孢厌氧菌。有芽孢厌氧菌只有 1 个菌属,即厌氧芽孢梭菌属;无芽孢厌氧菌共有 40 多个菌属,300 多个菌种和亚种。厌氧性细菌广泛分布于自然界、人及动物与外界相通的腔道中,是正常菌群的绝对优势菌。

一、厌氧芽孢梭菌属

厌氧芽孢梭菌属是一群革兰氏阳性大杆菌,能形成圆形或卵圆形芽孢,因芽孢直径比菌体宽,使菌体膨大呈梭状,故名梭菌。主要分布于土壤、人和动物肠道。多数为腐生菌,致病菌性厌氧芽孢梭菌在适宜条件下,芽孢发芽形成繁殖体,产生强烈的外毒素和侵袭性酶而致病。临床常见的有破伤风梭菌、产气荚膜梭菌、肉毒梭菌和艰难梭菌。

破伤风梭菌

破伤风梭菌是引起破伤风的病原菌。

（一）生物学性状

本菌为革兰氏阳性细长杆状,大小为（0.5～2）μm×（2～18）μm,有周身鞭毛,无荚膜。芽孢呈正圆形,直径大于菌体宽度,位于菌体顶端,使细菌呈鼓槌状,为本菌典型特征。严格厌氧,在血平板上培养24～48小时后,可形成中心紧密,周边疏松似羽毛状的菌落,伴 β 溶血。在疱肉培养基中培养,肉汤浑浊、肉渣部分被消化变微黑,产生少量气体,有腐败臭味。不发酵糖类,不分解蛋白质。芽孢抵抗力强,在土壤中可存活数十年,能耐煮沸 1 小时,繁殖体对青霉素敏感。

（二）致病性与免疫性

1. 致病条件 破伤风梭菌可由伤口侵入人体,发生感染的重要条件是伤口局部形成厌氧微环境。窄而深的伤口（如刺伤）、有泥土或异物污染的伤口、大面积创伤、坏死组织多、局部组织缺血缺氧的伤口以及伴有大量需氧菌或兼性厌氧菌混合感染的伤口,均易形成厌氧微环境,有利于破伤风梭菌繁殖产生外毒素而致病。

2. 致病物质 破伤风梭菌的致病物质是破伤风痉挛毒素和破伤风溶血毒素。破伤风痉挛毒素属神经毒素,毒性极强,是引起破伤风的主要致病物质。该毒素对脑干神经细胞和脊髓前角神经细胞有高度亲和力，毒素能与神经组织中的神经节苷脂结合，封闭脊髓抑制性突触，阻止了抑制性介质的释放，从而破坏上下神经元之间的正常抑制性冲动的传递，导致肌肉活动的兴奋与抑制失调，使伸肌与屈肌同时强烈收缩，肌肉出现强烈痉挛；该毒素不耐热，56℃ 30 分钟即被破坏，亦可被肠道中蛋白酶破坏。

3. 所致疾病　破伤风，潜伏期一般 7～14 天，潜伏期越短，病死率越高。发病早期有发热、出汗、心律不齐、肌肉酸痛等前驱症状。随后出现牙关紧闭、苦笑面容、颈项强直、躯干及四肢肌肉痉挛所致的角弓反张等症状，严重者可因呼吸肌痉挛、窒息而死亡，病死率约 52%。新生儿可因脐带断端感染而致新生儿破伤风。

知识链接

新生儿破伤风

　　民间的"七天生，八天扔"说的就是新生儿破伤风。多因分娩时剪断脐带或结扎、包裹脐断端所使用的物品被破伤风梭菌或其芽孢污染，病菌从脐部侵入，脐带残端坏死组织及无氧条件有利于该菌的生长繁殖，产生毒素。潜伏期一般为 7～14 天，俗称"七日风"。患儿早期仅有哭闹、吃奶困难，此时用压舌板检查口腔时愈用力张口愈困难，称"锁口"。故该病又称"锁口风"。随后出现牙关紧闭、苦笑面容、颈项强直、角弓反张等。易并发肺炎和败血症。发展中国家新生儿破伤风的病死率高达 3%～88%。

---

4. 免疫性　机体对破伤风的免疫主要是体液免疫，抗毒素发挥主要作用。但破伤风痉挛毒素毒性很强，极少量毒素即可致死亡，而如此少量的外毒素尚不足以引起有效的免疫应答，产生有效的保护作用，故病后免疫力不持久。

（三）微生物学检查

破伤风的诊断主要根据典型的症状和病史。一般不做细菌学检查。必要时可通过伤口直接涂片寻找典型芽孢，或用庖肉培养基厌氧培养，用培养物滤液做毒性试验等进行诊断。

（四）防治原则

1. 一般性预防措施　用 3% 过氧化氢溶液正确清洗伤口，及时清创、扩创，清除坏死组织及异物等，防止厌氧微环境的形成。

2. 人工主动免疫　对儿童、军人及受伤机会较多的人群注射破伤风类毒素进行特异性预防。

3. 人工被动免疫　对伤口较深或污染严重者应注射破伤风抗毒素（TAT），作紧急预防。

4. 治疗　应早期、足量用抗毒素中和血液中游离的外毒素，用抗生素抗菌，必要时用镇静、解痉药对症治疗。

产气荚膜梭菌

产气荚膜梭菌是气性坏疽的病原菌。广泛分布于土壤、人和动物肠道中，其芽孢常存在于土壤中。

（一）生物学性状

本菌为革兰氏阳性粗大杆菌，长 1～19μm，宽 0.6～2μm，芽孢呈椭圆形，位于次极端或中央，不大于菌体。无鞭毛，在机体内可形成明显的荚膜（文末彩图 1）。厌氧生长，但不十分严格。在庖肉培养基中生长迅速，产生大量气体，肉渣不被消化，变为粉红色；在血平板上多数菌株可形成双层溶血环，是本菌主要特征之一；该菌可分解多种糖类，产酸产气，在牛乳培养基中能分解乳糖产酸，使其中酪蛋白凝固，同时产生大量气体，可将凝固的酪蛋白冲成蜂窝状，气势凶猛，此现象称为"汹涌发酵",是本菌主要特征之一。

（二）致病性

1.致病物质 主要有外毒素、侵袭性酶类和荚膜,其外毒素有 α、β、γ 等 12 种,其中 α 毒素毒性最强,能分解人和动物细胞膜上的磷脂,破坏细胞膜,引起溶血、组织坏死及损伤,使血管壁通透性增加,导致组织水肿。同时 α 毒素还能促使血小板凝集,导致血栓形成,局部组织缺血。

2.所致疾病 ①气性坏疽:是一种严重的创伤感染性疾病,多发生于下肢。致病条件与破伤风梭菌相同。因该菌产生的多种毒素和侵袭性酶的分解破坏作用,导致局部组织气肿、水肿、组织进行性坏死,患肢胀痛剧烈,有恶臭味,触摸有握雪感或捻发音。当毒素和组织坏死的毒性产物入血,可引起毒血症,病死率高达 40%～100%。②食物中毒:主要因食入被本菌污染的密封的肉类食物引起。主要症状为腹痛、腹泻,无恶心呕吐,无发热,可自愈。③急性坏死性肠炎:潜伏期短,发病急,有剧烈腹痛、腹泻、血便,可并发周围循环衰竭、肠梗阻等,病死率高。

（三）微生物学检查

取伤口坏死组织或分泌物涂片革兰氏染色镜检,找到革兰氏阳性两端钝圆的粗大杆菌,有荚膜,可做出初步诊断。必要时作厌氧培养,取可疑菌落进一步鉴定,根据培养特性、生化反应和动物试验等做出最后诊断。

（四）防治原则

及时进行清创、扩创,切除坏死组织,必要时截肢以防感染扩散。早期使用抗毒素、青霉素、高压氧舱治疗有一定效果。

肉 毒 梭 菌

肉毒梭菌广泛分布于土壤和动物粪便中,在厌氧条件下能产生强烈的肉毒毒素,经消化道感染引起肉毒食物中毒。

（一）生物学性状

本菌为革兰氏阳性粗大杆菌,有周鞭毛,芽孢呈椭圆形,大于菌体,位于次极端,使菌体呈汤匙状或网球拍状(文末彩图 1)。

（二）致病性

肉毒梭菌的主要致病物质是肉毒毒素,该毒素是目前已知毒性最强的外毒素,毒性比氰化钾强 1 万倍,对人的最小致死量约为 0.1μg。肉毒毒素是一种神经毒素,作用于外周胆碱能神经,抑制神经肌肉接头处神经递质乙酰胆碱释放,导致肌肉松弛性麻痹。人因食入肉毒毒素污染的食品(如罐头、腊肉、发酵豆制品和发酵面制品)而引起食物中毒。肉毒毒素中毒,胃肠道症状极少见,主要表现为神经末梢麻痹症状如头痛、乏力,眼睑下垂、斜视、复视,咀嚼和吞咽困难、口齿不清,直至膈肌麻痹、呼吸困难、呼吸衰竭而死亡。肉毒中毒很少出现肢体麻痹,不发热,神志清醒。此外,肉毒梭菌还可以引起创伤感染中毒和婴儿肉毒中毒。

（三）微生物学检查及防治原则

检出食物中的毒素是诊断肉毒中毒的主要依据。方法是将可疑食物制成悬液,沉淀后取上清液注入小鼠腹腔,观察小鼠发病情况。检查毒素的同时可进行细菌分离培养,并检测分离出的细菌是否产生毒素及毒素的型别。加强食品卫生管理与监督,食品应注意低温保存,加热食用。患者应尽早注射多价抗毒素血清。

艰 难 梭 菌

艰难梭菌为革兰氏阳性粗长杆菌,芽孢呈卵圆形,位于菌体次极端,无荚膜,有鞭毛。严格厌氧,对氧十分敏感,很难分离培养,故名艰难梭菌。该菌为肠道中的正常菌群,但肠道中比例较少，且为劣势，难以大量繁殖。当长期使用氨苄西林、头孢菌素、红霉素等抗生素，打破了肠内菌群的生态平衡，引起菌群失调，耐药的艰难梭菌大量生长繁殖，产生毒素（肠毒素和细胞毒素），导致抗生素相关性腹泻和假膜性肠炎等疾病。患者表现为水样腹泻、排出假膜、发热、白细胞增多等全身中毒症状，严重者可危及生命。本菌对万古霉素及甲硝唑敏感，但芽孢不易被杀死，有可能复发。

二、无芽孢厌氧菌

与人类疾病有关的无芽孢厌氧菌主要寄生于人和动物的体表及与外界相通的腔道内，构成人体的正常菌群，包括革兰氏阳性和革兰氏阴性的球菌和杆菌。在人体正常菌群中，无芽孢厌氧菌占有绝对优势，是其他非厌氧菌的 10～1 000 倍。在正常情况下，它们对人体无害，但在某些特定条件下，这些厌氧菌作为条件致病菌可导致内源性感染。在临床上，无芽孢厌氧菌的感染率高达 90% 以上，且以混合感染多见。

（一）生物学性状

无芽孢厌氧菌有 30 多个菌属，200 余菌种，其中与人类疾病相关的主要有 10 个属（表 14-4）。

表 14-4   与人类疾病相关的主要无芽孢厌氧菌

	常见菌属	分布	主要生物学性状
革兰氏阴性杆菌	类杆菌属 普雷沃菌属 紫单胞菌属 梭杆菌属	直肠	脆弱类杆菌最重要，占临床厌氧菌分离株的25%。G⁻杆菌，两端钝圆而浓染，中间着色浅似空泡状，有荚膜。专性厌氧，生长迅速。其他菌属生长较慢
革兰氏阴性球菌	韦荣菌属	咽喉部	G⁻小球菌，直径0.3～0.5μm，常成双、成簇或短链排列，临床分离率小于1%
革兰氏阳性球菌	消化链球菌属	阴道	G⁺球菌，不规则成堆或链状排列，严格厌氧，占临床厌氧菌分离株的20%
革兰氏阳性杆菌	丙酸杆菌属	皮肤	G⁺短小杆菌，常呈链状或成簇排列，无鞭毛，能发酵糖类产生丙酸
	双歧杆菌属	肠道	G⁺杆菌，菌体呈多形态，有分枝，耐酸；严格厌氧；具有提高免疫、抗衰老和抗肿瘤作用
	真杆菌属	肠道	G⁺杆菌，菌体细长，少数菌株有鞭毛，严格厌氧，生化反应活泼，生长缓慢，需培养7天
	放线菌属	呼吸道 肠道	G⁺细长无隔丝状菌，有分枝。血平板上可形成灰白色或淡黄色微小圆形菌落

（二）致病性

1. 致病条件   无芽孢厌氧菌是寄生于人体体表及与外界相通腔道中的正常菌群，当其寄居部位改变、机体免疫力降低、菌群失调时，同时伴有局部厌氧微环境的形成，则易引起内源性感染。

2. 致病物质   主要有荚膜、菌毛、侵袭性酶类和内毒素等。

3. 感染特征   ①内源性感染，为其主要感染形式，感染部位可遍及全身，多为慢性感染；②无特定病型，多为化脓性炎症，形成局部脓肿或组织坏死，也可侵入血流形成败血症；③分泌物或脓液黏稠，呈暗黑色或粉红色，有恶臭、有时有气体；④使用氨基糖苷类抗生素长期无效；

⑤分泌物直接涂片可见细菌,但普通培养法无细菌生长。

4. 所致疾病　无特定病型,大多为化脓性感染。主要是中枢神经系统、口腔、女性生殖道及盆腔、腹腔的组织化脓性感染及败血症。

（三）微生物学检查

因无芽孢厌氧菌多为人体的正常菌群,故厌氧标本采集一定注意避免被正常菌群污染和尽量减少接触空气,标本采集后立即放入厌氧标本瓶中,迅速送检。

脓液或穿刺液标本可直接涂片染色镜检,根据菌体形态特征、染色性等初步判定结果。

厌氧培养是证实厌氧菌感染的关键步骤。标本应立即接种在营养丰富、新鲜、含有还原剂的培养基或选择培养基,最常用的培养基是牛心脑浸润血培养基,接种后置于37℃厌氧培养2～3天,挑取生长菌落进行鉴定及药敏试验。

（四）防治原则

及时正确清洗伤口,去除坏死组织和异物,维持局部良好的血液循环,防治局部出现厌氧微环境是预防无芽孢厌氧菌感染重要措施。正确选用抗生素是治疗的关键。临床上95%的无芽孢厌氧菌对氯霉素、甲硝唑、亚胺培南、哌拉西林等敏感,万古霉素适用于所有革兰氏阳性厌氧菌感染。厌氧菌感染中最常见的脆弱类杆菌能产生 β- 内酰胺酶,可破坏青霉素和头孢菌素,故治疗时需特别注意。可进行药物敏感试验,以便选用有效的抗生素治疗。

第五节　分枝杆菌属

分枝杆菌属（*Mycobacterium*）是一类细长略弯曲的杆菌,因有分枝生长的趋势而得名。本属细菌的显著特征是细胞壁中含有大量脂质,可达菌体干重的40%左右,故培养时形成粗糙的疏水性菌落,且细菌一般不易着色,着色后又能抵抗3% 盐酸乙醇的脱色作用,故又名抗酸杆菌。分枝杆菌种类较多,引起人类疾病的主要有结核分枝杆菌、牛型结核分枝杆菌和麻风分枝杆菌。

一、结核分枝杆菌

结核分枝杆菌（*M. tuberculosis*）,俗称结核杆菌,是人类结核病的病原菌。可侵犯全身多个组织、器官,以肺部感染最多见。WHO 2019 年公布的全球死因别数据表明:结核病是单一传染源的头号死亡原因,也是全球第 13 大死因。2021 年,全球新发结核病患者 1 060 万,发病率为134/10 万。我国 2021 年估算的结核病新发患者数为78.0 万（2020 年为84.2 万）,估算结核病发病率为55/10 万（2020 年为59/10 万）。在 30 个结核病高发国家中,我国估算结核病发病数排第 3位,低于印度尼西亚（96.9 万）和印度（295 万）。我国的 HIV 阴性结核病死亡数估算为 3 万,结核病死亡率为 2.1/10 万。

（一）生物学性状

1. 形态与染色　结核分枝杆菌为细长略带弯曲的杆菌,约（1～4）μm×（0.3～0.6）μm,单个散在或聚集在一起呈绳索状或束状,有分枝生长现象。无鞭毛,无芽孢,有微荚膜。革兰氏阳性,但不易着色,齐 - 尼（Ziehl-Neelsen, Z-N）抗酸染色后,结核分枝杆菌被染成红色（抗酸染色阳性）,而标本中其他细菌、细胞被染成蓝色（文末彩图2、文末彩图3）。

2. 培养特性与生化反应　专性需氧,最适温度为37℃,最适宜 pH 值为6.5～6.8,营养要求较高,初次培养需要用含鸡蛋、血清、马铃薯、氨基酸、甘油等物质的培养基才能生长。该菌生长缓慢,繁殖一代约需 18 小时,一般培养 2～4 周始见菌落。在改良罗氏培养基上形成粗糙型菌落,菌落表面干燥呈颗粒、结节或花菜状,乳白色或米黄色,不透明。在液体培养基中由于细菌含脂质较多,且有疏水性,并有需氧要求,故易形成皱褶的菌膜浮于液面。该菌不发酵糖类,能还原硝酸盐,耐热触酶、耐热磷酸酶试验均阴性。

3.抵抗力 该菌细胞壁中含有大量脂质,故对理化因素的抵抗力较一般致病菌强。在干燥痰内可存活 6～8 个月;在 3% 的盐酸、6% 硫酸或 4% 氢氧化钠中 30 分钟其活力不受影响,故在分离结核分枝杆菌时,常用酸碱处理标本以杀死杂菌和液化痰液。对 1：75 000 结晶紫或 1：13 000 孔雀绿有抵抗力,加在培养基中可抑制杂菌生长。湿热 62～63℃ 15 分钟、日光照射 2～7 小时、75% 乙醇中 2 分钟可将该菌杀死,可用于牛奶、结核病患者衣物等物品的消毒。对链霉素、异烟肼、利福平、卡那霉素、对氨基水杨酸等敏感,但易出现耐药性。

4.变异性 结核分枝杆菌可发生菌落、形态、毒力、免疫原性和耐药性等变异。卡介苗(BCG)就是 Calmette 和 Guerin 将有毒的牛型结核分枝杆菌培养于含胆汁、甘油、马铃薯的培养基中,经 230 代转种,历时 13 年,使其毒力发生变异制成的减毒活疫苗,广泛用于结核病的预防。

(二)致病性

1.致病物质 结核分枝杆菌不产生内、外毒素和侵袭性酶。其致病性与细菌在组织细胞内大量繁殖引起的炎症、代谢物质的毒性、菌体成分及机体对菌体成分产生的免疫损伤有关。

(1)脂质:是该菌细胞壁的主要成分,与细菌的致病性密切相关。脂质的毒性成分包括:①磷脂:能促使单核细胞增生,引起结核结节形成与干酪样坏死。②索状因子:成分为海藻糖 6,6- 二分枝菌酸,与结核分枝杆菌在液体培养基中呈索状生长有关。它能破坏细胞线粒体膜,影响细胞呼吸,抑制白细胞游走和引起慢性肉芽肿。③蜡质 D:是细胞壁脂质中的主要成分,是肽糖脂和分枝菌酸的复合物,可激发机体产生迟发型超敏反应。④硫酸脑苷脂:可抑制吞噬细胞中吞噬体与溶酶体的结合,使结核分枝杆菌能在吞噬细胞中长期存活。

(2)蛋白质:结核分枝杆菌具有多种蛋白质,结核菌素是其中的主要成分。结核菌素本身无毒,但与蜡质 D 结合能诱发迟发型超敏反应。

(3)荚膜:具有黏附、抗吞噬作用。

2.所致疾病 结核分枝杆菌可通过呼吸道、消化道、损伤的皮肤黏膜等多种途径侵入机体,引起相应部位的结核病。

(1)肺部感染:①原发感染:为初次感染,多见于儿童。结核分枝杆菌经呼吸道进入肺泡,在肺泡局部引起渗出性炎症病灶,称为原发灶。初次感染因机体缺乏特异性免疫,细菌经淋巴管扩散至肺门淋巴结,引起淋巴管炎和肺门淋巴结肿大,X 线胸片显示哑铃状阴影,称为原发综合征。随着感染后机体抗结核特异性细胞免疫的建立,90% 以上的人不表现症状,不经治疗原发病灶会纤维化或钙化而自愈。但病灶内常有一定量的结核分枝杆菌长期潜伏,不断刺激机体产生免疫,同时可成为日后内源性感染的来源。其中少数患者因免疫力低下,结核分枝杆菌可随吞噬细胞经血流扩散,引起粟粒性结核。②原发后感染:多发生于成年人。结核分枝杆菌大多为内源性感染,少数是外源性感染。由于机体已形成特异性细胞免疫,对再次感染有较强的抵抗能力,病灶常被限于局部,被纤维囊包围的干酪样坏死病灶可纤维化、钙化而痊愈。若干酪样坏死液化,排入邻近支气管,可形成空洞;大量结核分枝杆菌随咳痰排出体外,传染性很强,此为开放性肺结核。继发感染多见于机体免疫力受损或体弱者。

(2)肺外感染:部分肺结核患者体内的结核分枝杆菌可经血液、淋巴液扩散侵入肺外组织,引起相应脏器结核,如脑、肾、骨、关节、生殖器结核。痰中细菌被咽入消化道可引起肠结核、结核性腹膜炎等。通过破损皮肤黏膜感染可致皮肤结核。

(三)免疫性与超敏反应

1.免疫性 结核分枝杆菌属胞内寄生菌,机体抗结核免疫主要是细胞免疫,属于感染免疫,又称有菌免疫,即只有当结核分枝杆菌或其成分存在时才有免疫力,当机体内结核分枝杆菌或其成分全部消失后,抗结核免疫也随之消失。

2．超敏反应 机体对结核分枝杆菌产生细胞免疫的同时，也产生了迟发型超敏反应，两者均为 T 细胞介导的结果，可用郭霍现象说明：①在健康豚鼠皮下首次注射一定量的结核分枝杆菌，10～14 天后注射部位缓慢出现溃烂，深而不易愈合，附近淋巴结肿大，细菌扩散至全身。②用同剂量的结核分枝杆菌注入曾感染并已经康复的豚鼠皮下，1～2 天内注射局部即迅速发生溃烂，浅而易愈合，附近淋巴结不肿大，细菌亦很少扩散。上述现象表明，初次感染出现的炎症反应偏重于病理过程，说明机体尚未建立抗结核免疫力。再次感染时溃疡浅、易愈合、不扩散，表明机体已有一定免疫，但再感染时溃烂发生快，说明免疫的同时有超敏反应参与。

3．结核菌素试验 结核菌素试验是用结核菌素来测定机体对结核分枝杆菌有无迟发型超敏反应的一种皮肤试验，以判断机体对结核分枝杆菌有无免疫力。

（1）结核菌素试剂：结核菌素有两种，一种是旧结核菌素（OT），是结核分枝杆菌在甘油肉汤中的培养物经杀菌、过滤、浓缩而成，主要成分是结核分枝杆菌蛋白；另一种是纯蛋白衍生物（PPD），是将结核分枝杆菌用三氯醋酸沉淀纯化而制成，目前多用后者。

（2）试验方法：常规方法是取 PPD 5 单位注入受试者前臂屈侧皮内，48～72 小时观察注射局部有无红晕硬结。

（3）结果分析：若局部红肿、硬结直径 0.5～1.5cm，判断为阳性，表明机体感染过结核分枝杆菌或接种过卡介苗，建立了抗结核免疫；若红肿硬结＞1.5cm，为强阳性，表明机体可能有活动性结核感染，应进一步检查；若红肿硬结直径＜0.5cm，为阴性，表明机体未感染结核分枝杆菌，需接种卡介苗。但若受试者处于结核感染早期、正患严重结核病或细胞免疫功能低下者结核菌素试验也可能出现阴性。

（4）结核菌素试验的应用：①选择卡介苗接种对象及测定卡介苗接种后的免疫效果；②辅助诊断婴幼儿结核病；③测定细胞免疫功能；④在未接种过卡介苗的人群中作结核分枝杆菌感染的流行病学调查。

（四）微生物学检测

根据感染部位采取痰、支气管灌洗液、尿、粪便、脓汁、胸腔积液、腹水、脑脊液等标本。

1．直接涂片检查 标本直接涂片或浓缩集菌后涂片，用抗酸染色法染色后，找到抗酸杆菌，细菌细长略弯曲，可初步诊断。若用金胺染色，在荧光显微镜下结核分枝杆菌显现金黄色荧光，可提高检出阳性率。浓缩集菌的方法：将有杂菌的标本如痰、尿、粪等，经 4%NaOH、3%HCl 或 6%H_2SO_4 处理 30 分钟杀死杂菌，消除标本中的黏稠部分，然后离心沉淀，取沉淀物检查。

2．分离培养 将处理后的标本接种于改良罗氏培养基上，37℃培养，每周观察生长情况，通常 2～4 周长出肉眼可见的粗糙型菌落。综合细菌的生长速度、菌落特征、生化反应及抗酸染色结果，做出最终诊断。

（五）防治原则

接种卡介苗是预防结核病的有效措施。据统计，未接种组的发病率比接种组高 4～5 倍，婴儿为卡介苗接种的主要对象。我国规定新生儿出生后即接种卡介苗，7 岁时复种。卡介苗接种后获得的免疫力可维持 10～15 年左右。

早期发现活动性结核患者并给予直接督导下的短程化疗是控制结核病的关键。常用的抗结核药物有利福平、异烟肼、乙胺丁醇、链霉素和吡嗪酰胺。为了避免耐药菌株的产生，强调抗结核治疗应坚持早期、联合、规则、适量、全程使用敏感药物的原则。

二、麻风分枝杆菌

麻风分枝杆菌是引起麻风的病原菌。菌体细长略弯曲，呈束状排列，抗酸染色阳性（文末彩

ER-14-3
结核分枝杆菌
病例分析

图 2）。麻风分枝杆菌是一种典型的胞内寄生菌，患者渗出物标本涂片中可见含大量麻风分枝杆菌的麻风细胞，借此与结核分枝杆菌区别。麻风分枝杆菌的体外人工培养至今仍未获成功。对干燥、低温有抵抗力，对湿热及紫外线敏感。

麻风是一种慢性传染病，其特点是潜伏期长、发病慢、病程长。麻风患者是唯一传染源。患者鼻腔分泌物、痰、泪、乳汁、精液和阴道分泌物中均可有麻风分枝杆菌排出，故可经破损皮肤黏膜、呼吸道和密切接触传播。根据临床表现、病理变化等，可将麻风分为瘤型、结核样型和界线类综合征三种病型。其中瘤型麻风传染性强且病情严重；结核样型麻风主要侵犯皮肤与外周神经，很少侵犯内脏，传染性小。人对麻风分枝杆菌有较强的抵抗力，以细胞免疫为主。麻风目前尚无特异性预防方法。治疗药物主要有砜类和利福平等。

第六节   其他致病菌

思政元素

中国对传染病防控的贡献

我们国家从 20 世纪初到中华人民共和国成立前经受鼠疫肆虐近半个世纪，中华人民共和国成立后，鼠疫逐渐消失。其中伍连德博士在消灭鼠疫的过程中做出了突出贡献，他是中国第一个口罩的发明人。通过伍连德博士的故事，引导学生认识到中华人民共和国成立后对传染病有效控制所做的努力和取得的成效。感受到我们国家的强大和进步，以及科学家、医务工作者的榜样力量。并激发爱国情怀，效仿榜样、立志为祖国和人民做出贡献。

其他致病菌见表 14-5。

表 14-5   其他致病菌

菌名	主要生物学特性	致病物质	传播途径	所致疾病	防治原则
白喉棒状杆菌	G⁺ 细长杆菌，一端或两端膨大呈棒状，异染颗粒明显	白喉外毒素	呼吸道	白喉	儿童接种百白破三联疫苗预防，治疗首选白喉抗毒素
布鲁菌	G⁻，着色不佳，球杆状；对湿热、紫外线、消毒剂敏感，我国以羊、牛布鲁菌常见	侵袭性酶内毒素	皮肤、眼结膜及消化道	母畜传染性流产、人波浪热	加强动物检疫和食品卫生管理，接种疫苗预防，治疗首选利福平与多西环素
鼠疫耶尔森菌	G⁻ 卵圆形杆菌，两端浓染，有荚膜；在肉汤中 48 小时形成菌膜，轻摇菌膜呈钟乳石状下沉	荚膜、内毒素	鼠蚤叮咬呼吸道	鼠疫（肺鼠疫、腺鼠疫和败血症鼠疫）	加强检疫，灭鼠、灭蚤；流行区接种鼠疫减毒活疫苗，治疗首选氨基糖苷类
炭疽芽孢杆菌	G⁺ 粗大杆菌，竹节状排列，有荚膜、菌体中央有芽孢；培养形成粗糙型菌落，边缘呈卷发状	荚膜、外毒素	呼吸道、消化道、伤口感染	人、畜炭疽病	加强动物检疫和病畜管制（焚烧、深埋），有关人员接种炭疽疫苗，治疗首选青霉素
百日咳鲍特菌	G⁻ 球杆菌，毒力菌株有荚膜及菌毛，常用鲍-金培养基培养	荚膜、菌毛、毒素	呼吸道	百日咳（痉挛性阵咳）	儿童接种百白破三联疫苗进行预防，治疗首选红霉素

上面这些CO_2

续表

菌名	主要生物学特性	致病物质	传播途径	所致疾病	防治原则
幽门螺杆菌	G⁻，细长弯曲，呈 S 形或螺旋状，一端丛鞭毛；营养要求高，生长缓慢，具有高活性尿素酶	尿素酶、细胞毒素、内毒素	粪 - 口	与慢性胃炎、胃溃疡、胃癌发病相关	试用幽门螺杆菌疫苗预防，治疗用抗生素 + 胶体铋制剂 + 抑酸剂联用
空肠弯曲菌	G⁻，菌体细长弯曲呈弧形或 S 形，两端有单鞭毛，可呈螺旋状运动	黏附素、毒素	消化道	散发性肠炎	加强人、畜、禽类粪便管理，注意饮食卫生
流感嗜血杆菌	G⁻ 小杆菌，多有荚膜和菌毛。生长需要 X、V 因子，与金黄色葡萄球菌共同培养可出现卫星现象	荚膜、内毒素	呼吸道	原发或继发感染	接种流感杆菌荚膜多糖疫苗预防，治疗选择广谱抗生素
铜绿假单胞菌	G⁻ 杆菌，有单鞭毛及菌毛，产生水溶性绿色色素，菌落大而扁平，有生姜气味	内毒素、菌毛	接触	继发感染	严格无菌操作，防止医源性感染；可接种疫苗进行预防；治疗可选用多黏菌素 B、庆大霉素等
嗜肺军团菌	G⁻ 杆菌，有菌毛和端鞭毛，营养要求苛刻，对干燥、紫外线和常用消毒剂敏感	菌毛、毒素、酶	呼吸道	军团菌病（肺炎型、流感样型）	加强水源管理及人工输水管道和设施的消毒处理，治疗首选大环内酯类抗生素

（关静岩）

? 复习思考题

1. 金黄色葡萄球菌与 A 群链球菌所致化脓性感染病灶特点有何不同，主要原因是什么？
2. 急性细菌性痢疾患者为什么会出现发热、黏液脓血便和里急后重等症状？
3. 脚被铁钉扎伤，伤口很深，污染重，应如何预防破伤风？
4. 淋病奈瑟菌的致病物质和所致疾病有哪些？
5. 结核分枝杆菌生物学性状有何特点？
6. 卡介苗和结核菌素试验有什么关系？
7. 临床上出现哪些特征应考虑无芽孢厌氧菌感染？

ER-14-4

扫一扫，测一测

PPT课件

知识导览

第十五章　其他原核型微生物

学习目标

掌握支原体、衣原体、立克次体、螺旋体、放线菌的主要种类、形态结构、致病性；熟悉支原体、衣原体、立克次体、螺旋体、放线菌的培养特性；了解支原体与L型细菌的区别，沙眼衣原体的传播途径，产生抗生素的放线菌及其在制药工业中的应用。

第一节　衣　原　体

衣原体（chlamydia）是一类严格活细胞内寄生、有独特发育周期、能通过滤菌器的原核细胞型微生物。广泛寄生于人类、哺乳动物及禽类体内。能引起人类疾病的衣原体主要包括沙眼衣原体、肺炎衣原体和鹦鹉热衣原体。衣原体感染很普遍，近年来发病率有上升趋势，尤其是前两种衣原体与人类疾病关系密切，值得临床重视。

衣原体的共同特征：①为球形或椭圆形，革兰氏染色阴性，光镜可见；②含有两种核酸，具有肽聚糖组成的细胞壁；③有独特的发育周期，以二分裂方式增殖；④缺乏能量来源，严格活细胞内寄生；⑤对多种抗生素敏感。

一、生物学性状

（一）形态结构

衣原体多呈圆形或椭圆形，含有DNA和RNA两类核酸，有细胞壁。衣原体严格寄生于细胞内，有独特发育周期。在其发育周期内，可见两种形态。

1. 原体　小而致密，直径0.2～0.4μm，有细胞壁，是发育成熟的衣原体。Giemsa染色呈紫色，Macchiavello染色呈红色。原体具有强感染性，在宿主细胞外较为稳定，没有繁殖能力，形成后8小时左右以胞饮的方式进入宿主细胞后发育、增大，经12～36小时转变为始体。

2. 始体　由原体逐渐发育而成，直径0.5～1μm，无细胞壁，代谢活跃，细胞内纤维疏松呈网状，故又称为网状体。Macchiavello染色呈蓝色。为细胞内形式，为繁殖阶段，无传染性。始体在细胞内以二分裂的形式繁殖并发育成许多子代原体，成熟的子代原体从破坏的宿主细胞中释放，再去感染新的易感细胞。

（二）发育周期

原体吸附于宿主细胞，经宿主细胞吞饮作用进入细胞内，形成空泡，在空泡内逐渐发育、增大成始体；始体以二分裂形式繁殖，形成许多子代原体，它们聚集成不同形态的包涵体；成熟子代原体钻出包涵体再从宿主细胞内释出，感染新的宿主细胞，开始新的发育周期。通常一个发育周期约需48～72小时（图15-1）。

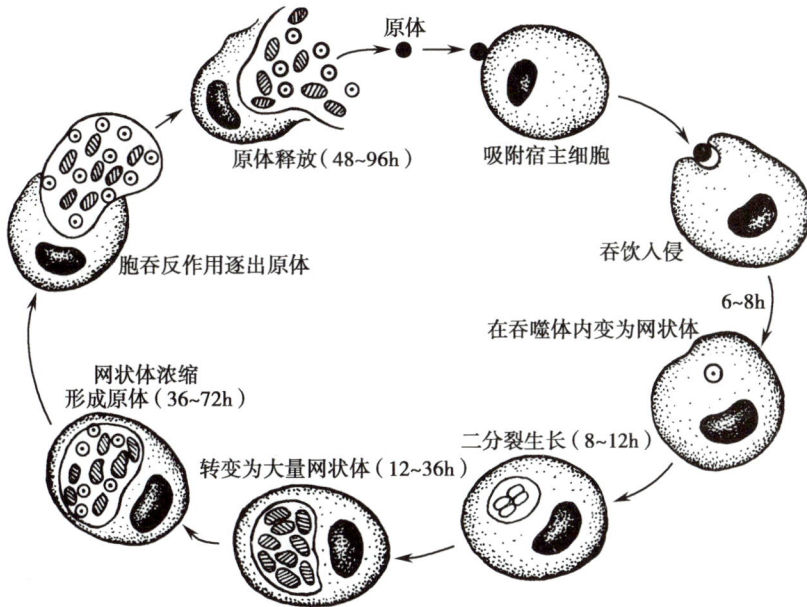

图 15-1 衣原体的发育周期

（三）培养特性

严格活细胞内寄生，不能在人工培养基上生长。绝大多数能用鸡胚卵黄囊接种培养。此外，也可在某些原代或传代细胞株中生长。

（四）抵抗力

对热敏感，60℃仅存活 5～10 分钟；耐低温，–70℃可保存数年。对乙醇、甲醛、石炭酸、四环素、红霉素、利福平等敏感。

二、主要致病性衣原体

（一）沙眼衣原体

根据生物学性状和所致疾病差异，沙眼衣原体可分为沙眼生物型、性病淋巴肉芽肿生物型和生殖生物型 3 个生物型。每个生物型又分不同血清型，如沙眼生物型有 A、B、Ba、C 血清型，性病淋巴肉芽肿生物型有 4 个血清型。所致疾病包括：

1. 沙眼 由沙眼生物型 A、B、Ba 及 C 血清型引起。主要通过眼 - 眼或眼 - 手 - 眼途径传播，可侵犯睑结膜上皮细胞引起炎症。发病缓慢，早期表现有流泪、有黏性或脓性分泌物、结膜充血等，后期可出现滤泡增生、眼睑内翻、倒睫及角膜血管翳，严重者可影响视力，甚至导致失明。就目前来说，沙眼仍然是世界范围内致盲的主要原因。

2. 包涵体结膜炎 由沙眼衣原体生物变种的 D～K 血清型引起。婴儿经产道感染，成人因性接触经手至眼或污染的游泳池水而感染，两者均可引起滤泡性结膜炎，但不侵犯角膜，一般经数周或数月痊愈，无后遗症。

3. 泌尿生殖道感染 由沙眼衣原体除 A 和 C 血清型外的其他型别引起，通过性接触传播，引起非淋病性泌尿生殖道感染，是泌尿生殖道感染的主要病原体。男性多表现为尿道炎，不经治疗可缓解，但多数易发展为慢性、呈周期性加重，亦可合并附睾炎、直肠炎等；女性表现为尿道炎、宫颈炎、输卵管炎和盆腔炎等，若输卵管炎反复发作，可致不孕或异位妊娠等。淋病奈瑟菌常与之合并感染，并能促其繁殖。因此，合并淋病奈瑟菌感染者，沙眼衣原体分离的阳性率明显升高。

4. 性病淋巴肉芽肿 由性病淋巴肉芽肿生物变种引起，主要通过性接触传播。在男性常侵犯腹股沟淋巴结，引起化脓性淋巴结炎和慢性淋巴肉芽肿，常形成瘘管；女性多侵犯会阴、肛门和直肠等组织,可形成肠-皮肤瘘管,引起会阴-肛门-直肠组织狭窄与梗阻。亦可引起静脉炎,伴有耳前、颌下和颈部淋巴结肿大。

(二)肺炎衣原体

肺炎衣原体从沙眼患者的结膜中分离出一种新的衣原体,1989年正式命名为肺炎衣原体。肺炎衣原体的传播途径是通过肺炎衣原体患者的飞沫或喷嚏,被健康人呼吸入呼吸道,肺炎衣原体在后者呼吸道细胞里生长、繁殖及侵袭,从而造成感染状态。主要引起呼吸道感染,并且只感染人类,经呼吸道传播,可导致咽炎、鼻窦炎、支气管炎、肺炎等,还可引起心包炎、心肌炎与心内膜炎。另外近年来发现肺炎衣原体感染与冠状动脉粥样硬化性心脏病有关。

(三)鹦鹉热衣原体

鹦鹉热衣原体是人畜共患传染病的病原体,主要经呼吸道或接触传染,导致的肺炎也称为鹦鹉热或鸟疫。可导致患者出现怕冷、发热、头痛以及明显的颈部、背部肌肉疼痛等症状,症状的严重程度与鹦鹉热衣原体的毒株、患者本身情况有关,经过及时、规范的治疗,大部分患者预后相对较好,少数出现心脏瓣膜炎等严重并发症者可导致死亡。

第二节 立克次体

知识链接

为科学献身的病理学家

霍华德·泰勒·立克次,生于美国俄亥俄州,著名病理学家。1906年落基山暴发斑点热,他在患者血液中及其传染媒介安得逊革蜱的体中均发现杆菌状小体,这是最早发现的立克次体。

1910年他与助手R.怀尔德应邀到墨西哥共同研究流行性斑疹伤寒。在研究过程中,他因感染而逝世,被安葬于伊利诺伊州的克尔克乌德。为纪念立克次,落基山斑疹热和虱传斑疹伤寒病原体所在的属被命名为立克次体属。

立克次体(rickettsia)是一类以节肢动物为传播媒介,严格活细胞内寄生的原核细胞型微生物。立克次体的共同特征有:①大小介于细菌与病毒之间,以球杆形或杆状为主,革兰氏染色阴性,光镜可见;②大多为人畜共患病的病原体,在人类引起发热出疹性疾病;③节肢动物既是储存宿主,又是传播媒介;④细胞器和酶系统不完整,专性活细胞内寄生,二分裂繁殖;⑤对多种抗生素敏感,但磺胺可刺激其增殖。

在我国对人具有致病性的立克次体主要有:普氏立克次体、斑疹伤寒立克次体(图15-2)、恙虫病立克次体及Q热立克次体。

一、生物学性状

大小为$(0.2\sim0.6)\mu m\times(0.8\sim2.0)\mu m$,呈多形性,以球杆状为主。常用Giemsa法染成紫色或蓝色或Macchiavello法染成红色。结构及化学组成与革兰氏阴性菌非常相似。严格活细胞内寄生,二分裂繁殖,最适培养温度为32~35℃。立克次体有群特异性和型特异性两种主要抗原,可用于分群、定型。常用外斐反应(Weil-Felix reaction),可辅助诊断某些立克次体病。

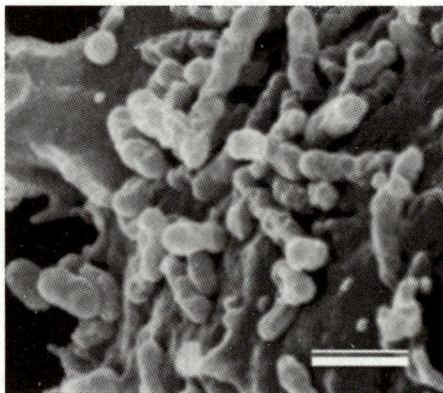

图15-2 斑疹伤寒立克次体(扫描电镜)

二、主要致病性立克次体

立克次体的致病物质主要包括脂多糖和磷脂酶 A 等。立克次体先与细胞膜表面的胆固醇受体结合，然后被吞入宿主细胞内。在吞噬体内的立克次体通过磷脂酶 A 溶解溶酶体膜而进入胞质，大量生长繁殖后导致细胞破裂。

（一）普氏立克次体

普氏立克次体是流行性斑疹伤寒的病原体。人是唯一的传染源，传播媒介是节肢动物。主要引起流行性斑疹伤寒，感染方式为人虱叮咬患者后，立克次体进入虱肠道上皮细胞内繁殖，并随虱粪排出，虱粪中的立克次体经人体搔抓的皮肤破损处侵入人体而致病。临床表现骤然高热、剧烈头痛、周身疼痛和皮疹，可伴有神经系统和心血管系统及其他实质性器官损害，病后可获得较牢固的免疫力，与地方性斑疹伤寒立克次体的感染有交叉免疫力。

（二）斑疹伤寒立克次体

斑疹伤寒立克次体，又称为莫氏立克次体，是地方性斑疹伤寒的病原体。地方性斑疹伤寒的主要储存宿主和主要传染源是鼠类，又称鼠型斑疹伤寒。通常先以鼠蚤为媒介在鼠群中传播，鼠蚤粪便中立克次体经皮肤小伤口感染人体，也可以人虱为媒介在人群中传播。该病发病缓慢，症状及体征较轻，主要表现为头痛、发热、皮疹等，病变很少累及中枢神经系统、心脏及肾脏等。病后可获得牢固免疫力。

（三）恙虫病立克次体

恙虫病立克次体是恙虫病的病原体。恙虫病为一种自然疫源性疾病，流行于啮齿动物。在我国主要见于西南和东南地区。野鼠和家鼠为主要传染源，鸟类等也能感染或携带恙螨而成为传染源。因此，恙螨既是传播媒介，又是储存宿主。恙虫病立克次体寄生在恙螨体内并可经卵传代，故恙螨感染后要在下一代幼虫才具有传染性。恙螨叮咬人体时，立克次体随唾液传入，并随血流扩散，在血管内皮细胞和单核细胞中增殖。经 1～3 周潜伏期，突然发病。被立克次体叮咬的局部出现丘疹，形成水疱，破溃后形成溃疡，周围红晕，上覆黑色痂皮（称为焦痂），此为恙虫病的重要特征之一。病后获得较为持久的免疫力。

（四）Q 热立克次体

是引起 Q 热的病原体。Q 热指不明原因的发热。Q 热立克次体在动物间的传播是以吸血的蜱为传播媒介，并可经卵代传。牛、羊等家畜既是传染源，也是储存宿主。受染的尿、粪污染环境后，人类经接触或经呼吸道、消化道等途径感染。乳牛感染可发生慢性乳腺炎，如食入未经严格消毒的乳制品也可致病。Q 热主要表现为发热、头痛、腓肠肌疼痛等，由呼吸道感染者常有肺部病变。部分病例可发生肝炎或亚急性心内膜炎。

第三节　支　原　体

🌐 **知识链接**

解脲脲原体的检测

解脲脲原体是一类原核细胞微生物，体积介于细菌和病毒之间，在人工培养基上能繁殖的最小的原核细胞型微生物，是人类泌尿生殖道的常见病原体。目前我国对解脲脲原体的检测在临床上主要为培养法和核酸检测法。

培养法包括液体培养法和固体培养法。液体培养法利用解脲脲原体分解尿素，使培养基

ER-15-3

支原体

的显示剂变色的原理，液体颜色的改变来推断支原体是否存在，设备简单、经济，但假阳性率高，准确性不高。固体培养法利用解脲脲原体固体培养后可形成像荷包蛋样的菌落，在显微镜下观察，确证支原体的存在。结果判断时间较长，不利于疾病的诊断和治疗。

核酸检测法是将采集的样本经细胞裂解液裂解后释放病原体核酸，然后经过逆转录和转录过程，实现病原体核酸片段的扩增。扩增后的核酸产物被检测液中的特异探针识别捕获，形成核酸扩增产物 - 特异探针 - 金探针复合物，并形成可见的条带，从而实现病原体核酸的检测。核酸检测法快速、灵敏、特异、简便，可以直接检测临床标本中极微量的病原体。

支原体（mycoplasma）是一类缺乏细胞壁，呈高度多形性，可通过滤菌器，在无生命培养基中生长繁殖的最小原核细胞型微生物。因该类微生物无细胞壁，形态多变，能形成丝状与分枝形状，故称为支原体。支原体在自然界中广泛分布，人、家畜及家禽多有携带，但多为腐生菌，少数具有致病性。

一、生物学性状

（一）形态与结构

体积微小，一般为$(1\sim10)\mu m\times(0.2\sim0.3)\mu m$。无细胞壁，呈高度多形性，有球形、杆形、丝状和分枝状等多种形态（图 15-3）。革兰氏染色阴性，但不易着色，故常用 Giemsa 染色，呈淡紫色。电镜下可见胞膜有内、中、外三层结构，内外两层为蛋白质及糖类，中层为脂质，主要为磷脂，胆固醇位于磷脂分子之间，对保持细胞膜的完整性具有一定作用。凡能作用于胆固醇的物质，如皂素、两性霉素 B、洋地黄苷等均能破坏支原体的细胞膜而致其死亡。有的支原体细胞膜外还有一层多糖组成的荚膜或微荚膜，有的支原体具有特殊的顶端结构，能黏附在宿主上皮细胞表面，与支原体的致病有关。

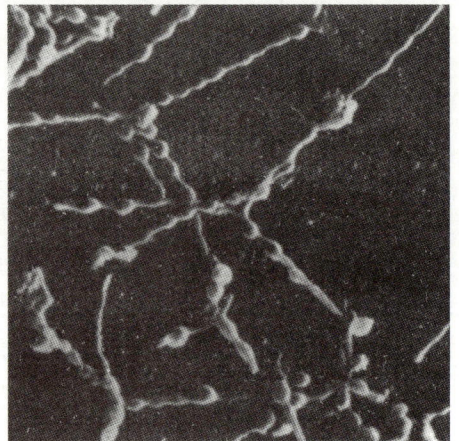

图 15-3　肺炎支原体的形态

（二）培养特性

支原体的营养要求较高，在含有 10%～20% 血清、10% 酵母浸膏及胆固醇的培养基中缓慢生长 2～3 天后，形成典型的"油煎蛋"样菌落（图 15-4）。主要以二分裂形式增殖，也可通过出芽、分枝等方式繁殖。最适 pH 值 7.8～8.0，低于 7.0 则死亡（溶脲脲原体最适 pH 值 6.0～6.5）。最适温度 36～37℃。

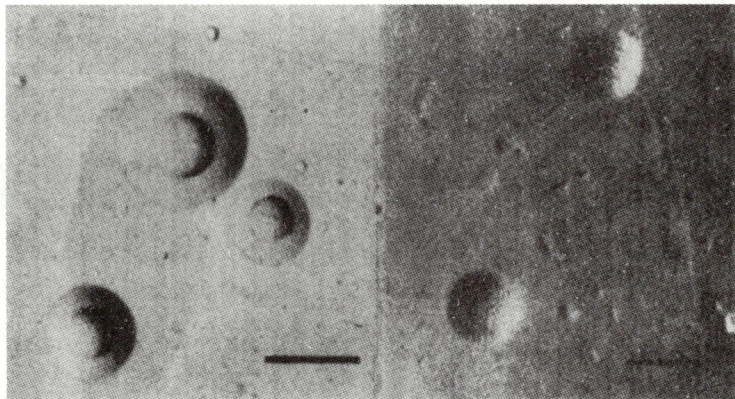

图 15-4　支原体的油煎蛋状菌落

（三）抗原结构

支原体的抗原主要由细胞膜外层的蛋白质、构成荚膜的肽聚糖和中层脂类组成。细胞膜外层蛋白质是特异性抗原，很少有交叉反应，对鉴别支原体有重要意义。

（四）抵抗力

对热及干燥敏感，低温或冷冻干燥可长期保存。对酸、有机溶剂敏感，易于被清洁剂和消毒剂灭活。由于支原体无细胞壁，故对于干扰细胞壁合成的抗生素，如青霉素、头孢菌素等不敏感，但对干扰蛋白质合成的抗生素，如红霉素、多西环素、氯霉素以及喹诺酮类抗菌药物相当敏感。

（五）与L型细菌的区别

L型细菌的生物学性状和致病性与支原体非常相似，如无细胞壁呈多形性，能通过滤菌器，对渗透压敏感，在固体培养基上形成"油煎蛋"样菌落等，两者均可引起泌尿生殖道感染，所以在进行支原体分离鉴定时应注意区别（表15-1）。

表15-1　支原体与L型细菌的主要区别

主要性状	支原体	L型细菌
来源	自然界广泛存在的独立微生物	细胞壁缺陷的变异细菌
返祖	在任何情况下不能变成细菌	去除诱因可恢复为细菌的原有形态
遗传	在遗传上与细菌无关	在遗传上与细菌有关
培养	培养基中加胆固醇	一般无需加胆固醇

二、主要致病性支原体

（一）肺炎支原体

该支原体主要引起人类原发性非典型肺炎，约占非细菌性肺炎的50%。该病主要通过呼吸道飞沫传播，引起支原体肺炎，一年四季都可发病，但大多数发生于夏末秋初，抵抗力低下的青少年感染多见。支原体借助黏附蛋白吸附于呼吸道黏膜细胞表面，释放神经毒素、核酸酶、超氧负离子和过氧化氢等引起上皮细胞肿胀、坏死和脱落，微纤毛运动减弱或停止。其病理改变以间质性肺炎为主，亦可合并支气管肺炎，又称原发性非典型性肺炎。临床表现一般较轻，可出现咳嗽、发热、头痛、肌肉痛等症状，5～10天后消失，但肺部X线改变持续4～6周才能消失。个别病例可伴有呼吸道以外的并发症。由于支原体肺炎具有传染性，故应注意隔离。临床使用大环内酯类和喹诺酮类抗菌药物治疗，但有耐药菌株产生。

（二）溶脲脲原体

在固体培养基上生长可形成微小菌株，简称"T"株，能分解尿素产氨。溶脲脲原体是引起人类泌尿生殖道感染重要的病原体之一。主要通过性接触传播，引起人类泌尿生殖道感染，在非淋菌性泌尿生殖道感染中仅次于衣原体，列第二位。可形成继发感染，是某些淋病患者治愈后仍有后遗症的原因之一。还可通过垂直传播引起胎儿早产、死胎、流产与先天缺陷，分娩时可导致新生儿呼吸道感染。有研究证明，溶脲脲原体可吸附于精子表面，阻碍精子与卵子结合，从而引起不孕症。此外，人型支原体和生殖器支原体也可导致人类泌尿生殖道感染；穿透支原体为条件致病性支原体，可能是艾滋病的辅助致病因素。

第四节　螺　旋　体

螺旋体（spirochete）是一类细长、柔软、弯曲呈螺旋状、运动活泼的原核细胞型微生物。具有与细菌相似的基本结构,对多种抗生素敏感,但胞壁与胞膜之间相连的轴丝能使其活泼运动。螺旋体分布广泛,种类繁多。根据其抗原性、螺旋数目、大小与规则程度以及螺旋间距不同,对人有致病性的螺旋体主要有3个属。①钩端螺旋体属:螺旋致密而规则,菌体一端或两端弯曲呈钩状,故名钩端螺旋体,其中对人致病的主要螺旋体为问号钩端螺旋体。②密螺旋体属:螺旋较为致密规则,两端尖细。其中梅毒螺旋体、雅司螺旋体和品他螺旋体对人致病。③疏螺旋体属:有3～10个稀疏而不规则的螺旋,呈波纹状。对人致病的主要有回归热螺旋体(图15-5)、伯氏疏螺旋体、奋森疏螺旋体等。

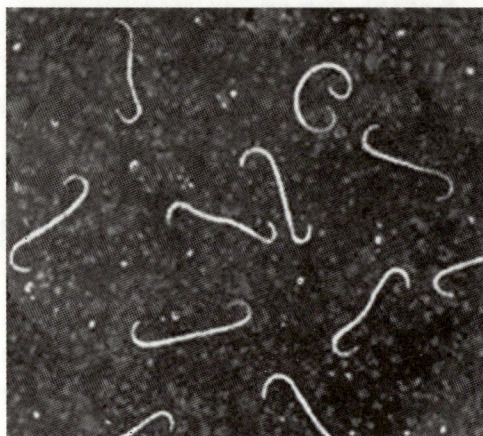

图15-5 钩端螺旋体

一、生物学性状

(一)钩端螺旋体生物学性状

1. 形态与染色 菌体细长,大小为(6～12)μm×(0.1～0.2)μm,螺旋细密而规则,形似串珠,一端或两端弯曲成钩状,使菌体屈曲呈C、S形。革兰氏染色阴性,但不易着色,常用Fontana镀银染色法将菌体染成金黄色或深褐色,可用暗视野显微镜直接观察。

2. 培养特性 需氧或微需氧,最适温度28～30℃,常用含10%兔血清的柯氏培养基培养。生长缓慢,在液体培养基培养1周后,呈半透明、云雾混浊状生长;在固体培养基培养2周后可形成透明、不规则的扁平菌落。

3. 抗原构造与分型 致病性钩体主要有属特异性蛋白抗原、型特异性抗原和群特异性抗原。目前全球已发现的钩体有25个血清群,273个血清型,我国至少存在19个血清群,75个血清型。

(二)梅毒螺旋体生物学性状

1. 形态与染色 大小为(0.1～0.2)μm×(6～15)μm,有8～14个致密而规则的小螺旋,两端尖直,运动活泼。用普通染色法不易着色,镀银染色成棕褐色(图15-6),暗视野显微镜可观察。

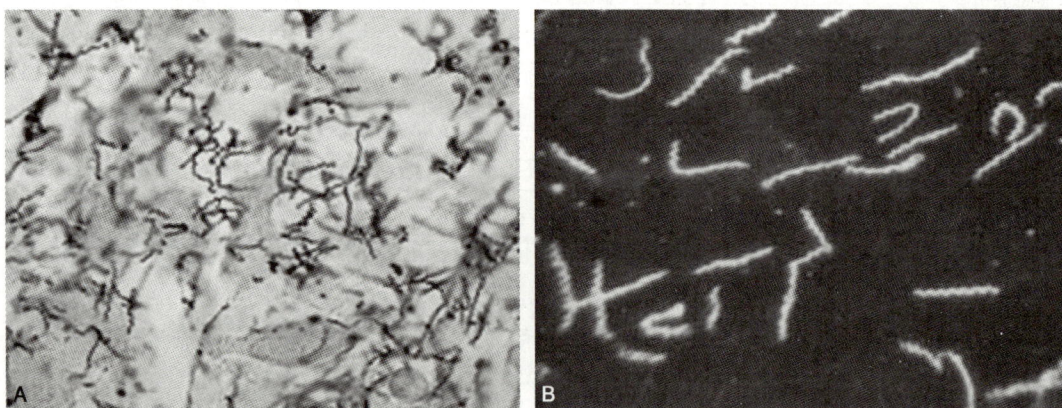

图15-6 梅毒螺旋体

A.组织中的梅毒螺旋体染色;B.纯培养梅毒螺旋体染色

2. 培养及抵抗力特性 人工培养至今尚未成功。对冷、热、干燥等极为敏感,离体干燥1～2小时死亡,加热50℃5分钟,或在4℃血液中3天即可死亡。对一般化学消毒剂敏感。青霉素、四环素、红霉素、砷剂等对其具有杀灭作用。

（三）伯氏疏螺旋体生物学性状

1. 形态染色　伯氏疏螺旋体长 10～40μm，宽 0.1～0.3μm。有 5～10 个不规则的螺旋，其运动活泼，扭曲，翻滚。革兰氏染色阴性，但不易着色。Giemsa 或 Wright 染色效果好。

2. 培养特性　营养要求高。常用 BSK（Barbour Syoenner-kelly）培养基，BSK 培养基是含有牛血清蛋白和加热灭活兔血清等营养丰富的液体培养基，适宜生长温度为 35℃、pH 值 7.5，通入 5%～10% 的 CO_2 可促其生长，通常培养 2～3 周。

3. 抗原构造与分类　现发现的伯氏疏螺旋体都属于一个种，因为各分离株间 DNA 核苷酸序列的差异为 1%。但其中不同菌株在基因组和遗传表型上存在异质性。根据 DNA 分析，目前常见的伯氏螺旋体至少可分为 I、II、III 3 个基因种等。

二、主要致病性螺旋体

（一）钩端螺旋体

钩端螺旋体的致病物质有：①溶血素：作用与磷脂酶相似，破坏红细胞膜导致溶血；②细胞毒因子：注入小鼠脑内，1～2 小时后可出现肌肉痉挛，呼吸困难，最后死亡；③内毒素样物质：作用与细菌内毒素相似。

钩体病为人畜共患传染病，鼠类和猪是其主要传染源和储存宿主。钩体在被感染的猪或鼠体内繁殖，随尿液排出，污染环境。人与污染的水或土壤接触，钩体可通过破损的皮肤或黏膜侵入而导致感染。钩体在人体局部迅速繁殖，并经淋巴系统或直接进入血液循环，引起钩体血症，出现中毒症状，如乏力、发热、头痛、肌痛（以腓肠肌尤重）、眼结膜充血、淋巴结肿大等，随后出现肝、肺、肾等功能的损害。钩体也可通过胎盘垂直感染胎儿，导致流产。钩体病的病程发展及临床表现因与人体感染钩体的型别、数量、毒力及机体免疫状况不同而差异较大，常见的有黄疸出血型、流感伤寒型、肺出血型、脑膜脑炎型、肾衰竭型等，其中以肺大出血最危险。隐性或显性感染后，机体对同型钩体获牢固免疫力，以体液免疫为主。

切实做好防鼠、灭鼠工作，加强对带菌家畜的管理，保护水源，避免与疫水接触。对易感人群进行多价死疫苗接种，接种的疫苗必须是当地流行的血清型。钩端螺旋体病的治疗首选青霉素，对青霉素过敏者可使用多西环素、庆大霉素等。其次，穿心莲、板蓝根等中药也有治疗作用。

（二）梅毒螺旋体

梅毒螺旋体，又称苍白密螺旋体苍白亚种，是引起人类梅毒病的病原体。梅毒是对人类危害较严重的性传播疾病。

梅毒螺旋体的致病因素有：①荚膜样物质：为菌体表面糖胺聚糖和唾液酸，可阻止抗体等大分子和菌体结合，干扰补体的作用；②透明质酸酶：促进梅毒螺旋体在体内扩散。自然情况下，人是梅毒的唯一传染源，主要经性接触传染，导致后天（获得）性梅毒；也可经胎盘垂直传染，引起先天（胎传）性梅毒。

后天性梅毒分为三期，多表现为发作、潜伏和再发作交替的现象。

1. 一期梅毒　感染后 2～4 周左右，于外生殖器局部出现无痛性硬下疳，其溃疡渗出物中含有大量梅毒螺旋体，传染性极强。1～2 个月左右病变自然愈合，但螺旋体潜伏于体内，经 2～3 个月无症状期后进入二期。

2. 二期梅毒　主要表现为全身皮肤黏膜梅毒疹及周身淋巴结肿大，有时可累及骨、关节及其他器官。在梅毒疹和淋巴结中含有大量的梅毒螺旋体，传染性强。如不治疗，一般 3 周～3 个月后体征自行消退。一、二期梅毒又称早期梅毒。

3．三期梅毒　也称晚期梅毒。一般发生在感染后 2 年。此期传染性小，但对机体破坏性大，不仅皮肤黏膜出现溃疡性坏死病灶，而且侵犯内脏器官或组织，严重者 10～15 年后，则引起心血管及神经系统疾病，如动脉瘤、脊髓痨、全身麻痹等，可危及生命。

先天性梅毒，又称胎传梅毒，梅毒螺旋体可经胎盘传给胎儿，引起胎儿全身感染，导致流产、早产或死胎；若能出生则为梅毒儿，表现为间质性角膜炎、先天性耳聋、锯齿牙等。

机体对梅毒免疫为传染性免疫，即有梅毒螺旋体感染时才有免疫力。感染可激发机体的体液免疫和细胞免疫，但以后者所介导的迟发型超敏反应为主。机体对梅毒螺旋体的免疫较弱，不能彻底清除螺旋体，导致潜伏感染状态。在感染的所有阶段，梅毒螺旋体均可刺激机体产生抗梅毒螺旋体抗体和抗心磷脂抗体（反应素）。后者对机体无保护作用，仅可用于梅毒血清学诊断。

梅毒是一种严重的性传播疾病，应加强健康教育和社会管理。对患者早期诊断和彻底治疗是控制此病流行的关键环节。治疗首选青霉素，要求足量、足疗程。治疗结束后应定期复查，在治疗 3 个月至 1 年后血清学指标阴转者为治愈，否则要继续治疗。

（三）伯氏疏螺旋体

伯氏疏螺旋体是莱姆病的病原体。人被疫蜱叮咬后，伯氏疏螺旋体先是在局部繁殖，数日或数周后通过血液或淋巴扩散至全身多个器官。早期在叮咬处皮肤上出现一个或数个慢性游走性红斑（ECM），同时伴有发热、头痛、关节痛、轻度颈强直、眼结膜炎或淋巴结炎等。数日内 ECM 向周围扩散，逐渐出现皮损，继而形成关节炎、心脏、神经系统或其他深部组织炎症。未经治疗的病例一般在起病后约 2 个月内可缓解，但常复发。早期病例血液中存在的病原体经一般常规处理，并贮存于 4℃血库 48 小时仍有感染性，故须警惕输血传播的可能性。晚期一般在发病后数月或数年出现深部组织持续性感染并伴有严重功能损害，如关节畸形、慢性萎缩性皮肌炎、心内膜炎、心包炎以及神经麻痹等。

人和动物感染伯氏疏螺旋体后均可产生特异性抗体，此为清除该病原体主要免疫机制。抗体还有促进吞噬细胞的吞噬作用；中性粒细胞和单核细胞在抗螺旋体感染中发挥至关重要的作用。

本病以预防为主，严防蜱咬伤。根据患者不同的临床表现及病程采用不同的抗生素及给药方式。该病早期可口服四环素、青霉素、红霉素等，晚期伴有神经系统等深部组织损害者可使用青霉素联合头孢曲松等静脉滴注。

（四）回归热螺旋体

回归热螺旋体有两类，一是回归热疏螺旋体，以虱为传播媒介，为虱传回归热，亦称流行性回归热的病原体；另一个是杜通疏螺旋体，以蜱为传播媒介，为蜱传回归热，亦称地方性回归热的病原体。

1．虱传回归热　潜伏期 2～14 天，平均 7～8 天，起病大多急骤，始以畏寒、寒战和剧烈头痛，继之高热，体温 1～2 天内达 40℃以上，多呈稽留热，少数为弛张热或间歇热。头痛剧烈，四肢关节和全身肌肉酸痛。部分患者有恶心、呕吐、腹痛、腹泻等症状，也可有眼痛、畏光、咳嗽、鼻衄等症状。面部及眼结膜充血，四肢及躯干可见点状出血性皮疹，腓肠肌压痛明显。呼吸、脉搏增速，肺底可闻细湿啰音。半数以上病例肝脾肿大，重者可出现黄疸。高热期可有精神、神经症状，如神志不清、谵妄、抽搐及脑膜刺激征。持续 6～7 日后，体温骤降，伴以大汗，甚至可发生虚脱。以后患者自觉虚弱无力，而其他症状、肝脾肿大及黄疸均消失或消退，此为间歇期。经 7～9 日后，又复发高热，症状重现，此即所谓"回归"。回归发作多数症状较轻，热程较短，经过数天后又退热进入第二个间歇期。一个周期平均约 2 周。以后再发作的发热期渐短，而间歇期渐长，最后趋于自愈。

2．蜱传回归热　潜伏期 4～9 天，临床表现与虱传型相似，但较轻，热型不规则，复发次数较多，可达 5～6 次。蜱咬部位多呈紫红色隆起的炎症反应，局部淋巴结肿大。肝脾肿大、黄疸、神经症状均较虱传型为少，但皮疹较多。

第五节　放　线　菌

📋　案例分析

放线菌病

小刘拔牙后不久，面颈交界部形成脓肿，皮肤变成暗红色，局部板样坚硬，逐渐脓肿破溃，流出淡黄色浓稠液，脓液中肉眼可见硫黄样颗粒。经过医生检查，发现患者的病灶组织和脓样物质中，可找到肉眼可见的硫黄样颗粒，显微镜下可见颗粒呈菊花状，因此诊断小刘是患了面颈部放线菌病，可以用大剂量的青霉素进行治疗。3 个月后，小刘的病痊愈了，医生建议小刘以后要注意口腔卫生，预防放线菌病。

放线菌（*Actinomyces*）是一大类丝状或链状、呈分枝状生长的单细胞原核细胞型微生物，因其菌落呈放射状而得名。放线菌广泛分布于自然界中，大多数不致病，为抗生素的重要来源，目前广泛使用的抗生素约 70% 由各种放线菌产生。对人致病的放线菌主要是放线菌属与诺卡菌属。

一、生物学性状

放线菌由菌丝和孢子组成，多数具有菌丝体结构。

（一）放线菌的结构

放线菌的细胞呈丝状分枝，称为菌丝（mycelium），直径大约 0.5～1μm，粗细与杆菌相似。由于不同发育阶段的菌丝分化程度不同，根据着生部位和功能的不同可以分为基内菌丝、气生菌丝和孢子丝（图 15-7）。

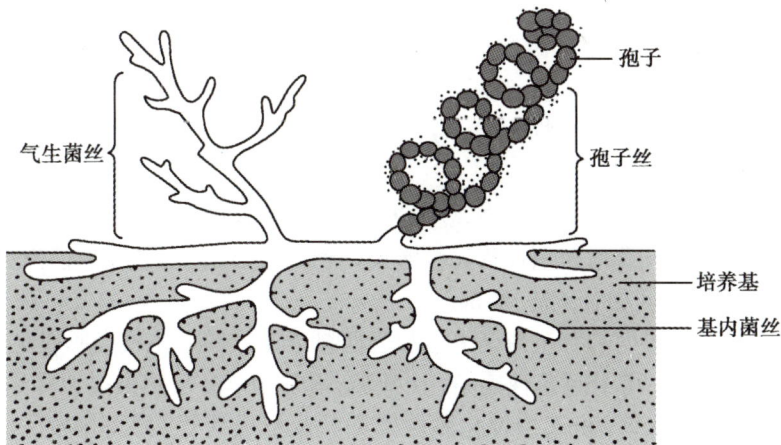

图 15-7　放线菌菌丝

1. **基内菌丝**　基内菌丝，也称为营养菌丝，是放线菌孢子在适宜条件下，通过吸收水分和营养，向基质的四周伸展形成的菌丝，就像植物的根一样，其主要生理功能是吸收营养。

2. **气生菌丝**　基内菌丝发育到一定阶段，会突破培养基并伸向空中，称为气生菌丝。气生菌丝颜色较深，直径也比基内菌丝略粗，分枝少，多产生脂溶性色素，使菌落或菌苔呈现相应的颜色。

3.孢子丝 气生菌丝发育至后期,顶端可分化出孢子丝,其主要功能是产生孢子,进行繁殖,故又称繁殖菌丝。不同放线菌其孢子丝的形态和着生方式不同,可以作为菌种鉴定的重要依据。

4.孢子 孢子丝发育到一定阶段就会分化形成孢子(spore),它是无性孢子,是放线菌的繁殖器官。不同种类放线菌的孢子形态各不相同,有圆形、椭圆形、圆柱状、半月状、杆状和梭状等。孢子成熟后一般分泌脂溶性的色素,使带有孢子堆的菌落呈现一定的颜色。孢子的排列方式有单个、双个和链状。孢子的表面有的光滑,有的褶皱,有的呈鳞片状或毛发状。孢子的颜色、排列方式和表面特征可以作为菌种分类、鉴定的重要依据。

(二)放线菌的培养条件和繁殖方式

1.放线菌的培养条件 培养放线菌的最适温度为28～30℃,最适 pH 值为7.5～8.0。放线菌多为需氧菌,对营养要求并不高,容易吸收和利用的碳源主要是葡萄糖、淀粉、麦芽糖和糊精;氮源以鱼粉、玉米浆、蛋白胨和一些氨基酸较为合适。实验室常用的有高氏一号培养基和淀粉铵琼脂等培养基。

2.放线菌的繁殖方式 放线菌的繁殖方式为无性繁殖,以无性孢子和菌丝断裂两种形式进行,其中无性孢子为主要繁殖方式。具体过程为:孢子发育成熟、萌发,形成基内菌丝,然后基内菌丝向培养基外生长形成气生菌丝,气生菌丝发育成熟形成孢子丝,孢子丝最终分化产生孢子。简单来说就是孢子→菌丝→孢子的循环过程。

二、常见放线菌种类

(一)产生抗生素的放线菌

放线菌已被广泛应用于制药工业,在医药工业上具有重要的意义。目前广泛应用的抗生素中约有70%以上是由各种放线菌所产生,此外,放线菌还能产生其他生物活性物质,如维生素、抗癌剂、酶制剂、酶抑制剂、有机酸等。

放线菌中的链霉菌属,是已知能产生抗生素种类最多的一个属。主要有链霉菌属、诺卡菌属、小单孢菌属、游动放线菌属等,大约在1 000种以上,可产生3 000余种抗生素。如卡那霉素链霉菌产生的卡那霉素,龟裂链霉菌产生的土霉素,灰色链霉菌产生的链霉素。此外,链霉菌属产生的红霉素、丝裂霉素、博来霉素、制霉菌素等都是临床上常用的药物。有的链霉菌还能产生像维生素、酶和酶制剂等生物活性物质。

(二)致病性放线菌

1.衣氏放线菌 可存在于正常人的口腔、齿垢、扁桃体及咽部,属于正常菌群。当机体抵抗力下降或拔牙、口腔黏膜损伤时可引起内源性感染,导致软组织慢性或亚急性肉芽肿性炎症。感染部位多发于面颈部,亦可发生在胸、腹部。

2.诺卡菌属 对人致病的有星形诺卡菌和巴西诺卡菌。前者主要经呼吸道引起肺部感染,尤其见于免疫力低下者。可引起急性感染,如肺炎、肺脓肿;慢性感染类似肺结核、肺真菌病。巴西诺卡菌经皮肤创伤感染,引起慢性化脓性肉芽肿及形成瘘管,感染好发于脚和腿部,称足菌肿。

注意口腔卫生,及时治疗牙病,对脓肿和瘘管应进行外科手术处理,彻底切除坏死组织,同时配合敏感抗生素治疗。青霉素是首选的抗生素,其次也可使用磺胺类药、克林霉素以及红霉素等。

(李 宁)

❓ 复习思考题

1. 简述沙眼衣原体的分类及所致疾病。
2. 衣原体的共同特征有哪些？
3. 立克次体的共同特征有哪些？
4. 试述梅毒螺旋体的致病因素、感染途径、所致疾病。
5. 简述放线菌的主要生物学性状及致病特点。

ER-15-4

扫一扫，测一测

第十六章 真 菌

学习目标

　　掌握真菌的形态结构及抵抗力；深部真菌的种类及致病性；熟悉真菌感染的防治原则；了解病原性真菌的生物学性状。

第一节 概 述

　　真菌（fungus）是一种真核细胞型微生物。细胞结构比较完整，具完整细胞器，有细胞壁和高度分化的细胞核，不含叶绿素，无根、茎、叶分化。少数为单核细胞，大多数为多细胞。真菌在自然界分布广泛、种类繁多，有十万余种，以腐生或寄生方式生存。多数真菌对人类无害，有的甚至有益，如有的真菌用于酿酒、生产抗生素、酶类制剂等。少数对人类有害，引起人类疾病的真菌有300余种，包括致病性真菌、条件致病性真菌、产毒以及致癌真菌。近年来，真菌的感染率呈明显上升趋势，这与广谱抗生素、免疫抑制剂、激素、抗肿瘤药物的大量使用，器官移植、放射治疗、介入性治疗技术的广泛开展，引起的菌群失调、免疫力低下有密切的关系，尤其是条件致病性真菌引起的感染有明显上升趋势，已引起医学界的高度重视。

一、真菌的生物学性状

（一）形态与结构

　　真菌与细菌在大小、结构和化学组成方面有很大差异。真菌比细菌大数倍至数十倍。真菌的形态多种多样，在不同条件下呈多形性。其结构也比较复杂，有典型的核结构和完整的细胞器。真菌细胞壁不含肽聚糖，主要由多糖（75%）和蛋白质（25%）组成，故青霉素或其他β-内酰胺类抗生素对真菌无作用。真菌的细胞壁一般由四层不同的结构组成。从外到内分别为糖苷类、糖蛋白、蛋白质、几丁质微原纤维。真菌按其结构分可为单细胞和多细胞两大类。

　　1. 单细胞真菌　呈圆形或椭圆形，如酵母型和类酵母型真菌。对人类致病的真菌主要有新生隐球菌和白假丝酵母菌（白念珠菌），这类真菌以出芽方式繁殖，芽生孢子成熟后脱落成独立菌体。

　　2. 多细胞真菌　由菌丝和孢子两大基本结构组成，菌丝伸长分枝并交织成丝状体，故称为丝状菌，又称霉菌，常见有孢子丝菌、皮肤癣真菌等。有些真菌可因环境条件和营养、温度、氧气等改变，两种形态可互变，这类真菌称二相真菌。多细胞真菌的菌丝和孢子形态不同，此为鉴别真菌的重要依据。

　　（1）菌丝：真菌孢子在适宜环境条件下，出芽形成芽管，再逐渐延长呈长丝状，称为菌丝（图16-1），其长度随不同生长条件而异。菌丝继续生长形成许多分枝，并交织成团，称菌丝体。菌丝按其功能可分为：①营养菌丝：菌丝向下伸入培养基中吸取营养，以供生长；②气中菌丝：部分菌丝向空气中生长，露出培养基表面；③生殖菌丝：气中菌丝中能产生孢子的菌丝。

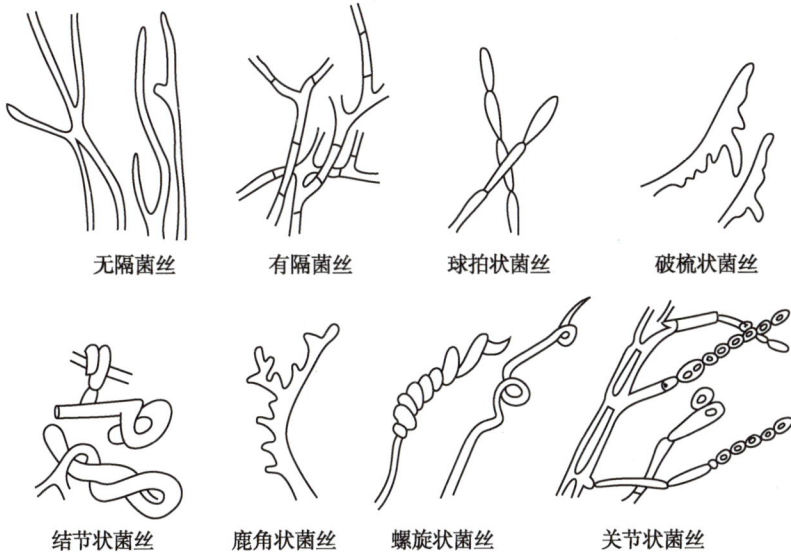

无隔菌丝　　　有隔菌丝　　　球拍状菌丝　　　破梳状菌丝

结节状菌丝　　鹿角状菌丝　　螺旋状菌丝　　　关节状菌丝

图 16-1　真菌的各种菌丝

　　菌丝按其结构不同可分为有隔菌丝和无隔菌丝两类。①有隔菌丝：大部分真菌的菌丝在一定间距形成间隔，称隔膜，将菌丝分成一连串的细胞。隔膜中有小孔，可允许胞质流通。②无隔菌丝：菌丝中无隔将其分段，整条菌丝是一个细胞，含有多个核，是一种多核单细胞。不同的真菌有不同的菌丝，显微镜下菌丝形态多样，故菌丝形态有助于真菌的鉴别和分类。

　　（2）孢子：孢子是生殖菌丝产生的圆形或者卵圆形结构，是真菌的繁殖结构，一条菌丝可长出多个孢子。孢子也是真菌鉴别和分类的主要依据。在适宜的条件下孢子可发芽伸出芽管，发育成菌丝。孢子的抵抗力不强，加热 60～70℃可将其杀死。真菌孢子可分为有性孢子和无性孢子两种。有性孢子是由同一菌体或不同菌体上的 2 个细胞融合经减数分裂而成，绝大多数为非致病性真菌所具有；无性孢子是生殖菌丝上的细胞分化或出芽生成，病原性真菌大多为无性孢子。无性孢子根据其形态可分为三种（图 16-2）。

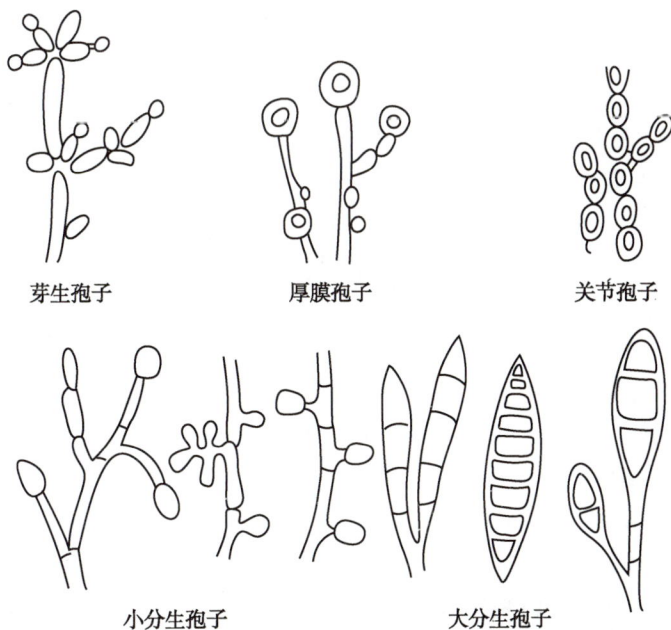

芽生孢子　　　　　　厚膜孢子　　　　　　关节孢子

小分生孢子　　　　　　　　　　大分生孢子

图 16-2　真菌的各种孢子

1）叶状孢子：由菌丝内细胞直接形成，主要有 3 种。①芽生孢子：由菌细胞出芽生成。常见于念珠菌和隐球菌。一般芽生孢子长到一定大小即与母体脱离，若不脱离则形成假菌丝。②厚膜孢子：菌丝内胞质浓缩、胞壁增厚，在不利环境中形成，抵抗力增强，是真菌的休眠细胞，在适宜的条件下可再发芽繁殖。③关节孢子：菌丝细胞分化出现隔膜，断裂成长方形节段，呈链状排列，在陈旧培养基中较常见。

2）分生孢子：由生殖菌丝末端细胞分裂或收缩形成，也可在菌丝侧面出芽形成。根据其大小、组成和细胞的多少可分为：①大分子孢子：通常体积较大，由多个细胞组成，常呈梭状、棍棒状、梨状；②小分子孢子：体积较小，一个孢子只有一个细胞，有球形、卵圆形、梨形及短棍棒状等。

3）孢子囊孢子：菌丝末端膨大成囊状，内含许多孢子，孢子成熟则破囊而出，如毛霉菌、根霉菌的孢子囊孢子。

（二）培养特性及抵抗力

1. 培养特性　真菌培养的营养要求不高，在一般的细菌培养基上都能生长。检查时常用沙保弱葡萄糖琼脂培养基培养。此培养基成分简单，主要含有蛋白胨、葡萄糖、氯化钠和琼脂。不同培养基上真菌菌落及菌体形态有很大差别。为了统一标准，鉴定时常以沙保培养基的形态为准。多数病原性真菌生长缓慢，需 1～4 周才能出现典型的菌落，故可在培养基中加入抗生素，用以抑制污染真菌或者抑制细菌生长。培养真菌的温度为 22～28℃，但深部感染真菌培养需 37℃。真菌的菌落主要表现为以下两种类型。

（1）酵母型菌落：是单细胞真菌的菌落形式。菌落光滑湿润，柔软致密，形态与一般细菌菌落相似，大多比细菌菌落大。镜下可见芽生孢子，无菌丝。如新生隐球菌菌落。有部分单细胞真菌在出芽繁殖后，芽生孢子与母细胞连接形成藕节状细胞链的假菌丝，向下生长伸入到培养基中。这种菌落称为类酵母型菌落，如白念珠菌菌落。

（2）丝状型菌落：是多细胞真菌的菌落形式。由许多疏松的菌丝体构成，外观呈棉絮状、绒毛状或粉末状，菌落正背两面可呈现不同的颜色。丝状型菌落的形态、结构与颜色等特征，可作为鉴别真菌的重要依据。如皮肤癣菌形成的菌落。

2. 抵抗力　真菌对干燥、阳光、紫外线及一般化学消毒剂均有较强的抵抗力。真菌不耐热，加热 60℃ 1 小时即可杀死菌丝和孢子。因此，凡是能够杀灭细菌的温度均能杀死真菌。对多种抗生素如青霉素、链霉素均不敏感；灰黄霉素、两性霉素 B、制霉菌素、伊曲康唑、酮康唑、克霉唑等对多种真菌具有较强的抑制作用。此外，致病性真菌对 1%～3% 的苯酚、2.5% 碘酊、0.1% 氯化汞及 10% 甲醛等极为敏感。

真菌易发生变异，在人工培养基上多次传代或培养时间过久，形态、结构、菌落性状、毒力及各种生理性状均可发生变异。

二、致病性和免疫性

（一）致病性

真菌引起人体感染需要具有一定的毒力，不同真菌致病形式也有所不同。致病性真菌和条件致病性真菌侵入人体后，可引起真菌感染、真菌性超敏反应、真菌中毒以及真菌毒素致癌等。真菌所致的疾病主要包括以下几种。

1. 真菌感染　包括致病性真菌感染和条件致病性真菌感染。前者主要为一些外源性真菌感染，由真菌侵入机体而致病，可引起皮肤、皮下组织和全身性真菌感染。如各种癣症、皮下组织真菌感染等。条件致病性真菌感染主要由一些内源性真菌感染，如白假丝酵母菌、曲霉菌、毛霉菌等。这类真菌的致病力不强，多在机体免疫力低下时才会发生。如恶性肿瘤、糖尿病、免疫缺陷，及长期使用广谱抗生素、皮质激素、免疫抑制剂、放射性治疗，或在应用导管以及围手术期易于并发这类感染。

2. 真菌超敏反应性疾病　主要是过敏体质者吸入或食入真菌的菌丝或孢子可导致各种类型超敏反应，如荨麻疹、超敏反应性皮炎、过敏性鼻炎以及哮喘等。

3. 真菌毒素与疾病　某些真菌在代谢过程中产生大量毒素，污染农作物或食物，使其发生霉变，当人或动物摄入后可引起急、慢性中毒，称为真菌毒素中毒症。真菌的种类不同，产生的毒素不同，所引起的病变也不一样，可引起肝肾等器官损伤，或引起造血系统、神经系统的损害。真菌中毒症没有传染性，不引起流行；受环境条件影响，其发病有明显的地区性和季节性。近年来研究发现某些真菌与恶性肿瘤发生有关。现已经证明黄曲霉菌毒素有致癌作用，与肝癌发生有关。此毒素毒性很强，小剂量就可导致癌变。在肝癌高发地区的花生、玉米、大豆等粮油作物中，黄曲霉素污染率很高。除此之外，其他真菌毒素也与癌症相关，如棒状曲霉、红曲霉、黑曲霉等，也可产生类似黄曲霉素的致癌物质。

（二）免疫性

1. 固有免疫　真菌感染的发生与机体的天然免疫状态有关，其中最主要的是皮肤黏膜屏障和正常菌群的拮抗作用。一旦皮肤黏膜破损、受伤或留置导管，真菌即可入侵。健康的皮肤黏膜对皮肤癣菌有一定的屏障作用，如皮脂腺分泌的不饱和脂肪酸有杀灭真菌的作用。儿童皮脂腺发育不完善，故易患头癣；成人手掌缺乏皮脂腺，且手、足汗较多，故易促进真菌生长患手足癣。白假丝酵母菌是机体正常菌群，存在于口腔、肠道、阴道等部位，可起到拮抗作用。长期应用广谱抗生素可导致菌群失调而引起继发性白假丝酵母菌感染。

2. 适应性免疫　真菌的适应性免疫以细胞免疫为主。研究表明，Th1 参与的细胞免疫应答在抗深部真菌感染中起重要作用，Th1 细胞产生 IFN-γ 和 IL-2 等细胞因子激活巨噬细胞，增强对真菌的杀伤力。$CD4^+Th1$ 还可以诱导迟发性超敏反应，控制真菌感染的扩散。某些真菌感染后可发生迟发型皮肤超敏反应，如临床常见的癣菌疹。对真菌感染者进行皮肤试验可用于诊断或流行病学调查。真菌属于完全抗原，在感染后可刺激机体产生相应的抗体，抗体可通过调理作用阻止真菌转为菌丝以提高吞噬细胞的吞噬率，抑制真菌黏附宿主细胞起到抗真菌免疫的作用。如白假丝酵母菌的 sIgA 抗体即可与其表面甘露聚糖复合体结合阻止其吸附。体液免疫产生的抗体可用于真菌感染的血清学诊断。

三、微生物学检查与防治原则

（一）微生物学检查

各种真菌的形态和结构有一定的特殊性，一般可通过直接镜检和培养两种方法，根据形态学特征进行鉴定，必要时进行血清学检查和核酸检测。但具体方法应根据标本种类和检查目的酌情选择。

1. 标本采集　浅部感染真菌的检查可用 70% 乙醇棉球擦拭局部后，采集皮屑、毛发、指（趾）甲屑等标本。深部感染真菌的检查可根据病变部位取痰、血液、尿液、脑脊液等标本。标本采集要注意样本足量、新鲜、严格无菌操作及资料齐全。

2. 直接镜检　将皮屑、毛发、指（趾）甲屑等标本置于玻片上，滴加 10% KOH 用盖玻片覆盖后置于火焰上微加温处理。先用低倍镜检查，如发现菌丝或孢子，再用高倍镜证实，可初步诊断患有真菌癣症。通常皮肤癣标本的检查多用湿标本，而不加染色。白假丝酵母菌感染需取材涂片后进行革兰氏染色镜检；隐球菌感染应取脑脊液离心，沉淀物用墨汁作负染色后镜检，见有肥厚荚膜的酵母型菌体即可诊断。

3. 分离培养　当直接镜检不能确定或需要鉴定感染真菌的种类时，应作真菌培养。将皮肤、毛发、甲屑标本经 70% 乙醇或 2% 苯酚浸泡 2～3 分钟杀死杂菌，用无菌盐水洗净后接种于含放线菌酮和氯霉素的沙保培养基上，经 25～28℃ 数日至数周培养，观察其菌落特征。阴道、口腔黏膜的棉拭子可直接在血平板分离。血液标本需先增菌,脑脊液标本可取沉淀物接种于血平板上,根据菌落特征,镜下观察菌丝、孢子进行鉴定。

4. 血清学检查　此为辅助检查,有高度特异性与敏感性。可用 ELISA 夹心法、免疫斑点法等方法检测患者血清中白假丝酵母菌甘露糖抗原和新生隐球菌荚膜多糖抗原。

(二)防治原则

目前尚无有效预防皮肤癣菌感染的方法。皮肤癣菌的传播主要依靠孢子,潮湿温暖的环境能发芽繁殖。预防的主要措施是注意个人清洁卫生,保持鞋袜干燥,防止真菌孳生,避免直接或间接与患者接触。当体表角质层破损或糜烂时,更易引起感染。真菌感染的局部治疗,可用特比萘芬、酮康唑、咪康唑、克霉唑制剂涂抹病变处。对于深部真菌感染应除去诱发因素,提高机体的免疫能力。常用的药物有唑类的氟康唑、伊曲康唑、伏立康唑,多烯类两性霉素 B,核苷类的 5- 氟胞嘧啶等。氟康唑在临床最常用,对白假丝酵母菌治疗效果较好。真菌性食物中毒的预防,应严禁销售和食用发霉的食品。

第二节　主要致病性真菌

真菌按其侵犯的部位及其临床表现,可分为浅部感染真菌和深部感染真菌。

一、浅部感染真菌

浅部感染真菌是指寄生或腐生于角蛋白组织的真菌。浅部真菌一般不会侵入皮下组织或内脏,不引起全身性感染,多因接触患者、患畜或染菌物体感染。主要导致癣病,其中手足癣是最常见的人类真菌感染疾病。浅部感染真菌可分为角层癣菌和皮肤癣菌两类。

1. 角层癣菌　寄居于人体皮肤角层和毛干的最表层,可引起角层型和毛发型病变。如秕糠马拉癣菌,可致皮肤表面出现黄褐色的花斑癣,似汗渍斑点,俗称汗斑。

2. 皮肤癣菌　是引起浅部真菌感染的最主要病原菌,具有嗜角质蛋白的特性,其侵犯部位只限于角化的表皮、毛发和指(趾)甲,引起皮肤癣。皮肤癣是世界上感染最普遍的真菌病,尤其是手足癣。皮肤癣菌包括毛癣菌属、表皮癣菌属和小孢子癣菌属 3 个属。毛癣菌属,可侵犯皮肤、毛发和甲板;表皮癣菌属可侵犯皮肤和甲板,不侵犯毛发,临床可致手足癣、体癣、股癣等;小孢子癣菌属主要侵犯皮肤和毛发,镜检可见孢子和菌丝(图 16-3)。

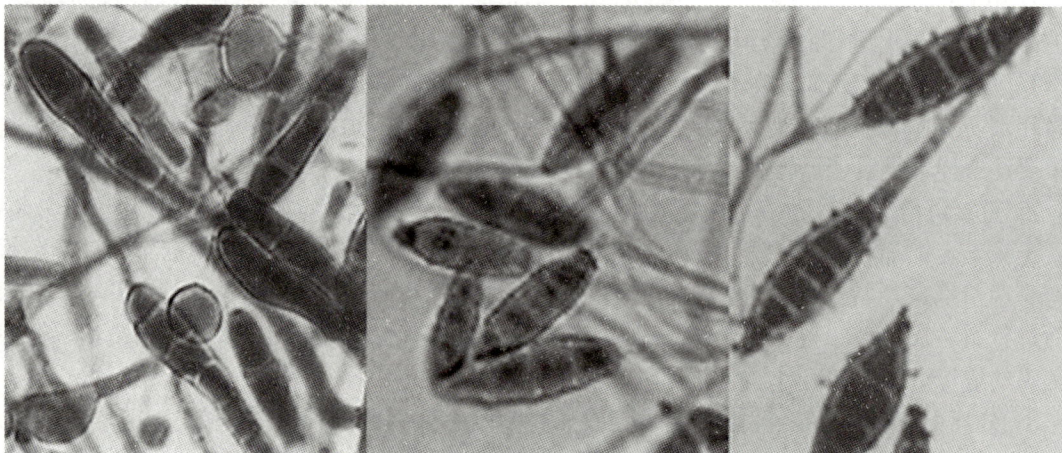

图 16-3　表皮癣菌、毛癣菌和小孢子菌的孢子形态

二、深部感染真菌

深部感染真菌是指侵犯表皮及其附属器以外的组织和器官的病原性真菌或机会致病性真菌。

1.新生隐球菌　该菌广泛分布于自然界，正常人体表、口腔、粪便中有时也能查见此菌。新生隐球菌为圆形酵母型菌，直径为4～20μm，外周有宽厚的荚膜，折光性强，一般染色法不易着色而难以发现，故称隐球菌（文末彩图4）。实验室常用墨汁染色法镜检来快速检测新生隐球菌。新生隐球菌通常是外源性感染，主要传染源是鸽子，呼吸道是主要的入侵途径，免疫功能低下者是重要的易感人群。人因吸入带菌鸽粪污染的空气而感染，大多感染者症状不明显，且能自愈。机体免疫力下降时，主要引起人体肺和脑部的急性、亚急性或慢性感染，部分患者可经血行播散累及中枢神经系统及其他组织，最易侵犯的是中枢神经系统，引起慢性脑膜炎。中枢神经系统的隐球菌病预后不良，如不治疗，常导致患者死亡。

2.白假丝酵母菌　俗称白念珠菌，为假丝酵母菌属中最常见的病原菌（图16-4），可引起皮肤、黏膜和内脏的急慢性炎症，即假丝酵母病。白假丝酵母菌为人体正常菌群的组成菌，正常菌群失调或机体抵抗力下降时，即可引起深部组织感染。近年来随着广谱抗生素、皮质激素以及免疫抑制剂的广泛应用，白念珠菌感染呈现上升趋势。念珠菌病主要表现为以下几种类型。①皮肤黏膜感染：皮肤念珠菌感染好发于皮肤潮湿、皱褶部位，如腋窝、腹股沟、乳房下、肛门周围、会阴部和指（趾）间等潮湿部位，皮损特点为界限清楚的糜烂面。黏膜感染有鹅口疮、口角糜烂、外阴炎及阴道炎等，其中以鹅口疮最多，好发于新生儿。偶尔可侵犯指（趾）甲，引起甲沟炎及甲床炎。②内脏感染：主要有食管炎、念珠菌肠炎、肺炎、气管炎、膀胱炎、肾盂肾炎等，偶尔也可引起败血症。③中枢神经系统感染：主要有脑膜炎、脑膜脑炎、脑脓肿等，多由原发病灶转移而来。

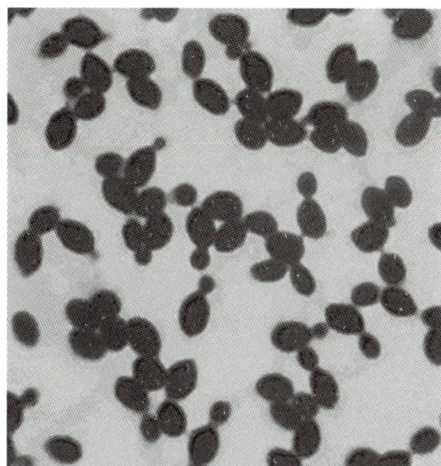

图16-4　白假丝酵母菌的孢子

3.卡氏肺孢菌　过去认为是原虫，现已证实为真菌，属于条件致病性真菌。该菌广泛分布于自然界，通过呼吸道感染。大多数人表现为隐性感染，当机体免疫力低下或免疫缺陷时，潜伏在肺内以及新入侵的孢子菌大量繁殖，引起机会感染导致肺孢子菌肺炎，近年来已成为艾滋病患者常见的并发症。美国有90%的艾滋病患者合并本病，发病初期为间质性肺炎，病情迅速发展，重症患者在2～6周因窒息死亡。

4.曲霉　该菌广泛分布于自然界，种类繁多，生长迅速，在沙保培养基上形成丝状菌落。曲菌开始为白色，随着分生孢子的产生而呈各种颜色。少数为条件致病性真菌，人类致病最多的烟曲霉，主要经过呼吸道入侵，引起支气管哮喘和肺部感染，并能侵犯机体许多组织器官。近年来，侵袭性曲霉病发病率在丝状真菌深部感染中居于首位，免疫系统受损人群极易感染。严重病例可播散至脑、心肌和肾脏等器官，严重威胁人类的健康和生命。有些曲菌能产生毒素，损伤肝、肾、神经等组织器官，尤其是黄曲霉素与人类肝癌的发生密切相关。

5.毛霉　该菌广泛分布于自然界，在沙保培养基上生长迅速，形成丝状菌落。开始为白色，逐渐变成灰黑色。其特征是一般只有无隔菌丝、分枝成直角、产生孢子囊孢子。此菌通常为面包、水果或土壤中的腐生菌，常引起食物霉变。毛菌引起的感染称为毛霉病，通常于机体免疫力低下或重症疾病患者的晚期感染,可累及脑、肺和胃肠道等多个器官,好侵犯血管,形成血栓。毛霉病大多数发病急,病情进展迅速、诊断困难,病死率较高。

(覃宁玲)

? 复习思考题

1. 试述真菌的防治原则。
2. 常见的深部感染真菌包括哪些?
3. 真菌标本如何采集?

第十七章　病毒学概论

ER-17-1

PPT课件

ER-17-2

知识导览

ER-17-3

病毒的基本性状

> ## 学习目标
>
> 　　掌握病毒的概念、特性；病毒的结构与化学组成；干扰素的抗病毒作用；病毒的持续性感染。熟悉病毒的大小；病毒的异常增殖和干扰现象；病毒感染的类型，抗病毒免疫。了解病毒的复制周期，理化因素对病毒的影响；病毒的传播方式，病毒的致病机制；病毒感染的防治原则。能够运用病毒感染与传播的知识开展卫生宣传，帮助人群对病毒性疾病进行预防。

　　病毒（virus）是一类体积微小、结构简单、仅有一种类型核酸（DNA 或 RNA）、严格活细胞内寄生、以复制方式进行增殖的非细胞型微生物。病毒在自然界分布广泛，人、动物、植物、昆虫、真菌以及细菌等均可有病毒寄生并引起感染，人类微生物感染所致疾病中，病毒性感染约 75%。病毒性疾病传染性强、流行广泛，而且有效药物少。有些病毒感染还可导致肿瘤、自身免疫病、胎儿畸形等，因此病毒已成为多学科关注的热点。

　　在中医文献中，对于病毒的描述有"瘟疫""疫毒""疠气""乖戾之气"等，是一类具有强烈传染性的病邪。《温疫论》是我国第一部系统研究急性传染病的医学专著。

第一节　病毒的基本性状

一、病毒的大小与形态

　　完整成熟的病毒颗粒称为病毒体（virion），是病毒在细胞外的典型结构形式，并具有感染性。病毒体体积微小，必须用电子显微镜才能看见，其测量单位为纳米（nm）。各种病毒体大小相差很大，最大的约 200～300nm，如痘病毒；最小的仅 20～30nm，如脊髓灰质炎病毒。大部分病毒大小介于 80～150nm 之间，如流感病毒、腺病毒、人类免疫缺陷病毒等。对人和动物致病的病毒大多呈球形或近似球形，少数为杆状、丝状、砖状或子弹状，噬菌体呈蝌蚪状（图 17-1）。

二、病毒的结构与化学组成

（一）基本结构

　　病毒体的基本结构是由核心（core）和衣壳（capsid）构成的核衣壳（nucleocapsid）。有些病毒核衣壳就是病毒体，因外面没有包膜包裹故称裸露病毒。

　　1. 核心　　位于病毒体的中心，主要成分是核酸（DNA 或 RNA），构成病毒的基因组，携带着病毒的所有遗传信息，是决定病毒感染、增殖、遗传和变异的物质基础。所以核酸一旦破坏，病毒即失去感染性。此外，病毒核心还有少数功能蛋白，如病毒核酸多聚酶、转录酶或逆转录酶等。

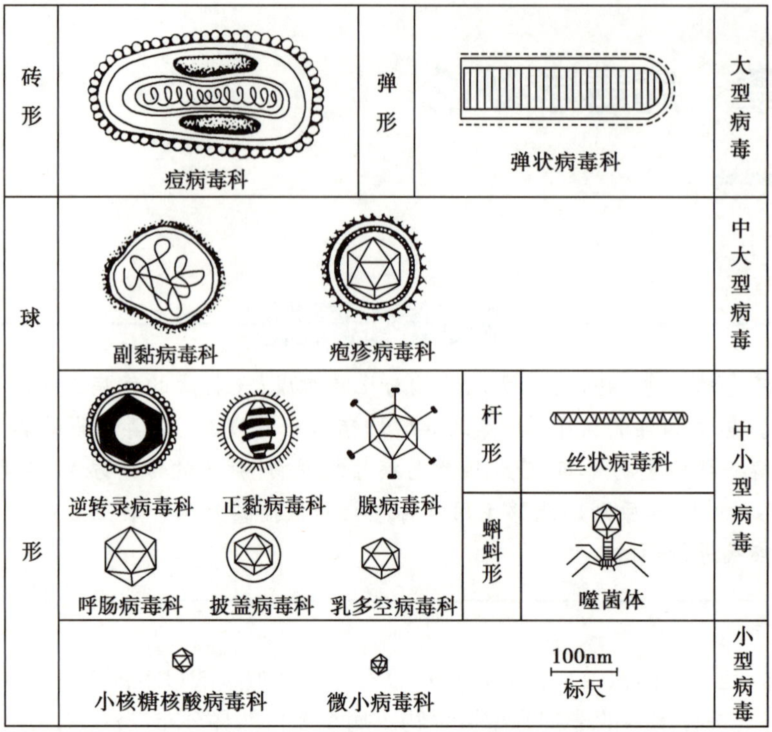

图 17-1　各种病毒的形态与大小比较

2. 衣壳　是包绕在核酸外的一层蛋白质,由一定数量的亚单位壳粒组成,每个壳粒由一个或多个多肽分子组成。衣壳蛋白可以保护核酸免受核酸酶和其他理化因素破坏,并能吸附易感细胞引起感染。此外,衣壳蛋白还具有免疫原性,是病毒体的主要抗原成分。由于核酸结构、壳粒数目和排列方式的不同,病毒衣壳有三种对称类型。①螺旋对称型:壳粒沿着螺旋形的病毒核酸链对称排列,见于黏病毒、弹状病毒等;②二十面体对称型:核酸浓集成球形或近似球形,壳粒在外周排列成二十面体对称型,多见于球状病毒,如腺病毒;③复合对称型:病毒体结构复杂,其壳粒排列既有螺旋对称又有二十面体对称,见于痘类病毒、噬菌体等。

(二)其他结构

有些病毒体除基本结构外,在核衣壳外面还包绕着一层含有脂质成分的双层膜状物质为包膜,有包膜的病毒称为包膜病毒。感染人和动物的病毒多数具有包膜。包膜是某些病毒在成熟过程中穿过宿主细胞的核膜和(或)胞质膜,以出芽方式释放时获得的,故含有宿主细胞膜脂质成分,还有少量糖类以及由病毒基因编码的蛋白质,所以以包膜病毒对脂溶剂敏感。包膜表面常有不同形状的突起,称为包膜子粒或刺突,其化学成分为糖蛋白。包膜和刺突都与病毒的致病性和免疫性有关(图 17-2)。

三、病毒的增殖

病毒具有严格的细胞内寄生性,必须在活的易感细胞内才能增殖。病毒增殖的方式为复制,从病毒进入宿主细胞开始,经过基因组复制,到最后释放出子代病毒,称为一个复制周期,包括吸附、穿入、脱壳、生物合成、组装与释放 5 个阶段(图 17-3)。

(一)病毒的复制周期

1. 吸附　指病毒体吸附于易感细胞,是病毒感染的第一步。吸附是病毒体通过其表面的蛋白(裸病毒靠衣壳蛋白,包膜病毒靠刺突糖蛋白)与易感细胞表面的特异性受体相结合来完成的。

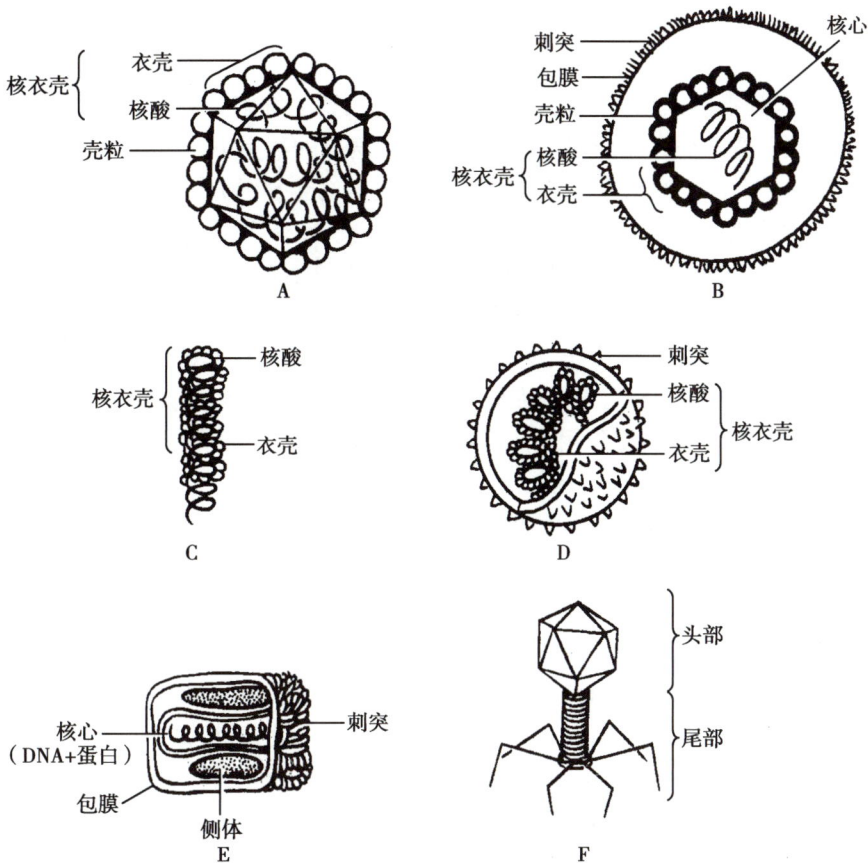

图 17-2　病毒的基本结构模式图

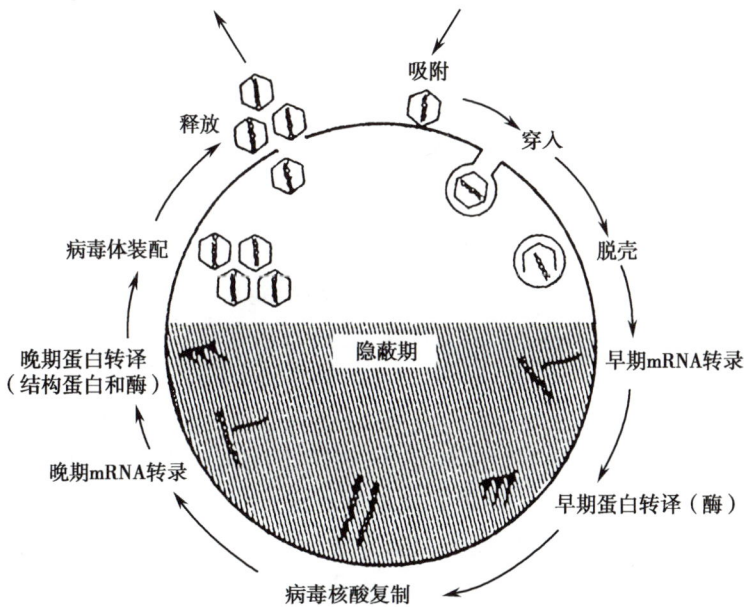

图 17-3　病毒的复制周期

不同细胞表面有不同受体,它决定了病毒的嗜组织性和感染宿主细胞的范围。

2.穿入　病毒体吸附在宿主细胞后,通过一定的方式使核衣壳进入细胞内称为穿入。有包膜的病毒多数通过包膜与宿主细胞膜融合后进入细胞,无包膜病毒多以胞饮方式进入细胞。

3.脱壳　是脱去蛋白质衣壳,使基因组核酸裸露的过程。多数病毒在细胞溶酶体酶的作用下脱壳并释放出病毒基因组，少数病毒的脱壳过程较复杂，需自身编码产生脱壳酶才能完成。

4. 生物合成   病毒基因组一经脱壳裸露，就能利用宿主细胞提供的低分子物质合成大量的病毒核酸及结构蛋白等。病毒在细胞内合成的部位因病毒的种类不同而有差异，多数 DNA 病毒在细胞核内合成核酸，多数 RNA 病毒在胞质内合成病毒的全部组分。

由于病毒基因组类型复杂多样，其生物合成方式也较复杂，不同生物合成类型的病毒，其生物合成过程不同。① DNA 病毒的合成：感染人与动物的 DNA 病毒多为双链 DNA（dsDNA）病毒。这类病毒首先以病毒 DNA 为模板，依靠宿主细胞核内的依赖 DNA 的 RNA 多聚酶，转录出早期 mRNA，在胞质核糖体翻译成早期蛋白（功能性蛋白），又称非结构蛋白，即合成病毒子代 DNA 所需要的依赖 DNA 的 DNA 多聚酶与多种调控病毒基因组转录及抑制宿主细胞代谢的酶等。在依赖 DNA 的 DNA 多聚酶作用下，以亲代 DNA 为模板，复制出大量子代 DNA，继而以子代 DNA 为模板转录晚期 mRNA，再翻译出晚期蛋白或称结构蛋白，包括衣壳蛋白及其他结构蛋白。② RNA 病毒的合成：感染人与动物的 RNA 病毒多为单正链 RNA（+ssRNA）病毒。其基因组不仅可作为模板复制子代病毒 RNA，同时具有 mRNA 的功能，直接附着于胞质的核糖体，转译出病毒的非结构蛋白与结构蛋白。非结构蛋白包括供病毒 RNA 复制所需要的依赖 RNA 的 RNA 多聚酶等，结构蛋白则包括衣壳蛋白等。单负链 RNA（−ssRNA）病毒携带有依赖 RNA 的多聚酶，通过自身内部先转录出互补的正链 RNA 作为 mRNA，才能在核糖体上转译出相应的蛋白质。−ssRNA 病毒在复制子代病毒 RNA 前，都需合成另一互补链，成为复制中间型后，再分别解链进行复制。③逆转录病毒的合成：逆转录病毒含 +ssRNA 和逆转录酶（依赖 RNA 的 DNA 多聚酶）。在逆转录酶作用下，以病毒 RNA 为模板，合成互补的负链 DNA 后，形成 RNA：DNA 中间体，并复制出双股 DNA 整合于宿主细胞的 DNA 中，再转录复制出子代病毒。

5. 组装与释放   新合成的子代病毒核酸与蛋白质在宿主细胞内组合成病毒体的过程称为组装。病毒的种类不同，在细胞内装配的部位和方式也不同。DNA 病毒（除痘类病毒）均在细胞核内组装，RNA 病毒与痘类病毒则在细胞质内组装。宿主细胞内的子代病毒可通过 2 种方式向细胞外释放：①破胞释放：无包膜病毒一般随宿主细胞破裂而释放病毒；②出芽释放：包膜病毒则以出芽方式释放到细胞外，一般不直接引起细胞死亡。

（二）病毒的异常增殖

病毒进入宿主细胞后，若病毒本身基因组不完整或发生变化，或进入的细胞条件不适合病毒的复制，则不能复制出有感染性的子代病毒，称为病毒的异常增殖。

1. 顿挫感染   病毒进入宿主细胞后，如宿主细胞不能为病毒复制提供所需的酶、能量等必要成分，致使病毒在其中不能合成，或虽能合成，但不能组装和释放出成完整的病毒体，称为顿挫感染。

2. 缺陷病毒   由于病毒基因组不完整或某一基因位点改变，因而不能复制出完整的有感染性的子代病毒，称为缺陷病毒。当缺陷病毒与另一病毒共同培养或同时感染同一细胞时，若后者能为其提供所缺乏成分，则能使缺陷病毒完成正常增殖。这种具有辅助作用的病毒称为辅助病毒。如丁型肝炎病毒是缺陷病毒，它缺乏产生病毒表面抗原的基因，只能与乙型肝炎病毒共存时才可增殖并致病，乙型肝炎病毒为其辅助病毒。腺病毒伴随病毒也是一种缺陷病毒，只有与腺病毒共同感染细胞时才能完成复制周期。

课堂互动

1. 病毒属于哪种微生物？其与其他两类微生物有何本质区别？
2. 病毒增殖方式与细菌的增殖方式有何不同？

四、病毒的干扰现象及干扰素

（一）干扰现象

两种病毒同时或先后感染同一宿主细胞时，可发生一种病毒抑制另一种病毒增殖的现象，称为病毒的干扰现象。干扰现象可发生在不同种病毒之间，也可发生在同种、同型或同株病毒之间，甚至灭活病毒也能干扰活病毒。病毒之间的干扰现象能阻止发病，也可以使感染终止。干扰现象发生的原因主要是病毒诱导宿主细胞产生了干扰素，也可能是病毒的吸附受到干扰或影响了宿主细胞代谢途径，从而阻止了另一种病毒的吸附和穿入等过程。

（二）干扰素

干扰素（interferon，IFN）是病毒或干扰素诱生剂诱导人或动物细胞产生的一种小分子糖蛋白，具有抗病毒、抗肿瘤和免疫调节等多种生物学活性。

1. 种类与性质 由人类细胞诱生的干扰素根据其来源及免疫原性可分为 α、β、γ 三种。IFN-α 主要由人白细胞产生，IFN-β 主要由人成纤维细胞产生，两者均属于 I 型干扰素，其抗病毒作用强于免疫调节作用。IFN-γ 主要由 T 细胞和 NK 细胞产生，属于 II 型干扰素，其免疫调节作用强于抗病毒作用，是具有免疫调节作用的重要细胞因子。

2. 抗病毒作用机制 IFN 对所有病毒均有一定的抑制作用，但并非直接灭活病毒，而是作用于敏感细胞表面的干扰素受体，诱导细胞合成抗病毒蛋白，通过抑制病毒蛋白质合成、影响病毒的组装与释放，发挥抗病毒作用。同时干扰素还能激活 NK 细胞和巨噬细胞，增强其抗病毒作用。

3. 抗病毒作用特点 ①广谱性：IFN 对所有病毒均有一定的抑制作用；②间接性：IFN 抑制病毒增殖而不是直接灭活病毒；③种属特异性：IFN 一般只对产生 IFN 的同种生物系细胞发挥作用。

五、理化因素对病毒的影响

病毒受理化因素的作用而失去感染性称为病毒的灭活。灭活的病毒仍能保留多种性状，如免疫原性、红细胞吸附、血凝及细胞融合等。

（一）物理因素

1. 温度 大多数病毒耐冷不耐热，56℃ 30 分钟或 100℃ 几秒钟（肝炎病毒除外）即可灭活多数病毒。病毒在室温下存活时间不长，但在干冰温度（-70℃）或液氮温度（-196℃）下，可长期保持其感染性。反复冻融可使病毒感染性下降，甚至灭活。

2. 酸碱度 大多数病毒在 pH 值 5.0～9.0 的范围内比较稳定，在此基础上升高或降低均可使病毒迅速灭活。

3. 射线和紫外线 X 线、γ 射线、紫外线等均可灭活病毒。有些病毒经紫外线灭活后，再经可见光照射可复活，称为光复活，故不宜使用紫外线来灭活病毒制备疫苗。

（二）化学因素

1. 脂溶剂 包膜病毒对脂溶剂敏感，如乙醚、氯仿、丙酮、去氧胆酸盐等脂溶剂可使包膜脂质溶解，从而灭活病毒。但脂溶剂对裸病毒几乎无作用。

2. 消毒剂 多数病毒都易被酚类、醛类、氧化剂、卤素及其化合物等灭活。醛类消毒剂能使病毒灭活且保持免疫原性，故常用甲醛制备灭活疫苗。

3. 抗生素和中草药 现有抗生素对病毒无抑制作用。近年来的研究及临床实践发现，多种中草药如大青叶、板蓝根、黄芪、黄芩、黄连、葛根、柴胡、大黄等对某些病毒有一定的抑制作用。

ER-17-4

病毒的感染与免疫、检查方法与防治原则

第二节 病毒的感染与免疫

一、病毒的感染方式与途径

（一）水平传播

指病毒在人群个体之间的传播或动物与人之间的传播，是大多数病毒的传播方式。

1. 通过黏膜传播 黏膜上皮细胞表面具有许多病毒受体，因此这些病毒可通过呼吸道、消化道、泌尿生殖道等黏膜处侵入机体而引起感染。如流感病毒、脊髓灰质炎病毒等。

2. 通过皮肤传播 有些病毒通过昆虫叮咬、动物咬伤或机械性损伤等，从皮肤破损处侵入机体而引起感染，如流行性乙型脑炎病毒、狂犬病毒等。

3. 通过血源或医源性传播 有些病毒可经注射、输血、拔牙、手术、器官移植等操作通过血液传播而引起感染，如乙型肝炎病毒（HBV）、人类免疫缺陷病毒（HIV）等。

（二）垂直传播

指病毒由亲代传给子代的传播方式，主要通过胎盘或产道传播，也可见于其他方式，如哺乳、生活的密切接触或病毒基因经生殖细胞遗传等。多种病毒可经垂直传播，如风疹病毒、巨细胞病毒、HIV、HBV 等（表 17-1）。

表 17-1 常见病毒的感染途径与方式

传播方式	主要感染途径	病毒种类
水平传播	呼吸道	流感病毒、副流感病毒、冠状病毒、鼻病毒、麻疹病毒、风疹病毒、腮腺炎病毒等
	消化道	脊髓灰质炎病毒、轮状病毒、甲型肝炎病毒、戊型肝炎病毒、其他肠道病毒等
	血液	人类免疫缺陷病毒、乙型肝炎病毒、丙型肝炎病毒、巨细胞病毒等
	眼、泌尿生殖道	人类免疫缺陷病毒，单纯疱疹病毒Ⅰ、Ⅱ型，肠道病毒 70 型，腺病毒，人乳头瘤病毒
	破损皮肤	乙型脑炎病毒、狂犬病病毒、出血热病毒等
垂直传播	胎盘、产道	乙型肝炎病毒、人类免疫缺陷病毒、巨细胞病毒、风疹病毒等

二、病毒的感染类型

病毒侵入机体后，因病毒种类、毒力强弱和机体免疫力等不同，可表现出不同的感染类型。

（一）隐性感染

由于机体免疫力较强或病毒毒力较弱，病毒进入机体后对组织细胞的损伤较轻，不引起临床症状或仅有轻微症状，称为隐性感染，又称亚临床感染。隐性感染后机体可产生特异性免疫力。

也有部分隐性感染者一直不产生免疫力,成为病毒携带者,本身无症状,但病毒可在体内增殖并向外界排泄播散,是重要的传染源。

(二)显性感染

由于机体免疫力较弱或病毒毒力较强,病毒进入机体后对组织细胞损伤较重,或由于毒性代谢产物的作用,使机体出现明显临床症状,称为显性感染。显性感染根据发病缓急及病毒在体内的持续时间,可分为急性感染和持续性感染。

1. 急性感染 发病急,病程短(数日至数周),愈后病毒从体内消失,并可获得特异性免疫力,如流行性腮腺炎、乙型脑炎、甲型肝炎等。

2. 持续性感染 病毒在机体内持续数月至数年,甚至数十年,可出现症状,也可不出现症状而长期携带病毒,成为重要传染源。根据致病机制及临床表现,主要有三种类型。①慢性感染:隐性或显性感染后,病毒可持续存在于血液或组织中并不断排出体外,患者症状较轻或无明显症状,病程长达数月至数十年,如乙型肝炎、丙型肝炎。②潜伏感染:隐性或显性感染后,病毒存在于某些组织或细胞中,呈潜伏状态,不产生有感染性的病毒体,用一般方法不能分离出病毒。但在某些条件下,病毒可被激活转为急性感染,如单纯疱疹病毒、水痘-带状疱疹病毒。③慢发病毒感染:又称迟发病毒感染,感染后潜伏期长达数年至数十年,缓慢出现进行性病变,常导致患者死亡,如麻疹病毒感染后引起的亚急性硬化性全脑炎(SSPE)。

三、病毒的致病机制

(一)病毒对宿主细胞的直接损伤

1. 杀细胞效应 病毒在宿主细胞内增殖,造成细胞裂解并死亡,称为杀细胞效应。多见于无包膜、杀伤性强的病毒,如脊髓灰质炎病毒、腺病毒等。其损伤机制是:①阻断细胞核酸与蛋白质的合成:如病毒核酸编码的早期蛋白能阻断宿主细胞 RNA 和蛋白质的合成,使细胞代谢功能紊乱,造成细胞病变与死亡;②破坏细胞的溶酶体:病毒可使胞质内溶酶体破坏,释出溶酶体酶引起细胞自溶;③病毒蛋白的毒性作用:可直接杀伤宿主细胞,如腺病毒表面的蛋白纤维突起有毒性作用,可使细胞团缩、死亡;④损伤宿主细胞器:病毒使细胞核、内质网、线粒体和核糖体等损伤,表现为细胞混浊、肿胀等改变。

2. 稳定状态感染 某些病毒在感染细胞内增殖却不引起细胞即刻裂解、死亡,称为稳定状态感染。常见于包膜病毒,如流感病毒、疱疹病毒等。这类病毒以出芽方式释放子代,宿主细胞不会立即溶解死亡,但感染可引起宿主细胞膜的改变。①出现新抗原:即细胞膜表面出现嵌合有病毒特异抗原的蛋白成分,可被机体的特异性抗体或 CTL 所识别,从而使感染细胞成为免疫应答的靶细胞;②细胞融合:某些病毒的酶类或感染细胞释放的溶酶体酶,能使感染细胞膜发生改变,导致感染细胞与邻近的细胞融合。细胞融合是病毒扩散的方式之一。

3. 包涵体形成 有些病毒感染细胞的胞质或胞核内可出现光镜下可见的圆形、椭圆形或不规则形的斑块结构,称为包涵体。包涵体是由病毒颗粒或未装配的病毒成分组成,可作为病毒感染后留下的痕迹,对诊断某些病毒感染具有重要意义。

4. 细胞凋亡 当病毒感染宿主细胞后,通过病毒基因的表达,激活细胞的死亡基因,导致细胞出现胞膜鼓泡、胞核浓缩、染色体 DNA 降解等,最终导致细胞的凋亡。

5. 细胞转化 某些病毒感染细胞后,将其核酸整合于宿主细胞 DNA 中,并随宿主细胞分裂传给子代细胞。整合作用可使宿主细胞的遗传性状发生改变,引起细胞转化,甚至发生恶性转化,导致细胞癌变。

(二)病毒感染的免疫病理损伤

病毒诱导的免疫应答,可以表现为抗病毒保护作用,也可导致对机体的免疫病理损伤。

1. 体液免疫损伤   有些病毒感染细胞后，受染细胞膜上可出现新抗原或宿主细胞表面成分发生改变形成自身抗原。这些抗原与相应的抗体结合，通过激活补体、ADCC 效应或调理吞噬作用等引起细胞溶解、破坏，即 II 型超敏反应；有些病毒感染后，病毒抗原与相应抗体结合形成中等大小的免疫复合物，在一定条件下沉积于毛细血管壁，引起肾炎、关节炎或肺毛细支气管炎等 III 型超敏反应。

2. 细胞免疫损伤   由受染细胞表面的病毒抗原或自身抗原致敏的 T 细胞，通过直接杀伤或释放淋巴因子等作用，破坏病毒感染的靶细胞，即 IV 型超敏反应。

3. 病毒直接损伤淋巴细胞或淋巴器官   如 HIV 可直接破坏 CD4$^+$T 细胞，麻疹病毒、冠状病毒等可抑制宿主的免疫应答功能。

四、抗病毒免疫

（一）固有免疫的抗病毒作用

1. 屏障作用   完整的皮肤、黏膜及其附属腺体构成的皮肤黏膜屏障是抗病毒感染的第一道防线；发育完善的血脑屏障可保护中枢神经系统；胎盘屏障可以阻止母体内的病毒及毒性代谢产物进入胎儿体内，保护胎儿在子宫内的正常发育。

2. 巨噬细胞和 NK 细胞   巨噬细胞在抗病毒感染中具有重要作用，它不仅可以吞噬、灭活病毒，还能产生多种生物活性物质参与抗病毒免疫，如果巨噬细胞功能受损，病毒易侵入血流引起病毒血症。NK 细胞是抗病毒感染中重要的非特异性杀伤细胞，可以杀伤病毒感染的靶细胞。此外活化的 NK 细胞还可以通过释放细胞因子、活化靶细胞的核酸内切酶等破坏靶细胞。

3. 干扰素   是机体多种细胞受病毒感染或干扰素诱生剂刺激后产生的小分子糖蛋白，是后天获得的重要的非特异性细胞因子。IFN 具有广谱抗病毒作用，但不能直接灭活病毒，而是通过诱导细胞合成抗病毒蛋白发挥效应。IFN 的抗病毒作用有相对的种属特异性，一般在同种细胞中活性最高，但对异种细胞无活性。

（二）适应性免疫的抗病毒作用

1. 体液免疫的抗病毒作用   机体受病毒感染后针对病毒抗原可产生多种抗体，针对病毒表面抗原的抗体称为中和抗体（IgG、IgM、sIgA）。中和抗体能与病毒表面的抗原结合，阻止病毒吸附和穿入易感细胞，使病毒失去感染能力。此外，中和抗体与病毒感染细胞膜上出现的新抗原结合，经激活补体、调理吞噬或 ADCC 作用，裂解和破坏病毒感染的细胞。

2. 细胞免疫的抗病毒作用   细胞免疫对清除病毒、促进机体恢复起着至关重要的作用。对细胞内的病毒，主要通过致敏的 CTL 的特异性杀伤以及 Th1 释放的细胞因子发挥抗病毒作用。

知识链接

朊病毒（Prion）

又称朊粒、蛋白质侵染因子、毒朊或感染性蛋白质，是一种正常宿主细胞基因编码的、结构异常的朊蛋白，朊病毒严格来说不是病毒，是一类不含核酸而仅由蛋白质构成的具感染性的因子。现已知朊粒可引起人的震颤病、克雅病、致死性家族性不眠症等。另外人类慢性退化性功能紊乱病，如老年性痴呆、多发性硬化症、脑组织海绵状淀粉样变（疯牛病）等，也与朊病毒感染有关。朊病毒约由 250 个氨基酸组成，大小仅为最小病毒的 1%。

第三节　病毒感染的检查方法与防治原则

一、病毒感染的检查方法

（一）标本的采集与送检

1. 标本的采集　病毒性疾病的标本采集要根据患者的临床症状及流行病学分析,结合侵犯部位决定采集何种标本,如呼吸道感染采集鼻咽分泌物,肠道感染采集粪便,中枢神经系统感染取脑脊液,若做血清学检查应取急性期和恢复期双份血清。此外根据需要还可采集疱疹内积液、活检组织或尸检组织等。

2. 标本的处理　处理标本的过程中应严格无菌操作,对本身带有杂菌的标本如痰液、粪便等,应使用高浓度抗生素处理。

3. 标本的送检　标本采集后尽快送检,由于病毒在室温下很容易被灭活,所以病毒标本应遵循早采、冷藏、快速的原则,尤其在采集和运送标本中注意冷藏。病变组织可放入含有抗生素及 50% 甘油缓冲盐水中低温送检。

（二）病毒的分离培养与鉴定

实验室常用分离培养方法有动物接种、鸡胚培养、组织细胞培养等,目前最常用的方法是组织细胞培养。

1. 动物接种　最原始的病毒培养方法,目前已很少应用于临床实验室。目前对狂犬病毒和乙脑病毒的分离培养仍需应用动物接种。

2. 鸡胚培养　鸡胚对多种病毒敏感,通常选用孵化 9～14 天的鸡胚。根据病毒种类不同接种于绒毛尿囊膜、尿囊腔、羊膜腔及卵黄囊等不同部位。接种 2 天后观察鸡胚的活动和死亡情况,取尿囊液或羊水,用血凝及血凝抑制实验等作病毒鉴定。

3. 组织细胞培养　指在一定条件下用离体的活组织块或活细胞培养病毒的方法,是目前病毒分离鉴定最常用的方法。病毒在敏感的活细胞内经过培养后,选择不同的方法进行鉴定。病毒增殖的鉴定指标有:①细胞病变:病毒在体外组织细胞中培养,可使细胞变圆、聚集、融合、裂解或脱落等,在光学显微镜下可见,称为致细胞病变效应(CPE),有的病毒还可形成包涵体;②红细胞吸附:流感病毒等感染细胞后使细胞膜上出现血凝素,可吸附动物红细胞;③干扰作用:如先感染的病毒干扰后感染病毒的复制;④培养液 pH 值改变:病毒感染细胞可使培养液的 pH 值改变,说明细胞的代谢在病毒感染后发生了变化。这种培养环境的生化改变也可作为判断病毒增殖的指征。

（三）病毒感染的快速诊断

1. 形态学检查法

（1）光学显微镜检查:仅用于大病毒颗粒(如痘类病毒)和病毒包涵体的检查。包涵体经 Giemsa 染色后镜检,对某些病毒性疾病有一定诊断意义。

（2）电镜和免疫电镜检查:含有高浓度病毒颗粒(10^7 颗粒 /ml)的标本,经磷钨酸负染后,用电镜可直接检查病毒颗粒的形态和大小。病毒含量少的标本可用免疫电镜法检查。

2. 血清学检查法

（1）病毒抗原检测:用已知特异性抗体,检测可疑标本中有无相应的病毒抗原。常用的方法有免疫荧光法、酶联免疫吸附法(ELISA)及固相放射免疫沉淀法等。其中 ELISA 应用最为广泛,具有快速、敏感、特异性高等特点。

（2）病毒抗体检测：是病毒感染的常规血清学诊断，要作双份血清检查，恢复期血清抗体效价比急性期增高4倍以上有诊断意义。检查患者血清中特异性IgM抗体有助于早期诊断。

3. 病毒核酸检测法

（1）核酸杂交技术：核酸杂交是病毒诊断领域中发展较快的一项新技术，是根据双股DNA具有解离和重新组合的特性，用一条已知的单链DNA标记上放射性核素制成探针，与固定在硝酸纤维膜上的待测单股DNA进行杂交，再用放射自显影技术检测，以确定待测核酸中有无与探针DNA同源的DNA存在。此方法的敏感性一般不高，但对于标本中含病毒核酸量较多时则很实用。

（2）聚合酶链反应（PCR）：是一种快速的体外核酸扩增技术，能在1至数小时内，通过简单的酶促反应使待测DNA成数量级扩增，然后取反应物进行琼脂糖凝胶电泳，观察核酸条带进行诊断。该技术特异性强，敏感性高，简便快速，但操作时需注意因污染而出现的假阳性。

（3）基因芯片技术：将已知病毒探针或基因探针大规模或有序地排列在小块硅片等载体上，与待检样品中的生物分子或基因序列互相作用和并行反应。在激光的激发下，产生荧光谱信号被接收器收集，计算机自动分析结果，可以一次性完成大量样品的检测，在流行病学调查中发挥重要作用。

二、病毒感染的防治原则

（一）病毒感染的预防

目前对于病毒感染的治疗尚缺乏特效药物，因此通过人工免疫预防病毒感染显得尤为重要。

1. 人工主动免疫　制备有效的病毒疫苗进行预防接种是控制病毒性疾病最有效的手段。常用疫苗有灭活疫苗、减毒活疫苗、亚单位疫苗、基因工程疫苗及核酸疫苗等。

2. 人工被动免疫　常用生物制剂有人血清丙种球蛋白、胎盘丙种球蛋白、转移因子、特异性抗病毒免疫球蛋白等。注射丙种球蛋白对传染性肝炎、麻疹、脊髓灰质炎等有紧急预防作用。此外，特异性抗病毒免疫球蛋白可用于某些病毒感染的紧急预防，如抗狂犬病的免疫球蛋白。

3. 中草药　在许多病毒性疾病的预防中，中草药发挥着越来越重要的作用，如板蓝根、大青叶、金银花、连翘、黄连等。

（二）病毒感染的治疗

1. 中草药运用　中医药治疗病毒性疾病有着悠久的历史与丰富的经验。近几年的实验研究与临床资料显示，大青叶、板蓝根、黄芪、黄芩、黄连、葛根、柴胡、甘草、大黄等对某些病毒有一定的抑制作用，其作用机制尚在研究中。目前中药制剂的抗病毒作用已成为国内外医学研究的热点之一，中成药、单味药及复方制剂已广泛应用于临床。进一步研究中草药抗病毒机制，发掘有效抗病毒药物，对人类健康有十分重要的意义。

2. 抗病毒化学制剂　常用抗病毒化学药物主要有：①核苷类药物：碘苷（疱疹净）、无环鸟苷（阿昔洛韦）、阿糖腺苷、利巴韦林（病毒唑）、齐多夫定（AZT）；②非核苷类反转录酶抑制剂：奈韦拉平、吡啶酮等，用于治疗HIV感染；③蛋白酶抑制剂：如赛科纳瓦、英迪纳瓦及瑞托纳瓦等，能抑制逆转录酶的活性，影响病毒结构蛋白的合成。

3. 干扰素及诱生剂干扰素（IFN）　具有广谱抗病毒作用，没有明显的毒性和免疫原性，在临床已广泛应用。对某些病毒感染，已取得较好疗效，如HBV、HCV、人类疱疹病毒、乳头瘤病毒等感染的治疗。干扰素诱生剂能够诱导、刺激细胞产生干扰素，促进机体增强抗病毒感染的能力，如多聚肌苷酸和多聚胞啶酸（Poly I∶C）、甘草酸、云芝多糖等。Poly I∶C为目前最受重视的

IFN 诱生剂，制备较易，作用时间较长，但因对机体具有一定毒性，尚未达到普及阶段。甘草酸具有诱生 IFN 和促进 NK 细胞活性的作用，可大剂量静脉滴注治疗肝炎。

（石中全）

? 复习思考题

1. 简述病毒的主要特征。
2. 病毒持续性感染包括哪些？
3. 试述病毒的复制周期。
4. 简述病毒的结构、化学组成。

ER-17-5

扫一扫，测一测

第十八章　常见侵犯人类病毒

学习目标

　　掌握呼吸道病毒、肠道病毒及肝炎病毒的共同特征；掌握流行性感冒病毒、脊髓灰质炎病毒、乙型肝炎病毒、HIV 的致病性及预防措施。熟悉流行性感冒病毒抗原变异与流行性感冒流行的关系；熟悉 HBV 抗原抗体检测常见结果的临床意义；熟悉 HIV 的传播途径、流行性乙型脑炎病毒、狂犬病毒的致病性及预防措施。了解其他病毒的生物学特征、致病性与预防措施，了解各种病毒的流行特征。

第一节　呼吸道病毒

　　呼吸道病毒是指由呼吸道侵入，引起呼吸道局部或其他组织器官病变的病毒，包括正黏病毒科的流行性感冒病毒，副黏病毒科的副流感病毒、呼吸道合胞病毒、麻疹病毒、腮腺炎病毒，及其他病毒科的风疹病毒、腺病毒、鼻病毒、冠状病毒与呼肠病毒等。据统计，大约 90% 以上的呼吸道感染由病毒引起，多数呼吸道病毒具有传播快、传染性强、潜伏期短、可反复感染等特点。

一、流行性感冒病毒

　　流行性感冒病毒（简称流感病毒）分甲（A）、乙（B）、丙（C）三型，可引起人和动物流行性感冒（简称流感）。其中甲型流感病毒容易发生抗原性变异，常引起世界性大流行。

（一）生物学性状

　　1. 形态与结构　　流感病毒多为球形，直径 80～120nm，初次从患者体内分离出的病毒有时呈丝状或杆状。其核酸为分节段的单负链 RNA（−ssRNA），核衣壳呈螺旋对称，有包膜。流感病毒的结构可分为三部分（图 18-1）。

　　（1）核心：含病毒核酸、核蛋白（NP）和 RNA 多聚酶（PB1、PB2、PA）。核酸为 7～8 个 RNA 节段，每个节段为一个基因，这一结构特点使病毒在复制中易发生基因重组，导致新的病毒株出现。其中，甲型和乙型流感病毒有 8 个 RNA 节段，丙型流感病毒只有 7 个节段。核蛋白为可溶性抗原，免疫原性稳定，很少发生变异，具有型特异性，可刺激机体产生的相应抗体，但无中和病毒的能力。

　　（2）包膜内层：为基质蛋白（M 蛋白），由病毒基因编码，位于包膜与核心之间，具有保护核心与维持病毒外形的作用。其免疫原性稳定，具有型特异性。

　　（3）包膜外层：是来自宿主细胞的脂质双层膜，其上镶嵌两种糖蛋白刺突，即血凝素（HA）和神经氨酸酶（NA）。HA 是呈柱状的三聚体糖蛋白，与病毒吸附、穿入宿主细胞有关。NA 是呈蘑菇状的四聚体糖蛋白，具有酶活性，可水解宿主细胞表面的神经氨酸，促使病毒释放；还可破坏

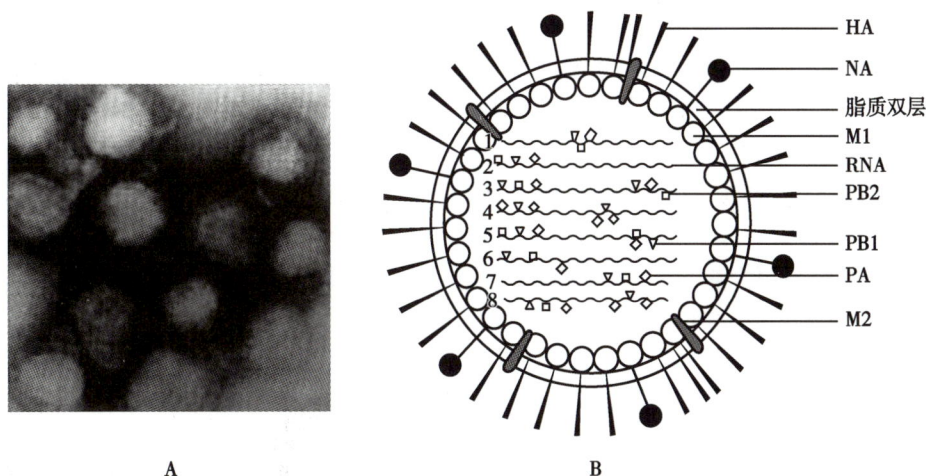

图18-1　甲型流感病毒形态与结构

A. 病毒的形态，×100 000，透射电镜　B. 病毒的结构示意图

细胞膜表面的病毒特异受体，使病毒从感染的细胞膜上解离，有利于病毒的释放和扩散。流感病毒的表面抗原 HA 和 NA，能诱导机体产生相应抗体，但只有 HA 的抗体为保护性抗体，可中和病毒的感染性。HA 及 NA 免疫原性极不稳定，常发生变异，是划分流感病毒亚型的重要依据。

2. 分型、命名与变异

（1）分型与命名：根据核蛋白（NP）和基质蛋白（M）免疫原性不同可将流感病毒分为甲、乙、丙三型；甲型流感病毒又根据 HA、NA 免疫原性的不同分为若干亚型，目前已发现16 种 HA 亚型（$H_1 \sim H_{16}$），9 种 NA 亚型（$N_1 \sim N_9$）。目前发现感染人的有 H_1N_1、H_2N_2、H_3N_2、H_5N_1、H_5N_6、H_7N_4、H_7N_9 等亚型。其中有些亚型既可以感染人也可以感染猪，比如 H_1N_1；一些亚型既可以感染人也可以感染禽，比如 H_7N_9。乙型流感病毒和丙型流感病毒未划分亚型。

1980 年，WHO 规定流感病毒命名规则为：型别 / 宿主 / 分离地点 / 毒株序号 / 分离年代（亚型），若宿主是人则可省略，如 A/Hong Kong/1/68（H_3N_2）。

（2）变异：最易发生变异的是甲型流感病毒，主要是 HA 和 NA 的免疫原性易发生变异，尤以 HA 变异最快，迄今已经历过多次重大变异（表18-1），是流行最为频繁且波及全球的重要病原体，其抗原变异有两种形式。①抗原漂移：变异幅度小，属于量变，即亚型内变异，常引起局部中、小型流行，一般认为这种变异是由病毒基因点突变造成；②抗原转换：变异幅度大，属于质变，可能是因病毒基因重组而引起，形成新亚型（如 H_2N_2、H_3N_2），因人群对新亚型缺乏免疫力而多发生大流行。

表18-1　甲型流感病毒亚型类别、流行年代及代表株

流行年代	亚型类别	病毒代表株
1918（西班牙流感）	H_1N_1	可能为猪流感病毒
1947	H_1N_1（亚甲型）	A/FM/1/47（H_1N_1）
1957（亚洲流感）	H_2N_2（亚洲甲型）	A/Singapore/1/57（H_2N_2）
1968（香港流感）	H_3N_2（香港甲型）	A/HongKong/1/68（H_3N_2）
1977（俄罗斯流感）	H_1N_1，H_3N_2（新甲型与香港甲型）	A/USSR/90/77（H_1N_1）
2009（甲型流感）	H_1N_1（新甲型）	A/California/04/2009（H_1N_1）

3. 培养特性　流感病毒可用鸡胚或细胞培养,初次分离接种于鸡胚羊膜腔最好,传代适应后可接种于尿囊腔。细胞培养可用犬肾细胞或猴肾细胞。病毒在鸡胚和细胞中增殖后不引起明显的病变,需用红细胞凝集试验和血凝抑制试验等免疫学方法证实病毒的存在并进行种的鉴定。

4. 抵抗力　流感病毒抵抗力较弱,不耐热,56℃ 30 分钟即被灭活。室温下感染性很快消失,0～4℃能存活数周,−70℃以下可长期保存。对干燥、紫外线、乙醚、甲醛、乳酸等敏感。

(二)致病性与免疫性

甲型流感病毒是人类流感最重要的病原体,是最易发生变异的病毒之一,从而造成世界大流行。除感染人外,还可以感染禽、猪、马、雪貂等动物;乙型流感病毒不容易发生变异,主要感染人,可引起局部地区流行;丙型流感病毒至今尚未发现变异,只感染人,主要侵犯婴幼儿,很少引起流行。

流感病毒主要通过飞沫经呼吸道传播,其传染源主要为患者和隐性感染者。潜伏期为 1～3 天,病毒侵入机体后,流感病毒的表面抗原 HA 吸附于呼吸道黏膜上皮细胞受体的表面,之后进入细胞并在细胞内增殖,引起细胞产生空泡变性、坏死脱落,黏膜充血水肿,腺体分泌增加等。患者会出现鼻塞、流涕、咽痛和咳嗽等局部症状,常伴有全身疲乏无力、肌肉及关节疼痛等。在症状出现的 1～2 天内,病毒随分泌物大量排出,以后则迅速减少。病毒多不入血,但其内毒素样物质可入血引起全身中毒症状。流感发病率高,但一般数日内可自愈,但婴幼儿、年老体弱、免疫及心肺功能不全者易继发细菌感染,导致肺炎等并发症,可危及生命。

病后对同型病毒有短暂免疫力,一般维持 1～2 年。呼吸道局部 sIgA 在清除呼吸道病毒、抵抗再感染方面起主要作用;血凝素中和抗体、神经氨酸酶抗体及 CTL 在阻止病毒吸附感染细胞及在细胞间扩散起重要作用。

(三)微生物学检查

在流感暴发流行时,根据典型症状即可做出临床诊断,实验室检查主要用于鉴别诊断和分型,特别是对监测新变异株的出现、预测流行趋势和提出疫苗预防建议等方面有指导意义。其检查方法主要是病毒分离培养和用免疫方法(如血凝抑制试验、免疫荧光和 ELISA)检测抗体;也可用核酸杂交、RT-PCR 或序列分析检测病毒核酸和分型。

(四)防治原则

以预防为主。流行期间尽量避免人群聚集,公共场所应通风换气或每 100m³ 空间用 2～4ml 乳酸加 10 倍水混匀,加热熏蒸空气。早期发现并及时隔离、治疗患者。免疫接种是最有效的预防方法,但疫苗必须与当前流行株的型别相同。流感病毒疫苗种类多,比如全病毒灭活疫苗、亚单位疫苗、裂解疫苗,目前我国常用四价流感病毒裂解疫苗,包含甲型 H_1N_1、甲型 H_3N_2、乙型 Yamagata 系(By)、乙型 Victoria 系(Bv)四种流感病毒的抗原成分(HA、NA)。

流感尚无特效疗法,主要是对症治疗和预防继发性细菌感染。干扰素滴鼻及中草药板蓝根、大青叶、连翘、贯众、黄芪、黄连等有一定疗效;中药方剂中的桑菊饮、银翘散、玉屏风散等对流感病毒感染有防治作用。盐酸金刚烷胺及利巴韦林等也可用于流感的治疗。

二、麻 疹 病 毒

麻疹病毒是麻疹的病原体。麻疹是儿童最常见的急性呼吸道传染病,好发于 6 月龄至 5 岁的婴幼儿儿童,无免疫力者接触后发病率几乎达 100%,如无并发症,则愈后良好。自广泛使用麻疹减毒活疫苗后,发病率显著降低。

(一)生物学性状

麻疹病毒呈球形,直径为 120～250nm,有包膜。核酸为单股负链 RNA,不分节段。核衣壳呈螺旋对称,包膜上有放射状排列的两种糖蛋白刺突,由血凝素(H蛋白)和融合因子(F蛋白)组成。免疫原性单一,只有一个血清型。麻疹病毒可在人胚肾细胞、人羊膜细胞及Hela(宫颈癌细胞)、Vero(非洲绿猴肾细胞)等多种传代细胞中增殖,出现细胞病变,形成多核巨细胞,并在胞质及胞核内均出现嗜酸性包涵体。麻疹病毒抵抗力较弱,对热、紫外线、脂溶剂敏感。

(二)致病性与免疫性

人是麻疹病毒的唯一自然宿主。急性期患者为传染源,病毒通过飞沫经呼吸道传播,也可通过接触患者的鼻腔分泌物或其污染用具传播,传染性极强。接触病毒后90%以上发病,冬春季发病率最高。潜伏期约9～12天,发病至出疹期均有传染性,尤以出疹前2～3天传染性最强。病毒先在呼吸道上皮细胞和眼结膜上皮细胞内增殖,然后进入血流,形成第一次病毒血症。患者可出现发热、上呼吸道炎症、结膜炎等临床症状。大多患者口颊黏膜出现中间灰白,外绕红晕的黏膜斑,称为柯氏斑(Koplik's spots),可作为早期临床诊断的依据之一。血中病毒继而侵入全身淋巴组织和单核巨噬细胞系统进一步增殖,3～5天后,再次入血形成第二次病毒血症,此时全身皮肤相继出现红色斑丘疹,先是颈部,然后为躯干,最后到四肢,并有高热、频繁咳嗽等临床症状。无并发症者4天后皮疹消退、脱屑。麻疹大多可自愈,年幼体弱的患儿易继发细菌感染,引起支气管炎、肺炎和中耳炎等,严重者可死亡。极个别患者病愈后2～17年出现慢性中枢神经系统疾患,称亚急性硬化性全脑炎,为慢发病毒感染。患者大脑功能发生渐进性衰退,表现为反应迟钝、精神异常、运动障碍,病程6～9个月,最后导致昏迷死亡。麻疹病后可获得牢固的免疫力,很少再次感染。

(三)防治原则

特异性预防是儿童接种麻疹-腮腺炎-风疹三联疫苗(MMR),分别在8月龄、18月龄各接种1剂。疫苗接种后抗体阳转率达90%以上,免疫力可持续10～15年。对接触麻疹的易感者,可紧急用丙种球蛋白或胎盘球蛋白被动免疫。紫草、甘草、菊花、蒲公英等中药可用于预防和治疗。

三、冠状病毒和SARS冠状病毒

冠状病毒属于冠状病毒科冠状病毒属,大小约80～160nm,核酸为单股正链RNA,核衣壳呈螺旋对称,有包膜,其表面有排列较宽的突起,电镜下病毒形如日冕或花冠状而得名。目前从人分离的有普通冠状病毒229E、OC43、NL63、HKU1,还有SARS冠状病毒(SARS-CoV)、中东呼吸综合征冠状病毒(MERS-CoV)以及新型冠状病毒(COVID-2019)。

冠状病毒引起10%～30%普通感冒,各年龄组均可发病,婴幼儿为主。冬季为流行高峰。病毒经飞沫传播,仅侵犯上呼吸道,引起轻度感染,多为自限性,但可使原有的呼吸道感染加重,甚至引起肺炎。病后免疫力不强,再次感染较常见。某些冠状病毒株还可引起成人腹泻或胃肠炎。

SARS冠状病毒(SARS-CoV)是目前世界公认一种变异的新型的冠状病毒,感染后能引起一种具有明显传染性的、以急性肺部损伤为主的新的呼吸道急性传染病,WHO将其命名为严重急性呼吸综合征(severe acute respiratory syndrome,SARS),2003年冬春季全球30余国家流行SARS,2003年4月我国将此病列入法定传染病,曾称传染性非典型性肺炎。

SARS冠状病毒与普通冠状病毒相比,形态类似,其传染性、致病性更强,且在外界的生存与抵抗力也较强。24℃条件下,在物体表面可存活2～3天,在粪便和尿中至少可存活1～2天,腹泻患者粪便中的病毒更加稳定(可以存活4天)。对温度敏感,随着温度的升高存活率显著下降,在细胞培养物中,在4℃和–80℃条件下,经过21天,病毒浓度仅有极微量的减少;在常温下2天,可减少病毒量的90%;56℃ 30分钟被灭活。但在液氮中可长期保存,对乙醚等脂溶剂及普通消毒剂敏感。

　　SARS 急性期患者为主要传染源。以近距离飞沫传播为主，也可通过接触呼吸道分泌物经口、鼻、眼传播，不排除经粪 - 口等其他传播途径。该病毒在密闭的环境中易于传播，故有家庭和医院明显聚集现象。人群普遍易感，以老年人、慢性病患者（如糖尿病，慢性肺病等）、医护人员、过度疲劳和抵抗力低下者为高危人群，流行的主要季节是 12 月至次年的 5 月。潜伏期平均 3～7 天，临床上以发热为首发症状，体温持续高于 38℃，可伴有头痛、乏力、关节痛等，继而出现干咳、胸闷气短等呼吸困难症状，严重者进展为呼吸窘迫综合征，还常伴有过敏性血管炎，出现休克、DIC、心律失常等症状。大多数 SARS 病毒感染者能够自愈，WHO 报告病死率约 14%，尤其是 40 岁以上或有潜在疾病者（如糖尿病、冠心病、哮喘以及慢性肺病）病死率高。病后免疫力不强，对同型病毒的再感染无防御作用。

　　结合病史、体征、症状及 X 线检查可做出初步临床诊断。目前 WHO 推荐 SARS 病原的实验诊断方法主要用 ELISA 或免疫荧光试验（IFA）检测 SARS-CoV 抗体，也可用分子生物学检测和病毒分离培养等方法以辅助诊断。

　　SARS 在预防上应做到早发现，早报告，早隔离，早诊断，早治疗。保持室内空气流通和良好的个人卫生习惯。流行期间，可用 1 000mg/L 含氯消毒剂对公共场所及可能受到污染的物品进行喷雾或擦拭消毒。现已研制出灭活疫苗、基因工程疫苗。

　　SARS 治疗目前尚无特效药物，以综合治疗为主：早期氧疗，结合对症治疗（休息、降温、营养、止咳等），配合抗病毒治疗（如阿昔洛韦、更昔洛韦）及激素治疗，增强免疫，防止细菌感染，辅以中药治疗和心理治疗。用恢复期血清治疗是一种有效措施，但要严防血液传播疾病的发生。

四、腮腺炎病毒

　　腮腺炎病毒是流行性腮腺炎的病原体。病毒颗粒呈球形，核酸为单股负链 RNA，核衣壳呈螺旋对称，有包膜，表面有血凝素 - 神经氨酸酶（HN 蛋白）和融合因子（F 蛋白）两种刺突，HN 蛋白同时具有 HA 和 NA 的活性，F 蛋白具有融合细胞的活性。腮腺炎病毒只有一个血清型，其抵抗力较弱，56℃ 30 分钟被灭活，对紫外线及脂溶剂敏感。

　　人是腮腺炎病毒的唯一自然宿主。病毒主要通过飞沫经呼吸道传播，也可通过接触患者的唾液或其污染的物品而传播，学龄儿童为易感者，好发于冬春季节。潜伏期 2～3 周，病毒在呼吸道上皮细胞和周围淋巴结内增殖后，进入血流，形成短暂的病毒血症。再通过血液侵入腮腺及其他器官，如睾丸、卵巢、胰腺、肾脏和中枢神经系统等。主要症状为一侧或双侧腮腺肿大，有发热、肌痛和乏力等，病程 1～2 周。青春期感染者，男性易合并睾丸炎或附睾炎，女性易合并卵巢炎，有时还可引起无菌性脑膜炎及耳聋等。病后可获得牢固免疫力。

　　接种疫苗是有效的预防措施，目前使用减毒活疫苗，可刺激机体产生长期免疫效果。我国目前使用腮腺炎病毒 - 麻疹病毒 - 风疹病毒三联疫苗（MMR）进行免疫预防。

五、风 疹 病 毒

　　风疹病毒是引起风疹的病原体。病毒呈球形，直径约 60nm，核酸为单股正链 RNA，核衣壳呈二十面体立体对称，外有包膜，包膜上有血凝素刺突。风疹病毒只有一个血清型，人是其唯一宿主。

　　人群对风疹病毒普遍易感，尤其以儿童为主。病毒经呼吸道传播，在局部淋巴结增殖后，侵入血流播散全身。临床表现有发热、轻微的麻疹样出疹，伴耳后和枕下淋巴结肿大，随之面部乃至全身出现浅红色的斑丘疹。成人感染后症状较重，除皮疹外，常伴有关节炎、关节疼痛、血小板减少、出疹后脑炎等。

风疹病毒感染最严重的危害是孕妇受染后可致胎儿先天畸形。若孕妇在妊娠早期感染风疹病毒，病毒可通过胎盘感染胎儿，引起胎儿畸形或先天性风疹综合征，婴儿出生后可表现为先天性心脏病、先天性耳聋、白内障三大主症以及其他风疹综合征，如黄疸型肝炎、肺炎、脑膜脑炎等。病后可获得持久免疫力。

接种风疹减毒活疫苗或 MMR 三联疫苗是预防风疹的有效措施，接种对象是风疹病毒抗体阴性的育龄妇女及学龄前儿童。风疹病毒抗体阴性的孕妇，如接触风疹患者应立即大剂量注射丙种球蛋白进行紧急预防。

知识链接

TORCH 检测与优生

TORCH 是一组致畸的病原体，1971 年 Nahmias 首先采用这组病原体的首写字母缩写而成，主要包括弓形虫（TOX）、风疹病毒（RV）、巨细胞病毒（CMV）、单纯疱疹病毒（HSV）。妊娠早期感染 TORCH，可致流产、多器官畸形；妊娠中期感染 TORCH 可致胎儿宫内发育迟缓、早产、死胎等，幸存者可发生远期并发症，如低智、耳聋、高度近视等；分娩期孕妇感染 TORCH 可引起小儿神经发育障碍。因无有效的治疗方法，故对孕妇感染的监测非常重要，已受到全世界医学界尤其是妇、儿科医生的高度重视。许多国家已将 TORCH 检测作为孕期筛查项目，对未曾感染者进行预防接种，对孕早期急性感染者建议终止妊娠，对孕中、晚期感染者酌情处理。因此对育龄妇女孕前及孕期 TORCH 感染的检测有极其重要的意义。

六、其他呼吸道病毒

其他呼吸道病毒的主要特征见表 18-2。

表 18-2　其他呼吸道病毒的主要特征

名称	科	大小(nm)	形态与结构	血清型	所致疾病
副流感病毒	副黏病毒	125～250	球形，−ssRNA，螺旋对称，有包膜，刺突有 HN 蛋白和 F 蛋白	1～5 型	普通感冒、小儿哮喘病、细支气管炎、肺炎等
腺病毒	腺病毒	70～90	球形，dsDNA，20 面体立体对称，无包膜	A～F6组 49 个型	婴幼儿咽炎、支气管炎、肺炎、结膜炎、胃肠炎、急性出血性膀胱炎等
呼吸道合胞病毒	副黏病毒	120～200	球形，−ssRNA，螺旋对称，有包膜，刺突有 G 蛋白和 F 蛋白	1 个型	婴幼儿细支气管炎和支气管肺炎，较大儿童和成人鼻炎、感冒等上呼吸道感染
鼻病毒	小 RNA 病毒	28～30	球形，+ssRNA，20 面体立体对称，无包膜	114 个型	婴幼儿细支气管炎和支气管肺炎，成人普通感冒等
呼肠病毒	呼肠病毒	60～80	球形，dsRNA，20 面体立体对称，无包膜	3 个型	上呼吸道疾病和胃肠道疾病等

第二节　肠 道 病 毒

肠道病毒是指经消化道感染和传播，能在肠道中增殖，并引起多种疾病的胃肠道感染病毒。肠道病毒归属于小 RNA 病毒科，肠道病毒属，是一类生物学性状相似、病毒颗粒非常小的单股正链 RNA 病毒。其共同特性如下。

1. 体积小，呈球形，直径 24～30nm，核衣壳呈 20 面体立体对称，无包膜。

2. 基因组为单股正链 RNA，具有感染性，并起 mRNA 作用。

3. 耐乙醚及酸，56℃ 30 分钟可灭活病毒，对紫外线、干燥敏感。

4. 主要经粪 - 口途径传播，以隐性感染多见。虽然肠道病毒在肠道中增殖，却引起多种肠道外感染性疾病，且临床表现多样化，如脊髓灰质炎、无菌性脑膜炎、心肌损伤、腹泻和皮疹等（表18-3）。一种型别的肠道病毒可引起几种疾病或病征，而一种疾病或病征又可由不同型别的肠道病毒引起。

表18-3　肠道病毒种类及所致疾病

名称	血清型	所致疾病
脊髓灰质炎病毒	1～3 型	脊髓灰质炎（小儿麻痹症）、无菌性脑膜炎
柯萨奇病毒	A 组 1～24 型	无菌性脑膜炎、疱疹性咽峡炎、手足口病、类脊髓灰质炎、急性结膜炎等
	B 组 1～6 型	无菌性脑膜炎、流行性胸痛、心肌炎和心包炎、普通感冒、婴幼儿腹泻等
人肠道致细胞病变孤儿病毒（埃可病毒，ECHO 病毒）	1～34 型	无菌性脑膜炎、普通感冒、婴幼儿腹泻、儿童皮疹、流行性胸肌痛
新肠道病毒	68 型	小儿支气管炎、肺炎等
	69 型	尚不清楚
	70 型	急性出血性结膜炎（俗称红眼病）
	71 型	手足口病、无菌性脑膜炎、脑炎、脊髓灰质炎样麻痹等
轮状病毒	A～G 7 个组	A 组引起婴幼儿腹泻（秋冬季节多见）；B 组引起成人腹泻

一、脊髓灰质炎病毒

脊髓灰质炎病毒是脊髓灰质炎的病原体，患者和无症状带毒者为传染源。多数人呈隐性感染，病毒局限于肠道，不出现症状或仅轻微发热、咽痛、腹部不适等。少数人感染后病毒可入血形成病毒血症，引起发热、头痛、乏力、咽痛和呕吐等非特异性症状，并可迅速恢复。病毒随血流扩散至全身淋巴组织或其他易感的非神经组织细胞中继续增殖，大量病毒再次入血，导致全身症状加重。约 1%～2% 抵抗力较低的感染者，病毒可突破血脑屏障到达有病毒受体的中枢神经系统细胞，如脊髓前角细胞、背根神经节细胞和脑膜等处增殖，产生非麻痹型脊髓灰质炎、无菌性脑膜炎或暂时性肢体麻痹，重者可出现永久性弛缓性肢体麻痹。极少数患者发展为延髓麻痹，导致呼吸和循环衰竭死亡。多见于儿童，故脊髓灰质炎也称小儿麻痹症。

病后机体可获得对同型病毒的牢固免疫力。sIgA 可阻止病毒在咽喉部、肠道内的吸附和初步增殖,防止侵入血流。血清中的中和抗体可阻止病毒进入神经系统。6 个月内的婴儿可从母体获得被动免疫。

疫苗接种是预防脊髓灰质炎的有效措施。常用疫苗有脊髓灰质炎灭活疫苗(IPV)和脊髓灰质炎减毒活疫苗(OPV),都是三价混合疫苗,免疫后都可获得抗三个血清型脊髓灰质炎病毒感染的免疫力。我国目前实行的是在 2 月龄肌内注射脊髓灰质炎灭活疫苗,然后在 3 月龄、4 月龄、4 周岁口服脊髓灰质炎减毒活疫苗。

对与患儿有过密切接触的易感者,可注射丙种球蛋白进行被动免疫,防止疾病的发生或减轻症状。

二、柯萨奇病毒和埃可病毒

柯萨奇病毒和埃可病毒(人肠道致细胞病变孤儿病毒)的生物学性状、传播途径和致病机制与脊髓灰质炎病毒相似。其致病特征是病毒在肠道中增殖,却很少引起肠道疾病,不同型别病毒可引起相同的临床综合征,同一型病毒亦可引起几种不同的临床疾病。这些病毒以隐性感染多见,表现为轻微上呼吸道感染或腹泻症状。

柯萨奇病毒主要引起疱疹性咽峡炎、手足口病、流行性胸痛、心肌炎、类脊髓灰质炎、普通感冒等。

埃可病毒主要引起病毒性脑膜炎、婴幼儿腹泻、儿童皮疹等。

近年来,由多种肠道病毒引起的手足口病呈蔓延趋势,具有流行强度大、传染性强、传播途径复杂特点,是全球性传染病,世界大部分地区均有此病流行的报道,好发于春末夏初,发病高峰主要为 5～7 月。2008 年 5 月我国将此病正式纳入丙类传染病。引起手足口病的主要有肠道病毒中的柯萨奇病毒 A 组 4、5、7、9、10、16 型,B 组 2、5、13 型;埃可病毒和肠道病毒 71 型,其中以肠道病毒 71 型及柯萨奇病毒 A 组 16 型最为常见。多发生于学龄前儿童,尤以 3 岁以下年龄组发病率最高。

患者和无症状带毒者均为传染源,主要通过消化道、呼吸道和密切接触等途径传播。潜伏期一般 2～6 天,没有明显的前驱症状,多数患者急性起病。临床表现为发热,体温可达 38℃以上,口腔黏膜、手、足和臀部出现斑丘疹、疱疹,部分患儿可伴有咳嗽、流涕、食欲不振、恶心、呕吐、头痛等症状。少数患者可并发无菌性脑膜炎、脑炎、急性弛缓性麻痹、呼吸道感染和心肌炎等,个别重症患儿病情进展快,可导致死亡。

本病至今尚无特异性预防方法。加强监测,提高监测敏感性是控制本病流行的关键,做好儿童个人、家庭和托幼机构的卫生是预防本病感染的关键,做到"洗净手、喝开水、吃熟食、勤通风、晒衣被"等良好的卫生习惯可有效地避免感染。治疗原则主要是对症治疗,服用抗病毒药物及清热解毒中草药,以及维生素 B、维生素 C 等,有并发症的患者可应用丙种球蛋白。在患病期间,应加强患儿的护理,做好口腔卫生。进食前后可用生理盐水或温开水漱口,食物以流质及半流质等无刺激性食物为宜。多数患者 1 周内可以痊愈,无后遗症。

三、轮 状 病 毒

轮状病毒是 1973 年澳大利亚学者 Bishop 等在急性非细菌性胃肠炎儿童十二指肠黏膜超薄切片中首次发现,是人类腹泻的重要病原体。病毒颗粒呈球形,直径 60～80nm,双层衣壳,从内向外呈放射状排列,无包膜,负染后电镜下观察,病毒外形呈车轮状故名。病毒基因组为双链 RNA,由 11 个节段组成。对理化因素有较强的抵抗力,在粪便中存活数天到数周。耐乙醚、酸、碱和反复冻融,在 pH 值 3.5～10 仍可保持其感染性。

轮状病毒经粪 - 口传播，患者和无症状带毒者是传染源，秋冬季发病多见。对人致病的主要是 A～C 组病毒，A 组最为常见，是引起婴幼儿急性胃肠炎的主要病原体，占病毒性胃肠炎的 80% 以上，是导致婴幼儿死亡的主要原因之一，患者以 6 个月～2 岁婴儿多见。病毒侵入机体后，在小肠黏膜绒毛细胞内增殖，引起细胞病变和功能障碍，临床上表现为突发水样腹泻、呕吐、发热、水和电解质的丢失。该病一般为自限性，可完全恢复，少数患者因腹泻严重，出现脱水、酸中毒而导致死亡。

成年人和年长儿童，对 A 组病毒常呈无症状感染，B 组病毒可在成年人和年长儿童中引起暴发流行，主要表现为霍乱样腹泻。

病后机体可产生 sIgA，对同型病毒感染有保护作用，由于抗体具有型特异性，加上婴幼儿免疫系统发育不完善，sIgA 含量低，故会重复感染。

目前对轮状病毒感染没有特效药物，治疗原则是维持水、电解质平衡，防止严重脱水和酸中毒。预防主要是控制传染源，切断传播途径。口服活疫苗目前已在临床使用。

第三节　肝　炎　病　毒

肝炎病毒是引起病毒性肝炎的主要病原体，目前发现引起人类肝炎的病毒主要有甲、乙、丙、丁、戊型肝炎病毒。此类病毒分属于不同的病毒科，但均可引起病毒性肝炎。其中，甲型和戊型肝炎病毒在传播途径以及致病性方面有相似特征，而乙、丙、丁型肝炎病毒相似（表 18-4）。近年来又发现一些与人类肝炎相关的病毒，如己型肝炎病毒（HFV）、庚型肝炎病毒（HGV）和 TT 型肝炎病毒（TTV）等。此外，还有一些病毒（如巨细胞病毒、EB 病毒、黄热病毒等）也可引起肝炎，但肝炎仅是这些病毒感染后的一部分症状，故不列入肝炎病毒范畴。

病毒性肝炎传播广泛，严重危害人类健康，已成为主要的社会公共卫生问题。

表 18-4　人类各种肝炎病毒的主要特征

病毒	HAV	HBV	HCV	HDV	HEV
基因组	+ssRNA	dsDNA	+ssRNA	−ssRNA	+ssRNA
包膜	−	+	+	+	−
传播途径	粪 - 口途径	血液 / 性 / 母婴	血液 / 性 / 母婴	血液 / 性 / 母婴	粪 - 口途径
慢性化	−	+	+	+	−
致癌性	−	+	+	+	−
免疫性	免疫力持久	同型免疫力持久	可再感染	可再感染	可再感染
疫苗	减毒活疫苗 / 灭活疫苗	基因工程疫苗	无	HBV 疫苗	基因工程疫苗

一、甲型肝炎病毒

甲型肝炎病毒（HAV）是引起甲型肝炎的病原体，属小 RNA 病毒科，嗜肝 RNA 病毒属。甲型肝炎一般为急性自限性疾病，预后良好，不发展成慢性肝炎和慢性病毒携带者。

（一）生物学性状

HAV 呈球形，直径 27～32nm，20 面体立体对称，无包膜，核酸为单股正链 RNA，约含 7 500 个核苷酸。HAV 抗原性稳定，只有一个血清型。

HAV 对乙醚、60℃ 1 小时及 pH 值为 3 均有抵抗力。在 4℃可存活数月，–20℃可存活数年。100℃ 5 分钟或常用消毒剂（如甲醛、乙醇、次氯酸、漂白粉、碘伏等）处理可灭活。

（二）致病性与免疫性

1. 传染源与传播途径　HAV 主要通过粪 - 口途径传播，传染源为患者和隐性感染者。甲型肝炎的潜伏期为 15～50 天，平均 30 天，在潜伏期末病毒就存在于患者的血液和粪便中。发病 2 周以后，随着肠道中抗 HAV IgA 及血清中抗 HAV IgM/ IgG 的产生，粪便中不再排出病毒。HAV 随粪便排出体外，通过污染水源、食物、海产品、食具、玩具等传播而引起散发性流行或大流行。1955—1956 年，印度新德里因城市主要水源被 HAV 污染导致甲型肝炎流行，患者达 29 万；1988 年，我国上海因食入 HAV 污染的毛蚶引起甲型肝炎暴发流行，患者达 30 余万，危害十分严重。

2. 致病机制与免疫　HAV 多侵犯儿童及青少年，且多为隐性感染。HAV 经口侵入人体后先在肠黏膜和局部淋巴结增殖，继而进入血流，引起短暂的病毒血症，最终侵入肝细胞内增殖而致病。由于 HAV 在细胞内缓慢增殖，并不直接造成明显的肝细胞损害，故其致病机制除病毒的直接作用外，机体的免疫病理反应在引起肝细胞损害中也起到一定作用。临床表现为发热、疲乏和食欲不振，继而出现肝大及压痛、肝功能损害，部分患者可出现黄疸。甲型肝炎预后良好，一般可完全恢复，不转为慢性或长期带毒者。

甲型肝炎显性或隐性感染后，机体均可产生抗 HAV IgM 和 IgG 抗体，其中 IgG 抗体可维持多年，对病毒再感染有较持久的免疫力。

（三）微生物学检查

甲型肝炎诊断以血清学检查为主，血清中抗 HAV IgM 检测可作为早期诊断和新近感染的重要指标，抗 HAV IgG 检测常用于流行病学调查。

（四）预防原则

应做好饮食卫生，保护水源，加强粪便管理。HAV 的特异性预防可使用减毒活疫苗和灭活疫苗，与甲型肝炎患者密切接触的易感者，1～2 周内可肌内注射丙种球蛋白或胎盘球蛋白紧急预防。

二、乙型肝炎病毒

乙型肝炎病毒（HBV）是引起乙型肝炎的病原体，属嗜肝 DNA 病毒科。乙型肝炎的危害性比甲型肝炎大，感染后临床表现呈多样化，可表现为急性肝炎、重症肝炎、慢性肝炎或无症状携带者，部分慢性活动性肝炎可转化为肝硬化或肝癌。HBV 在世界范围内传播，据估计全世界有 3.7 亿多 HBV 感染者，我国的感染率在 10% 左右。

（一）生物学性状

1. 形态与结构　乙型肝炎患者的血清中可查到三种与 HBV 有关的颗粒（图 18-2）。

（1）大球形颗粒：是具有感染性的 HBV 完整颗粒，又称 Dane 颗粒（因 Dane 于 1970 年首先发现），呈球形，直径约 42nm，具有双层衣壳。其外衣壳相当于一般病毒的包膜，由脂质双层和包膜蛋白构成，厚 7nm，用去垢剂去除病毒的外衣壳，则暴露出直径为 27nm 病毒的核衣壳，呈 20 面体立体对称，其内部含有病毒的双链 DNA 和 DNA 多聚酶。

（2）小球形颗粒：是一种中空颗粒，直径为 22nm，是 HBV 感染后血液中最多见的颗粒，不含 DNA 及 DNA 聚合酶，是病毒装配时过剩的 HBsAg 装配而成，不具传染性。

（3）管形颗粒：由小球形颗粒串联而成，直径 22nm，长度 100～500nm 不等，也不具有传染性。

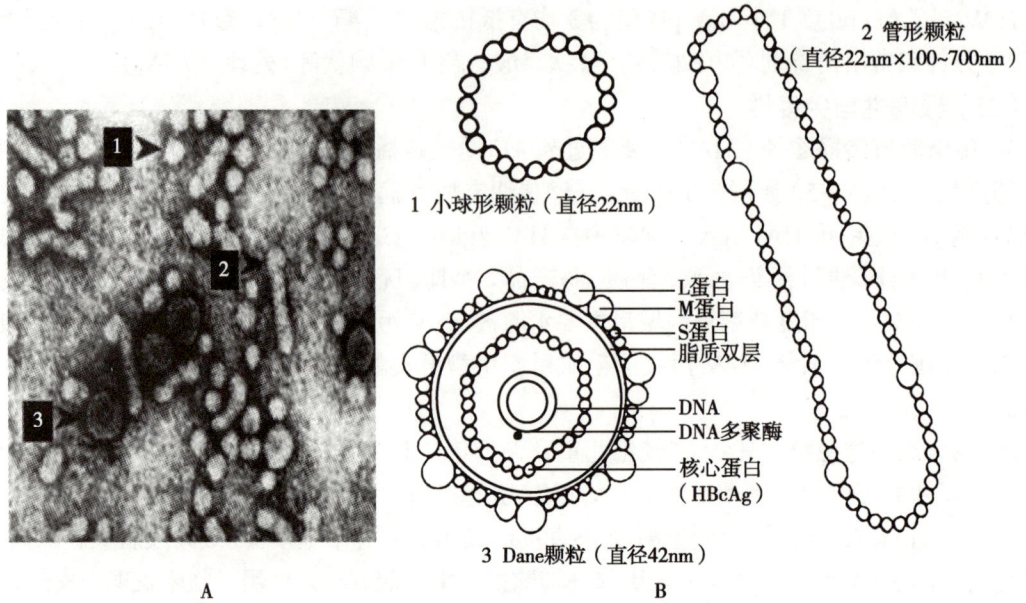

图18-2　乙型肝炎病毒形态结构

A. 病毒的三种形态（1. 小球形颗粒，2. 管形颗粒，3. Dane 颗粒），×100 000，透射电镜；B. 病毒的三种结构示意图（1. 小球形颗粒，2. 管形颗粒，3. Dane 颗粒）

2. 基因结构　HBV 的基因结构为环状双链未闭合的 DNA，其中一段为单链。单链（裂隙区）的长短，约为全基因长度的一半。DNA 长链（L）为负链，短链（S）为正链。负链 DNA 上有 4 个开放读码框（ORF），均为重叠基因，包括 S、C、P 和 X 区。S 区中有 S 基因、前 S$_1$ 和前 S$_2$ 基因，分别编码乙型肝炎表面抗原（HBsAg）、前 S$_1$ 抗原（PreS$_1$）与前 S$_2$ 抗原（PreS$_2$）；C 区中有 C 基因及前 C 基因，分别编码乙型肝炎核心抗原（HBcAg）及乙型肝炎 e 抗原（HBeAg）；P 区基因最长，编码 DNA 多聚酶等；X 区基因编码 X 蛋白称为 HBxAg，可反式激活细胞内的某些癌基因及病毒基因，与肝癌的发生发展有关。正、负链的末端两侧分别有一个核苷酸组成的重复序列（DR$_1$ 和 DR$_2$），负链的 3' 端在 DR$_1$ 区，正链的 5' 端在 DR$_2$ 区。DR 区是病毒 DNA 成环与复制的关键序列（图18-3）。

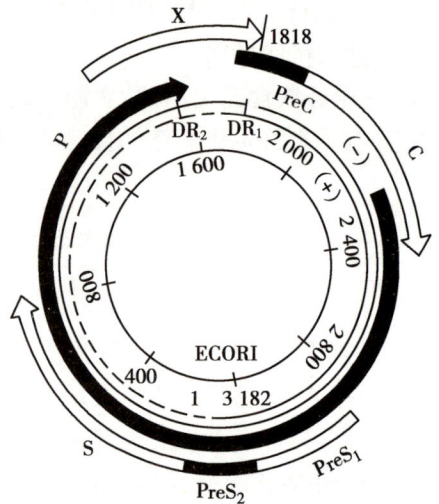

图18-3　HBV 基因结构模式图

3. 抗原组成　HBV 的外衣壳和内衣壳上均有抗原，前者主要有 HBsAg、PreS$_1$ 抗原和 PreS$_2$ 抗原，后者主要有 HBcAg 和 HBeAg。

（1）表面抗原（HBsAg）：HBsAg 大量存在于感染者的血清中，是 HBV 感染的主要标志。其化学成分为糖蛋白，具有免疫原性，可刺激机体产生特异性保护性抗体（抗 -HBs）。如果血清中出现抗 -HBs 可视为乙型肝炎恢复的标志。抗 -HBs 可抵抗 HBV 的再感染，因此，HBsAg 是制备乙型肝炎疫苗的主要成分。PreS$_1$ 及 PreS$_2$ 抗原也是位于 HBV 外衣壳上的蛋白分子，免疫原性比 HBsAg 强，刺激产生的抗 -PreS$_2$ 和抗 -PreS$_1$ 可阻断 HBV 与肝细胞结合。因此有学者建议疫苗中应含此成分。若乙型肝炎患者血清中出现此类抗体，提示病情好转。

（2）核心抗原（HBcAg）：位于 Dane 颗粒的内衣壳上，其表面被 HBsAg 所覆盖，一般不游离于血液循环中，故不易在外周血中检出。HBcAg 免疫原性强，能刺激机体产生抗体（抗 -HBc）。

抗 -HBc IgM 出现在感染早期,可作为早期诊断的重要指标,高效价的抗 -HBc IgM 提示 HBV 在肝内增殖,为急性乙肝;抗 -HBc IgG 产生较晚,可在血中长时间持续存在,但对机体无保护作用,低滴度的抗 -HBc IgG 提示既往感染,高滴度提示恢复期或慢性活动性肝炎。

(3) e 抗原(HBeAg):存在于 Dane 颗粒内衣壳上,隐蔽或镶嵌于 HBcAg 之中。HBeAg 为可溶性蛋白质,当 HBV 内衣壳裂解时释放出来,游离于血清中。在多数情况下,HBeAg 仅见于 HBsAg 阳性的血清中,且与病毒体及 DNA 多聚酶的消长基本一致,故可作为 HBV 复制及具有强感染性的指标。HBeAg 可刺激机体产生抗体(抗 -HBe),此抗体常在 HBsAg 效价降低、HBeAg 消失时出现,故抗 -HBe 对 HBV 感染有一定的保护作用,被认为是疾病好转的征象。近年发现变异的 HBV,不产生 HBeAg,不被抗 -HBe 及相应的致敏淋巴细胞识别而清除,可在抗 -HBe 阳性情况下大量复制。故对抗 -HBe 阳性者也应检测血清中病毒 DNA,以全面了解病情及判断预后。

4. 抵抗力　HBV 对外界环境的抵抗力强,对低温、干燥、紫外线和一般消毒剂均有耐受性,也不能被 70% 乙醇灭活。高压蒸汽灭菌或 100℃ 加热 10 分钟、环氧乙烷、0.5% 过氧乙酸、5% 次氯酸钠及 2% 戊二醛等可灭活 HBV,使其失去传染性。

(二)致病性与免疫性

1. 传染源　患者和 HBsAg 无症状携带者是主要传染源。潜伏期为 30~160 天,平均 90 天,在潜伏期、急性期或慢性活动期的患者的血清均具有传染性。

2. 传播途径　①血液、血液制品等传播:HBV 感染者血液中存在大量 HBV,只需极少量进入人体即可致感染。输血、输液、注射、手术、针刺、拔牙等均可传播。有学者认为 HBV 也可通过公用剃刀、牙刷、皮肤黏膜的微小损伤、吸血昆虫叮咬传播。②密切接触传播:HBV 可在感染者的多种分泌液中查到,如唾液、精液、乳汁等,因此经性行为、分娩时经产道或哺乳等方式均可引起感染。③母婴传播:人群中约 1/3~1/2 的 HBV 携带者来自母婴传播。母亲若感染或为 HBV 携带者,孕期可经胎盘垂直感染胎儿。如果 HBsAg 和 HBeAg 同时阳性的母亲比单纯 HBsAg 阳性的母亲生出的婴儿感染率高,常表现为以母亲为核心的家庭聚集倾向。

3. 致病机制　乙型肝炎的临床表现呈多样性,可出现无症状携带病毒、急性肝炎、慢性肝炎、慢性活动性肝炎、重症肝炎等。一般认为,在肝细胞内增殖的 HBV 对肝细胞无明显损害,病毒感染引起的免疫病理反应是引起肝细胞损伤的主要原因。

(1)细胞介导的免疫病理损害:HBV 在肝细胞内增殖可使细胞表面存在 HBsAg、HBeAg 或 HBcAg。由这些抗原致敏的 T 细胞,可攻击表面带有 HBV 抗原的肝细胞,杀伤并清除病毒,此杀伤作用有双重效应,既可清除病毒,也可造成肝细胞的损伤。细胞免疫应答的强弱与临床症状轻重及转归有密切关系:①若病毒感染波及的肝细胞数量不多,机体免疫功能正常时,表现为隐性感染或急性肝炎,最终 HBV 被清除;②若受染的肝细胞为数众多,机体免疫应答过强,可迅速引起大片肝细胞损伤,表现为急性重症肝炎;③若机体免疫功能低下,中和抗体及 CTL 不足以完全清除 HBV,则肝细胞损害持续存在,表现为慢性肝炎或慢性活动性肝炎,慢性肝炎造成的肝病变又可促进成纤维细胞增生,引起肝硬化;④婴幼儿对 HBV 易形成免疫耐受,不诱发免疫应答,成为 HBV 感染无症状携带者。

(2)免疫复合物引起的病理损伤:在部分乙型肝炎患者血液中,HBsAg 与抗 -HBs 结合形成中等大小免疫复合物。免疫复合物大量沉积于肝内,可使肝毛细血管栓塞,并诱导产生肿瘤坏死因子(TNF),导致急性肝坏死,临床表现为重症肝炎。免疫复合物沉积于肾小球基底膜、关节滑液囊等部位后,激活补体,诱发Ⅲ型超敏反应,导致肾小球肾炎、关节炎等肝外组织器官的损害。

(3)自身免疫反应引起的病理损害:HBV 感染肝细胞后,细胞膜上除有病毒抗原外,还会引起肝细胞表面自身抗原的改变,暴露出肝特异性脂蛋白抗原(LSP)。LSP 诱导机体产生针对肝细胞成分的自身免疫反应,通过 CTL 的杀伤作用或释放淋巴因子直接或间接损害肝细胞。

(4)病毒致机体免疫应答低下:HBV 感染后,机体产生干扰素的能力下降;CTL 杀伤受感染细胞的作用减弱。幼龄感染 HBV,因免疫系统尚未发育成熟,可对病毒形成免疫耐受,不出现或仅出现较弱抗病毒免疫。

(5)病毒发生变异:HBV 前 C 基因变异,HBeAg 不能正确转译,导致病毒逃逸机体免疫。近年来还发现 HBV 前 C 区及 C 区的变异株可引起重症肝炎。

部分乙型肝炎患者可由于 HBV DNA 整合到人体肝细胞 DNA 中,导致细胞转化而发展成肝癌。

(三)微生物学检查

1. HBV 抗原抗体系统的检测及结果分析　目前常用血清学方法检测患者血清中 HBsAg、抗 -HBs、HBeAg、抗 -HBe 及抗 -HBc,俗称"两对半"或"乙型肝炎五项",同时抗 -HBc 可同时检测 IgM 和 IgG,所以有时又称"乙型肝炎六项"。抗 -PreS₁ 或抗 -PreS₂ 的检测不常用。检测 HBsAg 可发现无症状携带者,是筛选献血员的必检指标。检查方法以 ELISA 和 RIA 最为常用。"两对半"检查结果与临床关系较为复杂,通常对几项指标进行综合分析,才能有助于临床诊断(表 18-5)。

表 18-5　HBV 抗原抗体检测常见结果的临床意义

HBsAg	HBeAg	抗 -HBs	抗 -HBe	抗 -HBc		结果分析
				IgM	IgG	
+	+	−	−	+	−	急性乙肝(传染性强,"大三阳")
+	+	−	−	−	+	慢性乙肝或无症状携带(有传染性)
+	−	−	+	−	+	急性感染趋向恢复("小三阳")
+	−	−	−	−	+	急性或慢性乙型肝炎或无症状携带者(有传染性)
+	−	−	−	−	−	HBsAg 携带者
−	−	+	+	−	+	乙型肝炎恢复期(传染性低)
−	−	+	−	−	−	接种过疫苗或既往感染,已恢复(无传染性,有免疫力)
−	−	−	−	−	+	既往感染或"窗口期"

(1)HBsAg 和抗 -HBs:HBsAg 阳性表示机体感染了 HBV。可见于:①急性乙型肝炎的潜伏期和急性期,检出率为 70%;② HBV 所致的慢性肝病,包括慢性乙型肝炎、肝硬化和原发性肝癌;③无症状 HBsAg 携带者,急性肝炎恢复后,一般 1~4 个月内 HBsAg 消失,若持续 6 个月以上,说明已向慢性肝炎转化。抗 -HBs 阳性表示机体已获得对 HBV 的免疫力。若为患者则表示已开始恢复,预后良好;若为乙肝疫苗接种者,则表示对 HBV 产生了免疫力。

(2)抗 -HBc:包括抗 -HBc IgM 和抗 -HBc IgG。抗 -HBc IgM 常出现于感染早期,且效价很高,可诊断为急性乙肝;而慢性乙型肝炎时抗 -HBc IgM 可持续阳性,但效价低。抗 -HBc IgG 出现较晚,且可持续多年,是曾经感染的指标。

(3)HBeAg 和抗 -HBe:HBeAg 阳性是体内 HBV 复制和血液传染性强的指标。如果 HBeAg 持续阳性,可能预后较差;HBeAg 如转为阴性,抗 -HBe 出现,则表示病毒停止复制,机体已获得一定免疫力,血液传染性降低。出现前 C 区突变者例外。

2. 血清 HBV　DNA 检测应用核酸杂交法检测血清中 HBV DNA 进行乙型肝炎的诊断,也可作为药物疗效考核的指标。采用 PCR 检测 HBV DNA,因方法过于敏感,易出现假阳性,应根据需要选用。DNA 多聚酶与 HBV DNA 有平行关系,是病毒复制的检验指标,但近年已被 HBV

DNA 检测取代。

（四）防治原则

1. 特异性预防

（1）人工主动免疫：疫苗注射是最有效的预防方法，目前主要使用的是第二代乙肝疫苗，为基因工程疫苗，全程免疫共接种 3 次，按 0、1、6 个月方案接种，可获得良好的免疫保护作用。使用对象包括：①新生儿；②易感婴幼儿及儿童；③有可能接触乙肝患者的高危人群；④婚前检查配偶为 HBsAg 阳性者。

（2）人工被动免疫：注射高效价抗 -HBs 的人血清免疫球蛋白（HBIg），可用于紧急预防。主要用于以下情况：①医务人员或皮肤损伤被乙型肝炎患者血液污染伤口者；②母亲为 HBsAg 与 HBeAg 阳性的新生儿（于出生后一周内使用，两个月后需再重复注射一次）；③发现误用 HBsAg 阳性的血液或血制品者；④性伴侣为 HBsAg 与 HBeAg 阳性者。

2. 一般预防 切断传播途径：①加强对血液及血制品的管理、供血员筛选，禁止静脉吸毒，防止经血液途径传播；②加强婚前检查及性教育，防止性传播乙型肝炎；③防止医院内传播，手术器械进行严格消毒，医疗操作及手术时应避免医务人员感染。

3. 治疗 目前治疗乙型肝炎尚无特效药物，一般用广谱抗病毒药、中草药和调节机体免疫功能的药物进行综合治疗效果较好。利巴韦林、贺普丁、Ara-A、干扰素及清热解毒、活血化瘀的中草药（如茵陈蒿汤、茵陈大枣汤、垂盆草）等对部分病例有一定的疗效。

三、丙型肝炎病毒

1989 年，东京国际病毒性肝炎研讨会上，将曾称为非胃肠道途径传播的非甲非乙型肝炎病毒正式命名为丙型肝炎病毒（HCV）。

HCV 呈球形，直径为 40～60nm，核酸是单股正链 RNA，有包膜。根据世界各地分离的 HCV RNA 同源性大小，将 HCV 基因型分为 6 个型别，我国以 Ⅱ 型居多，目前认为此型病毒复制量大，感染后治疗较难。HCV 对温度较敏感，加热 100℃ 5 分钟或 60℃ 1 小时可将其灭活。20% 次氯酸钠可消除其传染性，对氯仿、甲醛、乙醚等有机溶剂敏感。

HCV 引起丙型肝炎。传染源是患者和病毒携带者，主要通过输血或血制品、注射、性接触、血液透析、肾移植等非胃肠道途径传播，传播途径与 HBV 类似。丙型肝炎常发生于输血后 5～12 周，多数可不出现症状，发病时已呈慢性过程，多无黄疸，40%～50% 发展成为慢性肝炎，其中约 20% 可发展为肝硬化。HCV 是引起输血后慢性肝炎及肝硬化的主要原因之一，少部分可诱发原发性肝癌。

HCV 感染后，机体可产生 IgM 和 IgG 型抗体，但由于病毒易于变异，不断出现免疫逃逸突变株，因此，抗体的保护作用不强。在免疫低下的人群中，可同时感染 HBV 及 HCV。慢性 HBV 携带者感染 HCV（双重感染）与少数急性重症肝炎的发生有关。

用 ELISA 检测抗 -HCV，可快速地筛献血员，并用于诊断丙型肝炎患者。抗 -HCV 阳性者表示已被 HCV 感染，不可献血。RT-RNA 的检测可检测出患者血清中极微量的病毒，可用于早期诊断及疗效评估。

因 HCV 免疫原性不强，毒株易变异，研制疫苗有一定难度。目前尚无特异性预防措施。一般的防治与乙型肝炎相似。

四、丁型肝炎病毒

1977 年，意大利学者 Rizzetto M 在乙型肝炎患者的肝细胞内，发现一种新的肝炎病毒，称

δ因子,将其命名为丁型肝炎病毒(HDV)。通过黑猩猩实验证实 HDV 是不能独立复制的缺陷病毒,其复制必须在 HBV 或其他嗜肝 DNA 病毒辅助下才能复制。

HDV 呈球形,直径为 35～37nm,核酸为环状单股负链 RNA,长度仅为 1.7kb,是目前已知的动物病毒中基因组最小的病毒。HDV 基因仅编码一种蛋白,即丁型肝炎病毒核衣壳上的蛋白 HDAg。HDAg 主要存在于肝细胞内,在感染早期可出现在血清中,但维持时间短,之后不易检出。HDAg 刺激机体产生抗 -HD,可在血清中检出。

流行病学调查表明,HDV 感染呈世界性分布,我国以四川等西南地区较多见。全国各地报道的乙肝患者中,HDV 的感染率为 10% 左右,其传播途径与 HBV 相同。HDV 感染需同时或先有 HBV 或其他嗜肝 DNA 病毒感染的基础。HDV 与 HBV 同时感染,称为共同或联合感染;发生在 HBV 先感染基础上的 HDV 感染,称为重叠感染,此时常可导致 HBV 感染者的症状加重与病情恶化,导致急性重型肝炎。

目前,尚无特异性预防丁型肝炎的方法。由于 HDV 传播途径与 HBV 相同,且需在 HBV 等病毒的辅助下才能复制,故其防治原则与乙型肝炎相同。

五、戊型肝炎病毒

戊型肝炎病毒(HEV)是引起戊型肝炎的病原体,过去曾被称为消化道传播的非甲非乙型肝炎病毒。1989 年,美国学者 Reyes 等成功地克隆了 HEV 基因组,并将其正式命名为戊型肝炎病毒。

HEV 呈球形,直径为 27～34nm,无包膜,为单股正链 RNA 病毒,有两个基因型,其代表株为缅甸株(B)与墨西哥株(M)。HEV 不稳定,对高盐、氯化铯、氯仿等敏感,在液氮中保存稳定。

戊型肝炎的传染源主要是潜伏末期和急性期初的患者,主要经粪 - 口途径传播,常因水源被粪便污染所致。流行有明显季节性,常发生在雨季或洪水后。潜伏期为 10～60 天,平均为 40 天,临床表现与甲型肝炎相似,青壮年多见。多数患者于发病后 6 周即好转并痊愈,不发展为慢性肝炎,少数可表现为重症肝炎。孕妇感染 HEV 后病情常较重,尤以受孕 6～9 个月最为严重,常发生流产或死胎,病死率达 10%～20%。

用 ELISA 等方法检测患者血清中抗 -HEV IgM,阳性为 HEV 近期感染。病原学诊断可用免疫电镜技术检测患者粪便中 HEV 颗粒,也可用 PCR 法检测患者粪便中的 HEV RNA。

戊型肝炎的预防主要是加强粪便管理、保护水源、注意个人和环境卫生等。HEV 特异性疫苗尚在研制中。

案例分析

患者,男,29 岁。因食欲不振、乏力、恶心、腹胀入院。入院后出现黄疸症状并迅速加深。实验室检查:转氨酶升高,肝功能异常。血清学检测:抗 -HAV(-);HBsAg(+)、HBeAg(+)、抗 -HBc IgM(+);抗 -HCV(-);抗 -HDV(-);抗 -HEV(-)。

思考题

1. 请结合以上描述,试判断患者可能感染了哪种病原体?在患者血清中能否检出该病原体?

2. 你的诊断依据是什么?

3. 该病的感染途径和致病机制是什么?

4. 如何防治该病原体感染?

六、庚型肝炎病毒与 TT 型肝炎病毒

庚型肝炎病毒（HGV）为单股正链 RNA 病毒，基因组结构与 HCV 相似，属黄病毒科。HGV 传播途径与 HBV 相同，常与 HBV 或 HCV 合并感染。HGV 单独感染时，肝细胞损伤较轻，无明显症状；与 HCV 合并感染后，有时 HCV 感染消失，HGV 感染仍持续存在。对 HGV 的致病机制仍需进一步研究。HGV 的微生物学检查包括检测患者体内抗 HGV 抗体和 HGV RNA。HGV 的疫苗尚在研制中。

TT 型肝炎病毒是 1997 年首先从 1 例日本输血后非甲—庚型肝炎患者血清中分离出的一种新的 DNA 病毒，根据该患者名字缩写（T.T）而称为 TT 型肝炎病毒（TTV）。TTV 呈球形，直径为 30～50nm，无包膜，基因组为单股负链环状 DNA。TTV 主要通过输血或血制品传播，其致病机制尚不明确。TTV 微生物学检查主要是采用 PCR 技术及核酸探针检测 TTV DNA。

（先国兰）

? 复习思考题

1. 流感病毒分型和分亚型的依据是什么？
2. 肠道病毒有哪些共同特点？
3. 脊髓灰质炎病毒的预防措施是什么？
4. 通过血液传播的肝炎病毒有哪些？

第四节　逆转录病毒

逆转录病毒科是一大组含有逆转录酶的 RNA 病毒。按其致病作用可分为 3 个亚科：① RNA 肿瘤病毒亚科；②泡沫病毒亚科；③慢病毒亚科。对人能致病的只有慢病毒科的人类免疫缺陷病毒和 RNA 肿瘤病毒亚科的人类嗜 T 细胞病毒。

一、人类免疫缺陷病毒

人类免疫缺陷病毒（HIV）是获得性免疫缺陷综合征（AIDS，即艾滋病）的病原体（图 18-4）。HIV 传播迅速，感染后进行性损伤机体的免疫系统，最终并发各种致死性的感染或者肿瘤。HIV 主要分 HIV-Ⅰ和 HIV-Ⅱ两型，AIDS 大多由 HIV-Ⅰ型所致。

（一）生物学性状

1. 形态与结构　HIV 呈球形，直径 100～120nm。HIV 具有三层结构：①病毒外层为宿主细胞膜脂蛋白包绕的包膜，其中嵌有 gp120 和 gp41 两种病毒特异性的糖蛋白，gp120 构成包膜表面的刺突，是病毒与宿主细胞表面的 CD4 受体结合部位；gp41 为跨膜蛋白，具有介导病毒包膜与宿主细胞融合的作用。②病毒中层即包膜内侧为基质蛋白 p17。③病毒内部为二十面体面对称的核衣壳，由衣壳蛋白 p24 和包含两条相同的单股正链 RNA 共同组成。

2. HIV 复制　HIV 包膜糖蛋白刺突 gp120 与靶细胞膜上的特异性受体（CD4 分子等）结合，然后经病毒包膜与宿主细胞膜发生融合，并进入细胞质内脱去核衣壳，释放核酸 RNA 进行复制。其主要步骤如下：①以病毒 RNA 为模板，在逆转录酶（依赖 RNA 的 DNA 多聚酶）作用下，产生

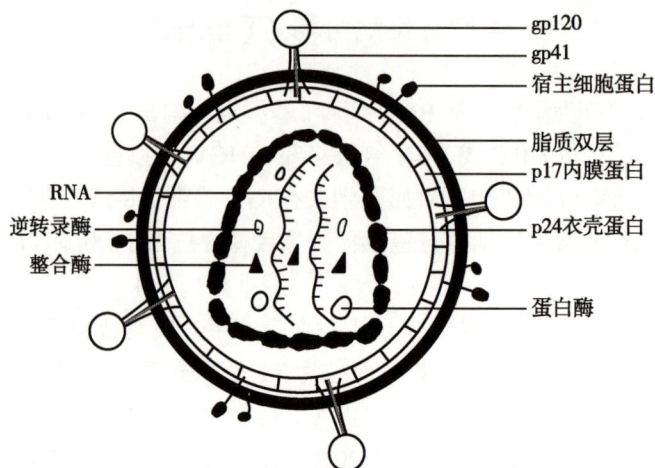

图18-4　人类免疫缺陷病毒（HIV）结构模式图

互补的负链 DNA，构成 RNA：DNA 复制中间体；②复制中间体中的亲代 RNA 链被 RNA 酶水解去除，由负链 DNA 产生正链 DNA，从而组成双链 DNA；③在病毒整合酶的作用下，病毒基因组以前病毒的形式整合到宿主细胞染色体中处于潜伏状态，成为前病毒，后受某些抗原、丝裂原、细胞因子等作用而激活；④激活的 HIV 基因组 DNA 在宿主细胞 RNA 多聚酶作用下，转录病毒子代 RNA 与 mRNA，mRNA 在宿主细胞核糖体上翻译出子代病毒结构蛋白；⑤病毒子代 RNA 与结构蛋白装配成核衣壳，以出芽方式释放到细胞外。在释放的过程中，通过宿主细胞而获得包膜，组成完整的具有感染力的子代病毒，感染周围细胞。

3.培养特性　HIV 感染的宿主细胞范围狭窄，仅感染表面有 CD4 分子的细胞。实验室常用新鲜分离的正常人 T 细胞或用患者自身分离的 T 细胞培养 HIV。感染后，HIV 在某些 T 细胞中增殖，细胞可出现不同程度的病变。培养细胞中可查出病毒抗原，培养液中可测出反转录病毒酶。

4.抵抗力　HIV 的抵抗力较弱。对热敏感，56℃ 30 分钟可被灭活，但病毒在室温（20～22℃）活力可保存达 7 天。对消毒剂和去污剂敏感，0.2% 次氯酸钠、0.1% 漂白粉、70% 乙醇、50% 乙醚或 0.3%H_2O_2 处理 5 分钟，均可灭活 HIV。对紫外线有较强的抵抗力。

（二）致病性与免疫性

1.传染源与传播途径　AIDS 的传染源是 HIV 感染者和 AIDS 患者。HIV 抗体或抗原阳性而无临床症状的病毒携带者是重要的传染源。患者外周血液、精液、阴道分泌液、乳汁、唾液、脑脊液、骨髓等标本中可分离到病毒。其主要传播方式有：①性传播：可经同性间或异性间性接触而感染；②血液传播：输入带 HIV 的血液或血液制品，包括器官或骨髓移植、人工授精及静脉药瘾者共用被污染的注射器及针头等，均有发生感染的风险，静脉药瘾者是高危人群；③母婴传播：包括经胎盘、产道或经哺乳等方式传播，其中经胎盘感染胎儿最为常见。

2.致病机制　CD4⁺T 淋巴细胞是 HIV 的主要靶细胞。HIV 侵入人体后，选择性侵犯 CD4⁺T 淋巴细胞和单核巨噬细胞，引起机体免疫系统的进行性损伤。CD4 分子是 HIV 包膜糖蛋白 gp120 的受体，HIV 感染后，可引起以 CD4⁺T 细胞缺损和功能障碍为中心的严重免疫缺陷，主要表现为 T 细胞数量减少及功能下降。HIV 损伤 CD4⁺T 细胞的机制较为复杂。主要有：① HIV 在细胞内增殖造成对细胞的直接损伤作用；②受染细胞膜上的病毒 gp120 与非感染细胞膜表面的 CD4 分子结合，造成细胞融合，形成多核巨细胞而导致细胞死亡；③受染细胞膜上携带的 HIV 糖蛋白抗原引起特异性 CTL 的识别和攻击，或通过 ADCC 作用杀伤细胞；④病毒诱导自身免疫发生，使 T 淋巴细胞损伤或功能障碍。另外，HIV 可侵犯胸腺细胞、骨髓造血干细胞，使 CD4⁺T 细胞产生减少。

3．临床表现　AIDS 的潜伏期长，自 HIV 感染到发病可长达十年之久。临床上将这个完整自然过程分为四个时期，即原发感染急性期、无症状潜伏期、AIDS 相关综合征、典型AIDS。

（1）原发感染急性期：HIV 初次感染人体细胞后即开始大量增殖和释放，引起病毒血症。此时从外周血、脑脊液和骨髓细胞中可分离到病毒，血清中可查到 HIV 抗原，此为 HIV 原发感染急性期。感染者可出现类似流感的非特异性症状，如发热、咽痛、乏力、腹泻等症状，部分感染者可出现淋巴结肿大、皮肤斑丘疹和黏膜溃疡等自限性症状。持续 1～2 周后，HIV 感染进入无症状潜伏期。急性感染后期，病毒载量下降，CD4$^+$T 细胞耗竭，症状逐渐消失。在这个阶段，血液中可检测到 HIV 抗原 p24，但 HIV 抗体可能未转阳，抗体一般在感染 4～8 周之后才能在血液中检出。

（2）无症状潜伏期：一般在急性感染期之后的 3～6 个月内，可长达 6 个月至 10 年，CD4$^+$T 细胞数量慢慢恢复，接近正常水平。一般无临床症状，有的患者出现无痛性淋巴结肿大。病毒潜伏在淋巴结等组织细胞中，低水平复制，血液中含量很低或检测不到，但 HIV 抗体检测显示阳性。

（3）AIDS 相关综合征：随着感染时间的延长，HIV 重新开始大量复制，并造成机体免疫系统进行性损伤，出现临床症状，即 AIDS 相关综合征。临床上表现为低热、盗汗、全身倦怠、慢性腹泻及持续性淋巴结肿大等，且逐渐加重。

（4）典型 AIDS：又称免疫缺损期。此期患者血液中 HIV 含量高，CD4$^+$T 细胞明显下降，免疫严重缺损，合并各种机会性感染和恶性肿瘤。由于机体免疫功能严重缺损，AIDS 患者的抗感染能力显著下降，某些对正常机体无明显致病作用的病毒（巨细胞病毒、EB 病毒）、细菌（鸟型结核菌）、真菌（白假丝酵母菌、卡氏肺孢菌）等，常可造成致死性感染；部分患者还可并发 Kaposi 肉瘤、恶性淋巴瘤、肛门癌、宫颈癌等。随着疾病的发展，有些患者出现中枢神经系统疾患，如 HIV 脑病、脊髓病变、AIDS 痴呆综合征等。感染 HIV 后，10 年内发展为 AIDS 的约占 50%，AIDS 患者于 5 年内病死率约为 90%，若不治疗，一般在出现临床症状两年内死亡。

4．免疫性　HIV 感染后，机体可产生体液免疫应答，产生对机体具有保护作用的高滴度的抗 HIV 多种蛋白抗体，如 gp120 的中和抗体等。这些抗体效价低，特异性不高，具有一定的保护作用，在急性期可降低血清中的病毒抗原量，但病毒只是被局限在淋巴结中活跃复制而不能被清除。受感染细胞内的病毒主要依靠机体的细胞免疫应答加以清除，特异性 CTL 对杀伤受感染细胞及阻止病毒扩散有重要作用，NK 细胞可通过 ADCC 效应杀伤表达 gp120 的靶细胞等，在HIV 感染早期发挥重要作用，但随着疾病的进展，CTL 和 NK 细胞的功能会减弱。因此，虽然机体对 HIV 能产生体液免疫应答和细胞免疫应答，但 HIV 仍然能持续地在体内复制，导致慢性感染状态。

（三）微生物学检查

1．抗原检测　在急性感染期可通过 ELISA 检测患者血浆中 HIV 的核心蛋白 p24 抗原。p24抗原在感染早期的 2～3 周可检测，当抗体产生之后，p24 抗原常转为阴性。

2．抗体检测　常用 ELISA 方法筛查 HIV 抗体阳性的感染者。血清抗体出现较晚，一般感染后 3～4 周才会出现，因此，抗体阴性者不能排除 HIV 的早期感染，应于 2～4 周复查。HIV的全病毒抗原与其他反转录病毒有交叉反应，可出现假阳性，因此 ELISA 一般用于 HIV 抗体的初筛。阳性者采用蛋白质印迹法（Western blot）及免疫荧光染色法作验证试验，检测血清中的 HIV 衣壳蛋白抗体（p24）和糖蛋白抗体（gp41、gp120/160），排除初筛试验的假阳性患者。

3. 病毒核酸检测 常采用定量 RT-PCR 法检测血浆中的 HIV RNA 拷贝数,用于判断新生儿感染、监测疾病进展和评价抗病毒治疗效果。目前可通 PCR 法检测 HIV 前体 DNA,诊断血清阳转阴前的急性感染。

4. 病毒分离 将正常人 T 淋巴细胞或脐带血淋巴细胞,用 PHA 刺激并培养 3～4 天后,接种患者标本。经 2～4 周培养,如有 HIV 生长,则出现有融合的多核巨细胞及其他不同程度的细胞病变。细胞病变出现后,再用间接免疫荧光法可检查细胞中的 HIV 抗原,或用生化方法检测培养液中的反转录酶活性,以确定 HIV 的存在。HIV 培养应在生物安全三级实验室条件下进行。

(四)防治原则

AIDS 是一种全球性疾病,蔓延速度快、病死率高,现无特效治疗方法,制定预防和控制 HIV 感染的措施已被全世界所关注。目前我国正致力于 HIV DNA 疫苗和非复制性重组痘病毒载体疫苗构成的复合型疫苗的研究,现已进入临床试验阶段。预防 AIDS 的基因工程疫苗及重组活病毒载体疫苗尚在研究中。

AIDS 的防控措施包括:①广泛开展宣传教育,普及预防知识,认识 HIV 的传染方式及其严重危害性,杜绝吸毒和性滥交等;②建立和加强对 HIV 感染的监测系统,掌握流行动态;③对供血者及器官捐赠者进行 HIV 抗体检查,并辅助以抗原检测和核酸检测,一切血制品均通过严格检疫,确保输血和血液制品的安全性。

AIDS 的治疗药物主要有三类。①逆转录酶抑制剂:核苷类逆转录酶抑制剂,如齐多夫定(AZT)、2',3'-双脱氧肌苷(DDI)和拉米夫定等;非核苷类逆转录酶抑制剂,如德拉维拉丁和耐维拉平。②病毒蛋白酶抑制剂:如赛科纳瓦、瑞托纳瓦、英迪纳瓦等。③病毒入胞抑制剂:融合抑制剂和 CCR5 拮抗剂。④整合酶抑制剂。为防止产生耐药性,提高药物疗效,目前 HIV 感染治疗多使用联合治疗方案(称为"鸡尾酒疗法"),又称"高效抗逆转录病毒治疗方法"(HAART),即使用两种核苷类药和一种非核苷类药或蛋白酶抑制剂。该方法可较长期抑制病毒复制,控制病情发展,但不能治愈 AIDS。

拓展阅读

被治愈的 AIDS 病人

Brown 是全球首例患上 AIDS 被彻底治愈的 AIDS 病人,他最终在 54 岁时由于白血病复发,于 2020 年 9 月 29 日去世。

20 世纪 90 年代,Brown 被自己同性的伴侣传染上了 AIDS,接受抗逆转录病毒治疗与 HIV 对抗了 10 年。在 2006 年,Brown 又被确诊为急性髓细胞白血病,并在柏林向其主治医生 Hütter 寻求治疗。Hütter 医生曾经了解到 CCR5 基因编码的是细胞表面的一种受体,而缺少这个基因的个体似乎对 HIV 病毒有着天然的抵抗作用。了解布朗的情况后,Hütter 最终找到了 CCR5 基因缺失的骨髓配型。对 Brown 进行了放射治疗和干细胞移植手术。移植治疗后,Brown 不仅白血病被治好了,HIV 病毒也从体内消失了。此后,医院又找到 6 名同时患有 AIDS 和白血病的患者,并按照相同步骤,为他们移植了带有变异基因的骨髓。然而,都没成功。这几名患者或死于白血病,或死于干细胞移植引起的并发症,HIV 病毒一直留在体内。因此,Brown 成为了世界上第一个被完全治愈的 AIDS 患者。

2012 年 7 月在美国华盛顿召开的世界 AIDS 大会上,Brown 宣布建立以其名字命名的基金会,和全世界的研究机构一起,探寻 HIV 的最终治愈方法。Brown 被治愈的例子,预示着在某种情况下完全治愈 AIDS 是有可能的。相信随着医学的发展,未来科学家们一定能够研究出彻底治愈 HIV 的方法。

二、人类嗜 T 细胞病毒

人类嗜 T 细胞病毒（HTLV）是 20 世纪 80 年代初期分别从 T 淋巴细胞白血病和毛细胞白血病患者的外周血淋巴细胞中分离出的人类逆转录病毒，是引起人类恶性肿瘤的 RNA 肿瘤病毒。分为 HTLV-1 和 HTLV-2 两个亚型。

HTLV 呈圆形，直径约 100nm。最外层系病毒的包膜，表面刺突嵌有病毒特异糖蛋白 gp120，能与 CD4 结合而介导病毒的感染，与病毒的感染及侵入细胞有关。包膜内有病毒的衣壳，含有 P18 和 P24 两种结构蛋白。核心含病毒 RNA 及逆转录酶。

HTLV 致细胞恶变机制尚未完全清楚。HTLV 仅感染 $CD4^+T$ 细胞并在其中增殖，使受感染的 T 细胞转化，最后发展成为 T 淋巴细胞白血病。患者和 HTLV 感染者为主要传染源，HTLV 通过输血及血液制品、共用注射器、性交等方式传播，亦可经胎盘、产道、哺乳等垂直传播。HTLV 侵入 $CD4^+T$ 细胞后，病毒基因组逆向转录，以前病毒形式整合于细胞的 DNA 中。病毒复制时，激活 $CD4^+T$ 细胞，使其 IL-2 基因与 IL-2 受体基因异常表达，使 $CD4^+T$ 细胞大量增殖，但并不出现细胞破坏。在细胞增殖过程中，个别细胞的染色体可发生突变，成为异常的白血病细胞，这些细胞无限增殖后可发展成 T 细胞白血病。HTLV-1 除引起成人 T 细胞白血病外，还可引起热带下肢痉挛性瘫痪和 B 细胞淋巴瘤。

目前 HTLV 感染的诊断主要依靠血清中 HTLV 特异性抗体的检测以及细胞中 HTLV 前病毒 DNA 的检测。尚未研制出有效的 HTLV 疫苗，应用 AZT 治疗 HTLV 感染有一定的效果。

第五节　其他病毒

其他病毒见表 18-6。

表 18-6　其他病毒

病毒	所致疾病	传播途径	防治原则
流行性乙型脑炎病毒	流行性乙型脑炎（乙脑）	蚊媒传播	接种乙脑疫苗，防蚊灭蚊
汉坦病毒（HFRS）	肾综合征出血热（流行性出血热）	呼吸道、消化道或直接接触	接种疫苗，灭鼠
狂犬病病毒	狂犬病	被患病动物咬伤、抓伤	接种狂犬疫苗
单纯疱疹病毒（HSV）	HSV-1：龈口炎、疱疹性角膜结膜炎、唇疱疹、脑炎；HSV-2：生殖器疱疹，新生儿疱疹	密切接触和性接触为主要途径，亦可经飞沫传播	尚无特异性预防疫苗，对症处理为主
水痘-带状疱疹病毒（VZV）	原发感染表现为水痘；复发感染表现为带状疱疹	飞沫或直接接触传播	接种 VZV 减毒活疫苗
EB 病毒（EBV）	传染性单核细胞增多症；非洲儿童恶性淋巴瘤；鼻咽癌	唾液传播，偶见输血传播	疫苗研制中，无特效药
巨细胞病毒（CMV）	宫内感染；围产期感染；儿童及成人原发感染；免疫功能低下者感染	母婴传播、接触传播、性传播、医源性传播	尚无有效疫苗

续表

病毒	所致疾病	传播途径	防治原则
登革病毒	登革热	蚊媒传播	无疫苗,以防蚊灭蚊为主
森林脑炎病毒	森林脑炎	蜱叮咬	无疫苗,灭蜱和防蜱叮咬
克里米亚 - 刚果出血热病毒	克里米亚 - 刚果出血热	蜱叮咬	疫苗预防效果待定
人乳头瘤病毒(HPV)	扁平疣、跖疣、尖锐湿疣、宫颈癌	直接或间接接触,新生儿可经产道感染	HPV 疫苗可以有效预防宫颈癌和生殖器疣
埃博拉病毒	埃博拉出血热	接触传播	尚无有效药物和疫苗;隔离患者,对症治疗
寨卡病毒	一般症状轻微;有研究显示可致新生儿小头症、格林 - 巴林综合征	虫媒传播、性接触传播;母婴传播	尚无特异性疫苗或药物,防蚊灭蚊是预防本病的重点

（先国兰　覃宁玲）

? 复习思考题

试述 HIV 的传播方式及预防对策。

ER-18-5

扫一扫,测一测

下篇　人体寄生虫学

总　论

学习目标

　　掌握寄生虫、宿主、终宿主、中间宿主、保虫宿主、转续宿主、生活史、感染阶段等概念；熟悉寄生虫对宿主的危害、寄生虫病的流行环节和防治原则；了解寄生虫病的流行因素、流行特征。

概　述

一、寄　生　生　活

　　生物在漫长的进化过程中,形成了错综复杂的关系。其中,两种不同的生物在一起生活的现象,称为共生现象。依其利害关系,可归纳为三种类型。

　　1. 共栖(commensalism)　又叫偏利共生。共生现象中,一方受益,另一方既不受益,也不受害,称为共栖。如鲫鱼,个体较小,常用吸盘吸附在海洋的大型鱼类的体表,被携带到各处,觅食时暂时离开大鱼,这对大鱼无利也无害,却增加了鲫鱼觅食的机会。

　　2. 互利共生(mutualism)　又称互惠共生。共生现象中,两种生物相互依赖,长期共存,彼此受益,称为互利共生。如白蚁和鞭毛虫。白蚁吞食木屑,但缺乏消化木屑纤维的酶;而生活在白蚁消化道内的鞭毛虫能合成和分泌分解木屑纤维的酶。白蚁为鞭毛虫提供食物和栖息地,而鞭毛虫将木屑纤维分解成能被白蚁和自身利用的营养物质,两者互相依赖,彼此受益。

　　3. 寄生(parasitism)　共生现象中,一方受益,另一方受害的共生关系,称为寄生。如蛔虫,寄生于人体的小肠,以小肠内食物为其营养来源,同时可造成人体营养不良及发育障碍。

二、人体寄生虫学的概念与内容

　　人体寄生虫学(human parasitology),又称医学寄生虫学(medical parasitology),是研究与人体健康有关的寄生虫的形态结构、生长发育、繁殖规律、致病性、实验诊断、流行规律与防治原则,揭示寄生虫与人体及外界环境相互关系的科学。人体寄生虫学包括医学原虫学(medical protozoology)、医学蠕虫学(medical helminthology)和医学节肢动物学(medical arthropodology)。通过学习人体寄生虫学,使我们能切断寄生虫生活史,及时准确诊断、治疗患者,达到控制甚至消灭寄生虫病,保障人民身体健康的目的。

第一节　寄生虫与宿主的概念

　　寄生生活中,通常将受害一方称为宿主(host);受益一方称为寄生物,若寄生物为动物则称为寄生虫（parasite）。

一、寄生虫的概念及分类

凡长期或暂时地寄生于另一种生物体内或体表，获得营养并给对方造成损害的多细胞无脊椎动物和单细胞原生生物称为寄生虫。

按寄生虫与宿主的关系，寄生虫可分为以下类别：

1. 据寄生部位分类　①体外寄生虫：指暂时或永久寄生于人体体表的寄生虫，如蚊、白蛉、蚤、虱、蜱等，它们吸血时与宿主体表接触，多数饱食后离开。②体内寄生虫：指寄生于宿主体内器官、组织、细胞内的寄生虫，如钩虫、丝虫、疟原虫等。

2. 据寄生的性质分类　①专性寄生虫：指寄生虫生活史中各个阶段都营寄生生活，如丝虫；或生活史中某个阶段必须营寄生生活，如钩虫，其幼虫在土壤中营自生生活，但发育至丝状蚴后，必须侵入宿主体内营寄生生活，才能继续发育至成虫。②兼性寄生虫：指寄生虫既可以营寄生生活也可以营自生生活，如粪类圆线虫既可寄生于宿主肠道内，也可以在土壤中营自生生活。③偶然寄生虫：指寄生虫因偶然机会侵入人体内营寄生生活，如蝇蛆偶然进入人胃内寄生。④机会性致病寄生虫：指有些寄生虫在宿主免疫功能正常时处于隐性感染状态并无明显临床症状；当机体免疫功能受损时，则大量增殖，导致宿主出现明显的临床症状和体征，如弓形虫、隐孢子虫、卡氏肺孢菌等。

3. 据寄生时间长短分类　①长期性寄生虫：指寄生虫的某一生活阶段不能离开人体，如蛔虫、日本血吸虫、猪带绦虫等。②暂时性寄生虫：指寄生虫因摄食需要，短时间与人体接触而后离开，如蚊、蚤、虱等。

二、宿主的概念及类型

不同种类的寄生虫完成其生活史的过程中所需宿主的数目不尽相同，有的仅需一个宿主，有的需要两个或两个以上。根据寄生虫不同发育阶段对宿主的需求，可将宿主分为以下几类：

1. 终宿主　指在寄生虫生活史中，成虫或有性生殖阶段所寄生的宿主。如血吸虫的成虫寄生于人体并在人体内产卵，人就是血吸虫的终宿主。

2. 中间宿主　指在寄生虫生活史中，幼虫或无性生殖阶段所寄生的宿主。若需两个以上中间宿主，则依顺序称第一、第二中间宿主。如肺吸虫有第一中间宿主川卷螺，第二中间宿主溪蟹或蝲蛄。

3. 保虫宿主　又称储存宿主。某些寄生虫的某一发育阶段既可寄生于人，又可寄生于某些脊椎动物，在一定条件下这些脊椎动物体内的寄生虫又可传播给人。在流行病学上将这些脊椎动物称为保虫宿主。如日本血吸虫的成虫除寄生于人体外，还可寄生于牛体内，人经过治疗不再排虫卵，但牛依然向体外排虫卵，导致日本血吸虫的生活史未被切断，则牛为保虫宿主。

4. 转续宿主　有些寄生虫幼虫侵入非正常宿主体内后，不能发育成熟，但能长期存活并维持幼虫状态，当有机会进入正常宿主体内，便可继续发育为成虫，这种非正常宿主称为转续宿主。例如，肺吸虫的适宜宿主是人和犬等动物，野猪是其非适宜宿主。肺吸虫的幼虫侵入野猪体内，不能发育为成虫，长期维持在幼虫状态。若人和犬生食或半生食含有此幼虫的野猪肉，则幼虫可在适宜宿主人和犬体内发育为成虫，故野猪为肺吸虫的转续宿主。

三、寄生虫的生活史与感染阶段

寄生虫完成一代生长、发育、繁殖的全过程以及所需外界环境称为寄生虫生活史（life cycle

of parasite）。寄生虫生活史中具有能够感染人体能力的发育阶段称为感染阶段（infective stage）。如蛔虫生活史中历经了虫卵，含蚴卵、感染期虫卵，及幼虫、成虫等发育阶段，只有感染期虫卵能够经口感染人体，所以感染期虫卵为蛔虫的感染阶段。有的寄生虫生活史中仅有无性生殖；有的则仅有有性生殖；有的寄生虫生活史中既有有性生殖又有无性生殖，两种生殖方式交替出现才能完成一代发育，称为世代交替。

有些寄生虫的生活史比较简单，在完成生活史过程中仅需一种宿主；有些则相当复杂，完成整个生活史除需终宿主外，还需要一种或一种以上的中间宿主。因此，根据寄生虫在完成生活史过程中是否需要中间宿主，可将其分为直接型和间接型。①直接型：在完成生活史过程中不需要中间宿主，如阴道毛滴虫、蓝氏贾第鞭毛虫和溶组织内阿米巴等原虫在传播过程中不需要中间宿主。此外，蠕虫中的蛔虫和钩虫等，它们的虫卵或幼虫在外界可直接发育至感染阶段感染人体，在流行病学上将具有此类生活史的蠕虫称为土源性蠕虫。②间接型：有些寄生虫完成生活史需要在中间宿主或媒介昆虫体内发育至感染阶段后才能感染人体，如疟原虫。蠕虫中如日本血吸虫等的生活史也属此种类型，在流行病学上又将具有间接生活史的蠕虫称为生物源性蠕虫。

> **课堂互动**
>
> 　　某人在菜地干活时随手剥了一棵葱吃（此葱浇过含大量蛔虫卵的粪便）。此人能否感染蛔虫？为什么？

第二节　寄生虫与宿主的相互关系

寄生虫与宿主之间的关系主要包括寄生虫对宿主的损害及宿主对寄生虫的抵抗两个方面。寄生虫侵入人体后与人体的相互作用，以及外界环境对两者的影响，致使寄生关系的转归由多种复杂因素决定。当寄生虫致病力强而宿主抵抗力低时，可出现局部的或全身性的病理变化而致病，称寄生虫病。当宿主防御功能强时，寄生虫对人体的破坏作用被抑制，虫体被包围、杀死、排出，患者痊愈。当寄生虫与宿主之间的相互关系形成一种平衡状态时，寄生虫可在宿主体内存活，宿主无临床表现，称带虫者。

一、寄生虫对宿主的损害

寄生虫对宿主的损害主要表现在以下三个方面：

（一）掠夺营养

寄生虫在宿主体内生长、发育和繁殖所需要的营养物质均来源于宿主。此外，某些肠道寄生虫（如布氏姜片吸虫）还影响宿主对营养物质的吸收。因此，寄生虫感染易引起宿主营养不良、抵抗力下降。如寄生在人小肠内的钩虫以血液为食，常引起人体营养不良、贫血等。

（二）机械性损伤

寄生虫侵入宿主并在体内的移行、定居、发育、繁殖等过程，可对宿主的组织器官造成阻塞、压迫、损伤或破坏等机械性损害。如大量蛔虫堵塞肠道引起的肠梗阻；猪囊尾蚴压迫脑组织引起癫痫；钩虫咬附小肠壁导致肠黏膜出血点及小溃疡等。

（三）毒性作用与免疫病理损伤

寄生虫的分泌物、排泄物、脱落物、死亡虫体的分解产物等对宿主均有毒性作用，可引起组织损伤或免疫病理反应。如溶组织内阿米巴滋养体分泌溶组织酶，有助于虫体侵入，形成肠壁溃疡和肝脓肿；血吸虫卵分泌的可溶性抗原可引起周围组织发生虫卵肉芽肿，也能与宿主抗体结合形成免疫复合物沉积引起肾小球基底膜损伤；细粒棘球蚴中的囊液如果大量溢出，可引起严重的过敏性休克等。

二、宿主对寄生虫的免疫作用

寄生虫侵入宿主可引起一系列的防御反应。宿主的防御功能可抑制、杀伤或消灭感染的寄生虫，包括固有免疫与适应性免疫两种。

（一）固有免疫

由宿主的遗传因素决定，即宿主对某些寄生虫具有先天不感受性。例如，鼠疟原虫不能感染人，人疟原虫不能感染鼠。固有免疫包括皮肤黏膜的屏障作用、吞噬细胞的吞噬作用、炎症反应和补体的溶细胞作用等。如钩虫、日本血吸虫等经皮肤钻入时，首先要突破皮肤屏障。

（二）适应性免疫

指由寄生虫抗原刺激宿主免疫系统所产生的针对该类抗原的特异性免疫应答，表现为体液免疫和细胞免疫。

1. 消除性免疫　仅见于极少数寄生虫感染。人体感染某种寄生虫后产生的适应性免疫，既可消除体内寄生虫，又能对再次感染具有牢固持久的免疫力。如热带利什曼原虫引起的皮肤利什曼病患者康复后对同种病原具有完全免疫力。

2. 非消除性免疫　是寄生虫感染中常见的一种不完全免疫，表现为宿主感染寄生虫后所产生的免疫力，不能消除或不能完全消除体内已感染的寄生虫，但对同种寄生虫的再感染具有一定的免疫力。

（1）带虫免疫：某些原虫（如疟原虫）感染宿主后可引起适应性免疫，使原虫在宿主体内保持较低水平，并对同种原虫的再感染具有一定的抵抗力，一旦用药物治疗完全清除原虫后，宿主所获得的免疫力也随之消失，这种免疫状态称为带虫免疫。

（2）伴随免疫：某些蠕虫（如日本血吸虫）感染宿主后，所产生的适应性免疫，对已寄生的成虫无影响，但对再感染幼虫有一定抵抗力，并随体内活虫体消失而逐渐失去，这种免疫称为伴随免疫。

（三）超敏反应

寄生虫可诱导宿主产生超敏反应。如细粒棘球蚴囊液可引起 I 型超敏反应，严重者可出现过敏性休克，甚至死亡；疟疾和黑热病患者中虫体抗原吸附于红细胞表面引起 II 型超敏反应，出现溶血，导致贫血；日本血吸虫不断释放可溶性抗原，形成大量免疫复合物，沉积在肾小球基底膜，可引起 III 型超敏反应；日本血吸虫虫卵沉积在肝脏和肠壁引起虫卵肉芽肿是 T 细胞介导的 IV 型超敏反应。

（四）免疫逃避

寄生虫逃避宿主免疫攻击，在宿主体内存活、繁殖不被消灭的现象称为免疫逃避。其机制复杂，主要涉及以下方面：

1. 抗原改变　如被恶性疟原虫寄生的红细胞表面抗原变异，人体免疫系统不能识别；有的是抗原伪装，如日本血吸虫通过虫体体表结合宿主抗原逃避宿主免疫系统识别。

2. 抑制宿主的免疫应答　寄生在宿主体内的寄生虫释出可溶性抗原，与宿主血清抗体结合，形成抗原抗体复合物，抑制了宿主对虫体的免疫应答。另外，在某些寄生虫感染中发现有免疫抑制因子，如感染布氏锥虫的小鼠血清中就有这种物质。

3. 解剖位置隔离　有些寄生虫在宿主细胞内或腔道中寄生，寄生部位特有的生理屏障可使之与宿主免疫系统隔离，如寄生在红细胞内的疟原虫，寄居于肠道内的寄生虫。有些寄生虫在宿主体内可形成保护层囊壁，使其与免疫细胞隔离，如弓形虫的包囊。

第三节　寄生虫病流行的环节与特点

一、寄生虫病流行的基本环节

寄生虫病的流行与传播,也与其他传染病一样,必须具备三个基本环节,即传染源、传播途径、易感人群。

（一）传染源

人体寄生虫病的传染源包括患者、带虫者和保虫宿主。

（二）传播途径

1. 经口感染　有些寄生虫的感染阶段可通过被污染的食物、饮水、手指等经人误食而感染,如蛔虫、蛲虫、肝吸虫、溶组织内阿米巴等。

2. 经皮肤感染　土壤中的丝状蚴、水中的日本血吸虫尾蚴,这些感染期幼虫与人接触时便能侵入皮肤而使人感染。

3. 经媒介昆虫感染　有些寄生虫必须在媒介节肢动物体内发育至感染期,再通过叮咬等使人受感染,如经蚊传播疟原虫、丝虫等。

4. 经接触感染　寄生腔道或体表的寄生虫可因直接接触或间接接触(浴具、衣物)而感染,如阴道毛滴虫、疥螨等。

5. 经胎盘感染　亦称垂直感染,当母体在妊娠期感染某些寄生虫时,病原体可经胎盘传给胎儿,致使胎儿发生先天性寄生虫感染,如弓形虫、疟原虫等。

6. 其他途径　如经输血感染、经呼吸道吸入感染。疟疾患者作为供血源可致受血者感染输血性疟疾;蛲虫卵偶尔可随飞扬的灰尘被吸入人体引起感染。此外,还有自体感染,如蛲虫、猪肉绦虫、微小膜壳绦虫等。

（三）易感人群

人体对各种人体寄生虫缺乏有效的天然防御功能,均为易感者。一些特定人群,如儿童、从非流行区进入流行区即以前未曾接触该寄生虫的人群则尤其易感。

二、影响寄生虫病流行的因素

1. 自然因素　包括气候因素、地理环境和生物种群。气候条件会影响寄生虫在外界的生长发育及其中间宿主或媒介节肢动物的孳生。如钩虫卵和幼虫在外界发育需要有温暖、潮湿的环境,因此,我国干燥、寒冷的地区没有钩虫病流行。地理环境会影响到中间宿主的孳生与分布,如肺吸虫的中间宿主溪蟹和蝲蛄只适于生长在山区小溪,因此肺吸虫病大多在丘陵、山区流行。生物种群(中间宿主)的存在与否,决定了某些寄生虫病能否流行,如血吸虫病流行与其中间宿主钉螺分布相一致,只能在有钉螺的长江中下游地区流行。

2. 社会因素　包括社会制度、经济状况、文化教育、医疗卫生、防疫保健以及人的生产方式和生活习惯等。有些食物源性寄生虫病,如肝吸虫病、旋毛虫病的流行,与当地居民的饮食习惯密切相关。

三、寄生虫病流行的特点

1. 地方性　受地理环境和中间宿主或媒介节肢动物影响,不同地方寄生虫病流行情况不同。如日本血吸虫病流行于我国长江流域及其以南的省、自治区、直辖市,与中间宿主钉螺分布相一致。

2．季节性　寄生虫的传播与季节有密切的关系。生活史中需要媒介节肢动物传播的寄生虫,其流行与媒介节肢动物的季节消长一致,也与气候条件、生产和生活习惯等有关。如疟疾与蚊的季节消长有密切关系。

3．自然疫源性　某些寄生虫可在脊椎动物和人之间自然传播,称为人畜共患寄生虫病,又称自然疫源性疾病。如黑热病可在荒漠地区的脊椎动物之间传播,当人偶然进入该地区时,即可被感染。

第四节　寄生虫病的流行状况与防治措施

一、寄生虫病的流行状况

寄生虫病防治工作在全球取得了阶段性成就,不少寄生虫病的感染率和发病率得到了控制。但是,近年随着气候变暖、人口流动性增大、国际交往频繁、区域性不良饮食习惯的扩大、生活方式多样化、AIDS 发病率上升、免疫抑制剂的使用、防治难度增加(如钉螺滋生区扩大)等因素,使得许多传统的人体寄生虫病出现回升,一些以往未被关注的寄生虫病如弓形虫病、隐孢子虫病、肺孢子虫病、粪类圆线虫病等,其危害性日渐显现。另外,恶性疟抗药株、媒介节肢动物抗药性等重大难题,给寄生虫病防治工作带来新的挑战。

> **知识链接**
>
> **我国寄生虫病防治成就**
>
> 我国曾经是寄生虫病严重流行的国家之一。我国政府在《一九五六年到一九六七年全国农业发展纲要(草案)》中提出限期消灭对我国人民健康造成巨大危害的五大寄生虫病:血吸虫病(患者超过 1 000 万人)、疟疾(发病人数 3 000 万人)、丝虫病(患者为 3 000 万人)、黑热病(患者 53 万人)和钩虫病(感染者达 2 亿多人)。经过中华人民共和国成立后的不懈努力,我国获得如下成就:2007 年 WHO 审核认可中国成为全球 83 个丝虫病流行国家和地区中第一个宣布消除丝虫病的国家;2021 年 WHO 发布《世界疟疾报告 2021》,报告指出中国获得 WHO 的无疟疾认证;血吸虫病疫情已降到历史最低标准;2014 年开始的第三次全国寄生虫病调查初步结果,钩虫感染率降为 1.12%。其他许多常见人体寄生虫在人群的感染率也大幅下降。

二、寄生虫病的防治原则

根据寄生虫病流行的基本环节和影响因素,采取综合性的防治措施,有效地控制和消灭寄生虫病。

1．控制传染源　在流行区,普查、普治患者和带虫者以及保虫宿主是控制传染源的重要措施。在非流行区,监测和控制来自流行区的流动人口,是防止传染源的输入和扩散的必要手段。

2．切断传播途径　根据不同寄生虫的传播途径,采取相应措施。如加强粪便和水源管理,注意环境和个人卫生;控制或杀灭媒介节肢动物和中间宿主等。

3．保护易感人群　加强宣传教育工作,普及卫生知识,如改变不良的生活习惯和生产方式,进行预防性服药和涂敷防护剂、驱避剂等。此外,使用有效的寄生虫病疫苗对易感人群有较好的保护作用。

（王革新）

扫一扫，测一测

? **复习思考题**

1. 何为感染阶段？并举例说明。
2. 中间宿主与终宿主之间有何区别？
3. 寄生虫对宿主的损伤有哪些？
4. 寄生虫病流行的三个基本环节是什么？
5. 中华人民共和国成立初期我国五大寄生虫病指的是什么？

第十九章　医学蠕虫

ER-19-1

PPT 课件

ER-19-2

知识导览

学习目标

　　掌握常见医学蠕虫的形态、生活史、致病及防治原则；熟悉常见医学蠕虫病的流行特点、流行因素；了解常见医学蠕虫的常用实验诊断方法。

　　蠕虫是一类能借助肌肉收缩而进行蠕动状运动的多细胞无脊椎动物。寄生在人体并致病的蠕虫称医学蠕虫，所致疾病统称为蠕虫病，常伴有嗜酸性粒细胞增高。

第一节　线　虫　纲

　　寄生于人体的常见线虫有 10 余种。共同特征为：①虫体多呈圆柱形或线状，大小不一；②雌雄异体，雌虫一般大于雄虫；③生殖器官发达；④消化系统完整，有口，有肛门；⑤卵内幼虫发育为成虫一般需蜕皮 4 次。

一、似蚓蛔线虫

　　似蚓蛔线虫，简称蛔虫，引起蛔虫病。

（一）形态

　　1. 成虫　长圆柱形，似蚯蚓，活时淡红色或微黄色，死后灰白色；体表有细横纹，两侧有侧线；口孔位于虫体顶端，由三个"品"字形排列的唇瓣围绕。雌虫长 20~35cm，尾端尖直，生殖系统为双管型；雄虫长 15~31cm，尾端向腹面卷曲，生殖系统为单管型。

　　2. 虫卵　①受精卵：宽椭圆形，(45~75)μm×(35~50)μm，卵壳厚而透明。内含 1 个大而圆的受精卵细胞，其两端与卵壳间可见新月形空隙；外有一层棕黄色、凹凸不平的蛋白质膜。②未受精卵：长椭圆形，(88~94)μm×(39~44)μm，卵壳与蛋白质膜均薄，内含许多折光颗粒。两种蛔虫卵均可脱去蛋白质膜变为无色透明，应与其他虫卵相鉴别（图 19-1、文末彩图 5）。

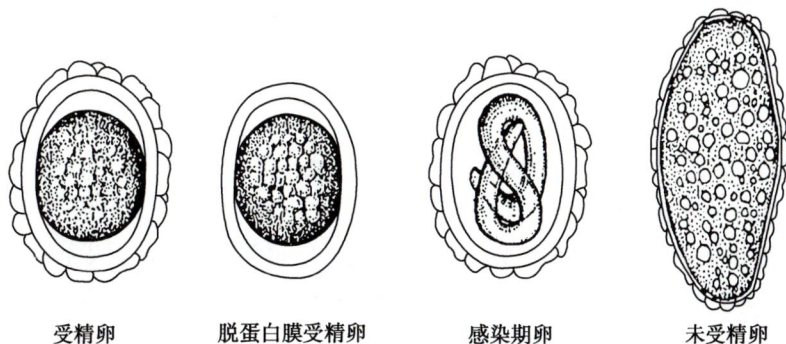

受精卵　　　　脱蛋白膜受精卵　　　　感染期卵　　　　未受精卵

图 19-1　蛔虫卵形态示意图

（二）生活史

成虫寄生于人体小肠内，雌雄交配产卵，平均每天每条雌虫可产卵 24 万个。卵随粪便排出，在温暖（21～30℃）、潮湿、荫蔽、氧气充足的泥土中，蜕皮 1 次发育为含幼虫的感染期虫卵。感染期虫卵被人误食，卵内幼虫在小肠内孵出，侵入肠黏膜和黏膜下层，随血液、淋巴液或经肝、右心到达肺，穿破肺微血管进入肺泡，蜕皮 2 次后，沿支气管、气管逆行至咽，随宿主吞咽动作再次入小肠，第 4 次蜕皮后成为童虫。数周后发育为成虫（图 19-2）。成虫在人体内寿命约 1 年。

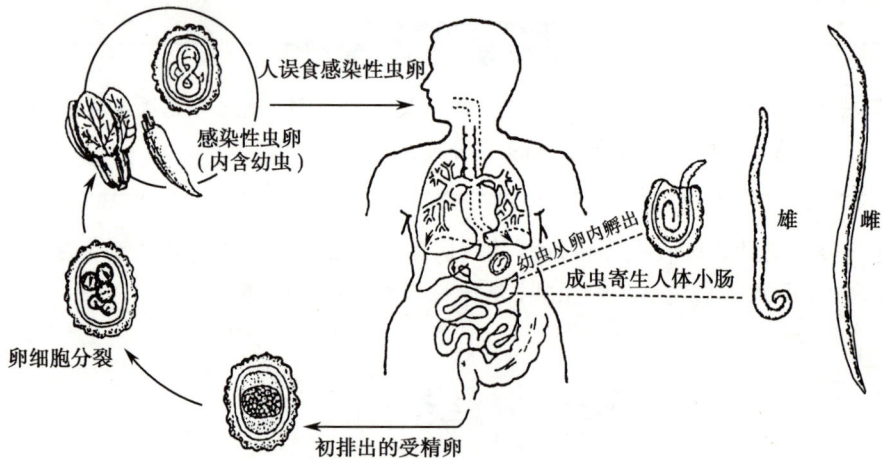

图 19-2　蛔虫生活史示意图

（三）致病

1. 幼虫　幼虫在肺部移行，引起蛔蚴性肺炎、蛔蚴性哮喘。临床表现为发热、咳嗽、哮喘、痰中带血、呼吸困难等。另可引起异位寄生。

2. 成虫　寄生于小肠内，破坏肠黏膜并掠夺营养。临床表现为食欲减退、间歇性脐周疼痛、腹泻或便秘等。儿童重度感染可引起营养不良，有的患者可出现荨麻疹、烦躁、夜间磨牙等症状。成虫有钻孔习性，可钻入开口于肠壁的胆道、胰管、阑尾等，引起胆道蛔虫病、蛔虫性胰腺炎、阑尾炎、肠穿孔等。另可引起肠梗阻。

（四）实验诊断

生理盐水直接涂片法查到粪便中虫卵即可确诊，必要时可用饱和盐水漂浮法、沉淀法提高检出率。

（五）流行

蛔虫呈世界性分布，在温暖、潮湿和卫生条件较差的地区，人群感染较为普遍。农村高于城市，儿童高于成人。

（六）防治原则

加强健康教育，注意饮食卫生和个人卫生，重点在儿童的预防。加强粪便管理，消灭苍蝇等。常用驱虫药有阿苯达唑、甲苯达唑等。

二、毛首鞭形线虫

（一）形态

毛首鞭形线虫，简称鞭虫，引起鞭虫病。

成虫似马鞭，前 3/5 细长，后 2/5 明显粗大。虫卵纺锤形，棕黄色，大小为（50～54）μm×（22～23）μm，卵壳较厚，两端各有一透明塞状突起，内含一卵细胞。

（二）生活史

人是鞭虫的唯一宿主。成虫寄生于盲肠，卵随粪便排出，在温暖（20～30℃）、潮湿的土壤中发育为含幼虫的感染期卵。感染期卵经口入小肠,孵出幼虫,钻入肠黏膜摄取营养,后移行至盲肠发育为成虫。

（三）致病

成虫前端钻入肠黏膜、黏膜下层乃至肌层,可致肠壁黏膜点状出血、炎症或溃疡。轻度感染多无明显症状,严重感染可致食欲减退、腹痛、腹泻等,甚至导致贫血。儿童重度感染可致直肠脱垂等。

（四）实验诊断

查到虫卵即可确诊,饱和盐水漂浮法查粪便检出率高于直接涂片法。

（五）防治

鞭虫常与蛔虫感染并存,但感染率较蛔虫低。防治与蛔虫相似。驱虫可用阿苯达唑、甲苯达唑等。

三、蠕形住肠线虫

蠕形住肠线虫,简称蛲虫,引起蛲虫病,儿童感染多见。

（一）形态

成虫乳白色,线头状。雌虫长 8～13mm,尾端直而尖细;雄虫长 2～5mm,尾端向腹面卷曲。虫卵似柿核,大小为 $(50～60)\mu m×(20～30)\mu m$,无色透明,卵壳较厚,刚产出时卵内含一个胚蚴(文末彩图5)。

（二）生活史

成虫寄生于盲肠、结肠及回肠下段。雌雄交配后,雄虫死亡。在宿主睡眠时雌虫爬至肛周产卵,产卵后死亡,个别可由肛门返回肠腔,也可误入阴道、尿道等处引起异位寄生(图 19-3)。肛周虫卵约经 6 小时发育为感染期虫卵。雌虫在肛周的蠕动刺激,使肛周发痒,当患儿用手搔痒时,感染期卵经肛 - 手 - 口方式自体感染,或者感染期虫卵散落在外环境,经口或随空气吸入等方式感染。虫卵在十二指肠内孵出幼虫,沿小肠下行至结肠发育为成虫。从误食感染期卵至成虫产卵需 2～4 周。雌虫寿命约 1 个月(图 19-3)。

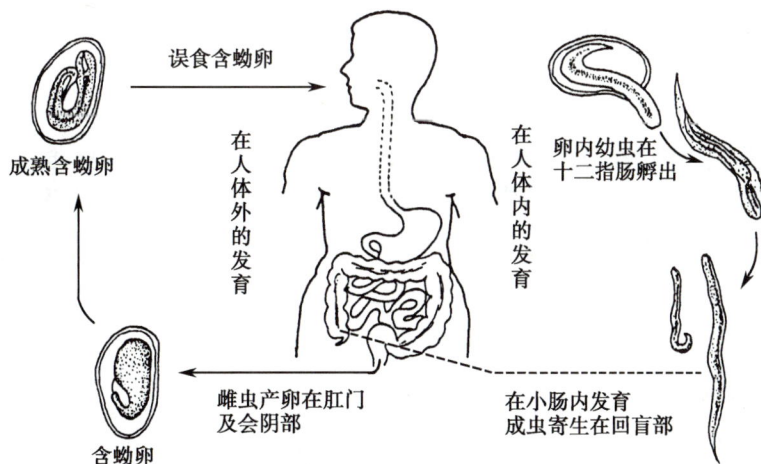

图 19-3　蛲虫的生活史示意图

（三）致病

雌虫在肛周产卵,刺激肛门及会阴部皮肤导致瘙痒及炎症,是蛲虫病的主要症状。患者常烦躁不安、失眠、食欲减退、夜间磨牙、消瘦。婴幼儿患者常夜间反复哭闹。反复感染可影响儿童身心健康。异位寄生可引起阴道炎、子宫内膜炎、输卵管炎和尿道炎等。

（四）实验诊断

透明胶纸法或棉拭子法，于清晨排便前在肛周收集虫卵。夜间在肛周检获成虫也可确诊。

（五）流行

蛲虫呈世界性分布，我国各地都有感染，城市高于农村，儿童高于成人。尤以托儿所、幼儿园等儿童聚集场所感染率较高。蛲虫生活史简单，虫卵发育迅速，感染期虫卵抵抗力强，因此蛲虫病流行广泛。

（六）防治原则

普查普治，治疗常用阿苯达唑、甲苯达唑、噻嘧啶等。注意公共卫生、家庭及个人卫生，防止相互感染和自身反复感染。做到饭前便后洗手、勤剪指甲，定期烫洗被褥和清洗玩具、不穿开裆裤等。

四、十二指肠钩口线虫和美洲板口线虫

寄生于人体的钩虫主要有十二指肠钩口线虫（简称十二指肠钩虫）和美洲板口线虫（简称美洲钩虫），引起钩虫病。

（一）形态

1. 成虫　细长，长约 1cm，雌虫大于雄虫。虫体前端有一发达的角质口囊。十二指肠钩虫口囊有 2 对钩齿，虫体呈 C 形；美洲钩虫有 1 对半月形板齿，虫体呈 S 形。钩虫有头腺 1 对，分泌抗凝素及多种酶类；排泄腺 1 对，分泌蛋白酶，这些酶能抑制宿主血液凝固。咽腺 3 个，分泌乙酰胆碱酯酶等，降低宿主肠壁蠕动，利于虫体附着。咽管壁肌肉发达，利于吸取宿主血液。

2. 虫卵　椭圆形，壳薄，无色透明，大小为 $(56\sim76)\mu m\times(36\sim40)\mu m$，内含 2~4 个卵细胞，卵壳与卵细胞之间有明显空隙。若粪便放置过久或便秘，卵内细胞可成为桑椹期卵或含蚴卵（文末彩图5）。

（二）生活史

成虫寄生于人体小肠，借口囊内的钩齿或板齿咬附于肠黏膜上，以血液、组织液、肠黏膜及脱落的上皮细胞为食。雌雄交配产卵，卵随粪便排出，在温暖（25~30℃）、潮湿、荫蔽、氧气充足的泥土中，孵出杆状蚴，蜕皮 2 次发育为丝状蚴。丝状蚴具有向温、向湿、向上、集聚性，当接触人体皮肤时，表现出活跃的穿刺运动，钻入皮下，随血流经右心至肺，穿过肺微血管进入肺泡，再沿支气管、气管上行至咽，经吞咽而入小肠，蜕皮 2 次发育为成虫。自丝状蚴钻入皮肤至成虫产卵约需 4~6 周或更久。成虫的寿命达 5~7 年（图 19-4）。

（三）致病

1. 幼虫

（1）钩蚴性皮炎：丝状蚴侵入皮肤，局部皮肤出现针刺、奇痒和烧灼感，继而见充血斑点或丘疹，1~2 日内呈现红肿、水泡，搔破后常有继发感染则形成脓疱，俗称"粪毒""痒疙瘩""地痒疹"等。

（2）钩蚴性肺炎：幼虫穿破肺微血管入肺泡时，可引起出血及炎症细胞浸润。患者出现咳嗽、血痰、发热等症状。

2. 成虫

（1）贫血：钩虫咬附肠黏膜吸血时形成"唧筒"样作用，不断更换吸血部位、分泌抗凝素，造成新旧伤口不断渗血。患者长期慢性失血，再加上营养不良，铁、蛋白质不断损耗却又供应不足，造成小细胞低色素性贫血，即缺铁性贫血。表现为皮肤蜡黄、黏膜苍白、眩晕、乏力、劳动力减弱或丧失；严重者可有心慌、气促、面部及下肢水肿等贫血性心脏病的症状。

（2）消化道症状：钩虫咬附在肠黏膜上，造成肠黏膜散在出血点及小溃疡，引起患者上腹不适或隐痛、恶心、呕吐、腹泻、柏油样黑便等。少数患者出现喜食生米、生豆、泥土、煤渣、破布等异常症状，称为"异嗜症"。

（四）实验诊断

钩虫产卵量少，无色透明，常用饱和盐水浮聚法提高检出率。钩蚴孵出法可鉴别虫种。

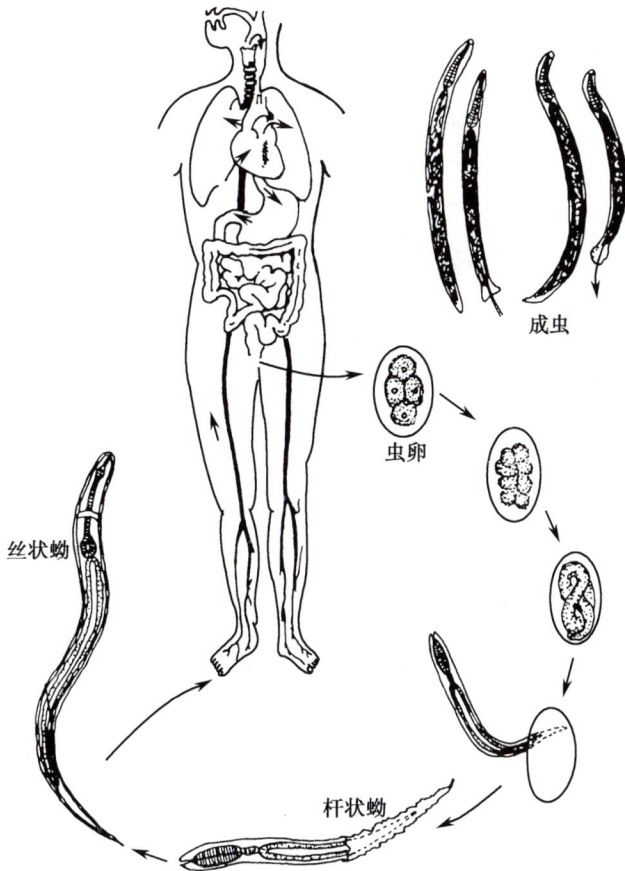

图 19-4 钩虫的生活史示意图

（五）流行

钩虫病呈世界性分布，我国以黄河以南广大农村地区为主要流行区。北方以十二指肠钩虫为主，南方以美洲钩虫为主，但混合感染较为普遍。

（六）防治原则

无害化处理粪便。加强个人防护，尽量减少手足与泥土接触，尤其是雨后，必要时涂防护剂预防感染。常用药物有甲苯达唑、阿苯达唑等。

第二节　吸　虫　纲

吸虫纲主要具有以下特征：①成虫多背腹扁平；②具口吸盘、腹吸盘；③消化系统不完整，无肛门；④多为雌雄同体，可自体受精、异体受精；⑤生活史复杂，有世代交替和宿主转换；⑥虫卵多有卵盖，必须入水才能发育；⑦感染阶段多为囊蚴；⑧感染方式多为经口。

一、华支睾吸虫

华支睾吸虫，又称肝吸虫，引起华支睾吸虫病（肝吸虫病）。

（一）形态

1. 成虫　状似葵花子，（10～25）mm×（3～5）mm；雌雄同体，2个分支状睾丸前后排列于虫体后 1/3 处。

2. 虫卵　形似芝麻,黄褐色,(27~35)μm×(12~20)μm,前端较窄有卵盖、肩峰,后端钝圆有小疣。从粪便排出时,卵内已含一成熟毛蚴。是最小的蠕虫卵(图19-5、文末彩图5)。

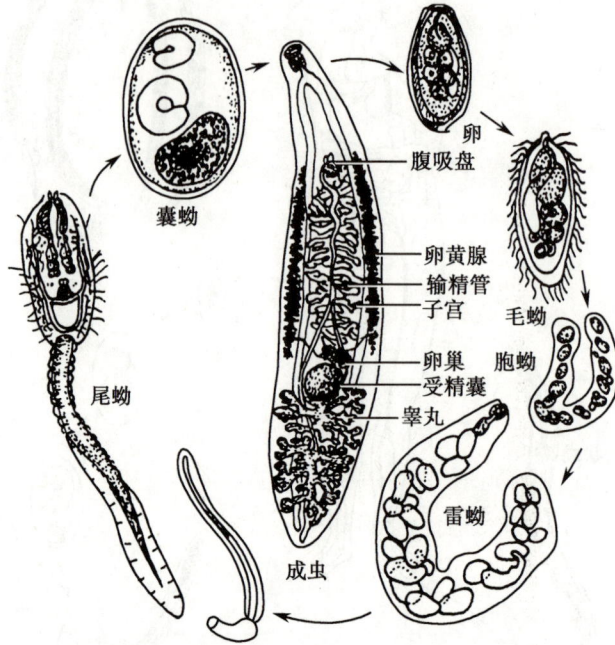

图19-5　华支睾吸虫各期形态示意图

(二)生活史

成虫寄生于人或猫、犬等哺乳动物的肝胆管内,虫卵随胆汁入肠腔,随粪便排出,入水被豆螺、沼螺等淡水螺吞食,在螺体内经无性生殖发育为许多尾蚴,自螺体逸出,侵入淡水鱼、虾体内发育为囊蚴。囊蚴被人误食后,在消化液的作用下,幼虫从囊中脱出,经胆总管或穿过肠壁进入肝胆管发育为成虫。从食入囊蚴到成虫产卵约1个月。成虫寿命为20~30年(图19-6)。

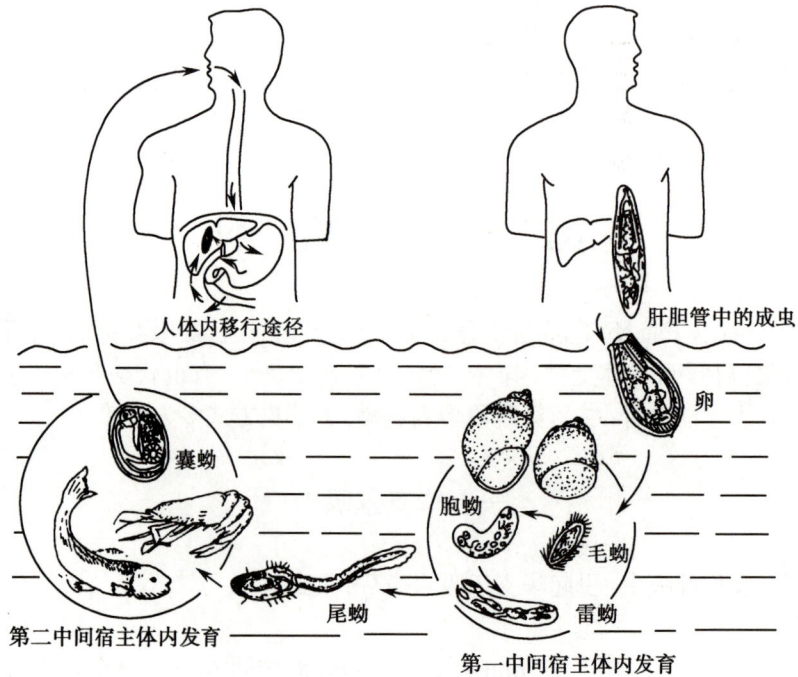

图19-6　华支睾吸虫生活史示意图

（三）致病

虫体的机械性刺激及其代谢产物的毒性作用，可引起胆管内膜及胆管周围炎症；若胆管阻塞，胆汁流出受阻和淤滞，可引起阻塞性黄疸；若并发细菌感染，可引起胆囊炎、胆管炎；虫卵、死亡的虫体及脱落的胆管组织，可形成结石的核心，发生胆结石。儿童感染严重时可引起发育不良或侏儒症。华支睾吸虫感染还可诱发肝癌或胆管上皮癌。

（四）实验诊断

虫卵小、量少，常用集卵法查虫卵。必要时十二指肠引流胆汁查虫卵，查出率近100%。免疫学检测常用于辅助诊断。

（五）流行

华支睾吸虫病为人兽共患寄生虫病，主要流行于亚洲。传染源包括人、猫、犬、猪等。保虫宿主种类繁多，分布广；粪便污染水源严重；第一和第二中间宿主并存，为幼虫的发育提供了条件。人群普遍易感。流行区域居民吃生的或未熟的鱼虾是流行的最关键因素；也可因生熟刀具、砧板不分而感染。

（六）防治原则

加强粪便管理；鱼塘定期消灭螺类；不生食或半生食鱼、虾。积极控制传染源，常用吡喹酮、阿苯达唑治疗。

二、布氏姜片吸虫

布氏姜片吸虫，简称姜片虫，又称亚洲大型肠吸虫，引起姜片虫病（肠吸虫病）。

（一）形态

成虫似姜片，长20～75mm，宽8～20mm，厚0.5～3mm，肉红色；腹吸盘大于口吸盘。虫卵为长椭圆形，（130～140）μm×（80～85）μm，卵壳薄，淡黄色，内含1个卵细胞和数十个卵黄细胞，是人体常见寄生虫卵中最大的（图19-7、文末彩图5）。

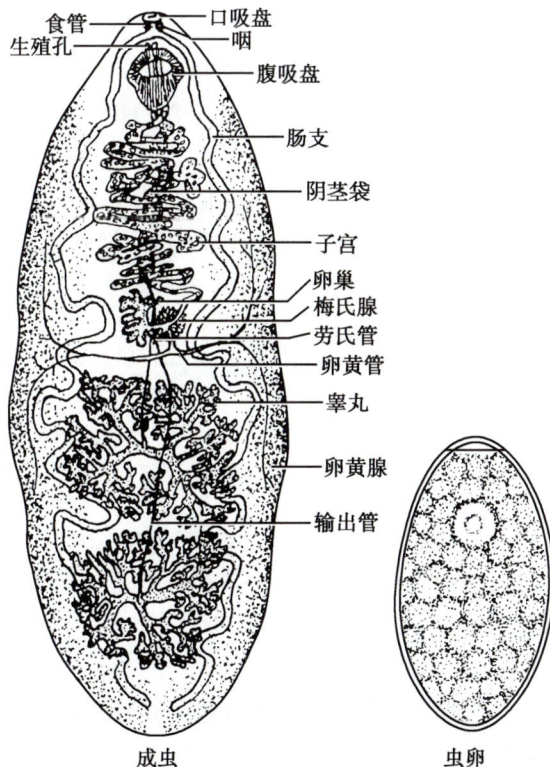

图19-7 布氏姜片虫成虫和虫卵形态示意图

（二）生活史

成虫寄生于人或猪的小肠内，虫卵随粪便排出入水并孵出毛蚴，侵入扁卷螺体内，经无性生殖发育成许多尾蚴，逸出螺体，附着于水生植物（如菱角、荸荠、茭白等）表面发育为囊蚴。囊蚴随水生植物食入或喝生水进入人或猪的小肠，脱囊并在肠腔内发育为成虫。成虫在人体内寿命长者可达 4 年半（图 19-8）。

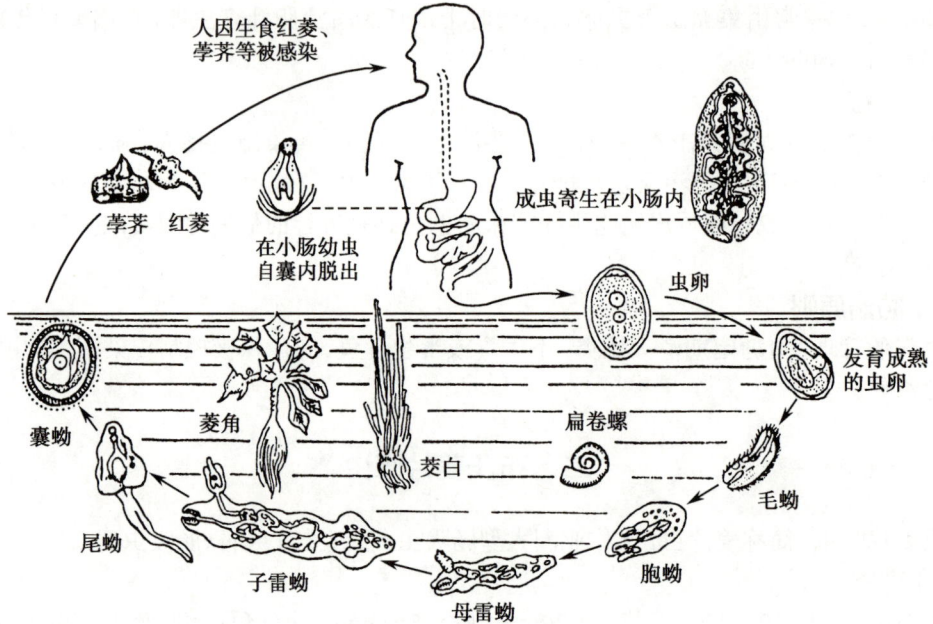

图 19-8　布氏姜片吸虫生活史示意图

（三）致病与实验诊断

姜片虫是寄生人体最大的吸虫，腹吸盘大，强力吸附在肠黏膜上，损伤肠黏膜。患者有腹痛、腹泻和消化不良等症状。感染严重时可表现为营养不良、贫血、肠梗阻等。虫卵易识别，常采用直接涂片法检查。

（四）流行与防治

姜片虫病是人、猪共患寄生虫病，我国近几年感染率和感染度均迅速降低。预防应加强卫生宣传教育，不生食水生植物，不饮生水，不用水生植物喂猪；防止人、猪粪便污染水源。治疗患者、带虫者和病猪的常用药物是吡喹酮。

三、卫氏并殖吸虫

卫氏并殖吸虫，又称肺吸虫，引起肺吸虫病。

（一）形态

成虫似半粒花生豆，长 7～12mm，宽 4～6mm，后 2～4mm；卵巢与子宫并列，2 个分支状睾丸并列。虫卵似酒坛，金黄色，（80～118）μm×（48～60）μm，卵盖大，卵内含 1 个卵细胞及 10 多个卵黄细胞（图 19-9、文末彩图 5）。

（二）生活史

成虫寄生于人或多种肉食类哺乳动物肺部，虫卵随痰液或粪便排出，入水并孵出毛蚴，钻入淡水螺体内，经无性生殖发育为许多尾蚴，逸出螺体，侵入溪蟹、蝲蛄体内发育为囊蚴。囊蚴被人食入，在小肠脱囊发育为童虫，童虫穿过肠壁、横膈至肺发育为成虫（图 19-10）。

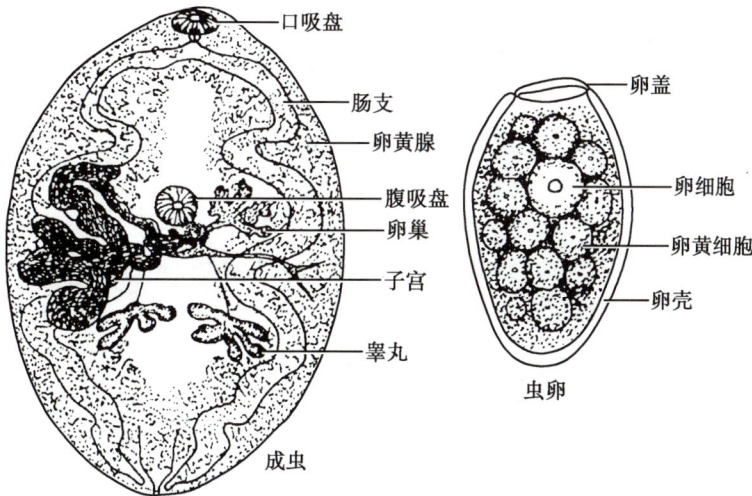

图 19-9 卫氏并殖吸虫成虫和虫卵形态示意图

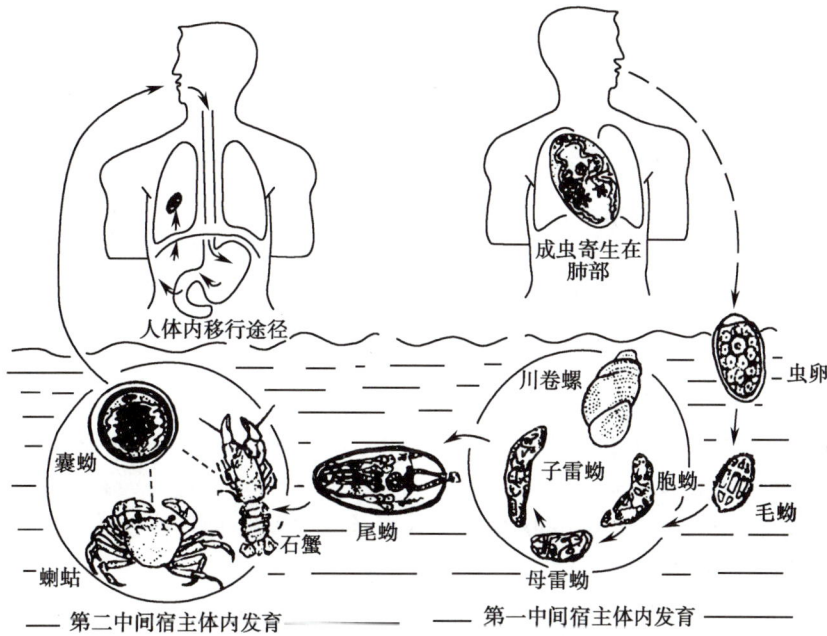

图 19-10 卫氏并殖吸虫生活史示意图

（三）致病

主要是童虫在组织器官中移行、窜扰和成虫定居对组织产生的机械性损伤，及虫体的代谢产物引起的超敏反应。虫体在肺引起的病理过程大致分为脓肿期、囊肿期、纤维瘢痕期。临床表现有发热、胸痛、咳嗽、咳血痰等。肺吸虫病按器官损伤主要分为胸肺型、腹肝型、皮下型、脑脊髓型等，还可引起心包型、肾型、眼型、脾型等。

（四）实验诊断

痰或粪便中查到虫卵或摘除的皮下包块中找到虫体或虫卵即可确诊。免疫学诊断常用ELISA 等。

（五）流行与防治

本病是人畜共患病，以亚洲最多，以中国为主。人和食肉类哺乳动物是传染源；淡水螺与溪蟹、蝲蛄在同一水域广泛存在；疫区居民喜生食溪蟹、蝲蛄及其制品等导致感染。预防本病最有效办法是不生吃或半生吃溪蟹、蝲蛄及其制品，不饮生水。治疗药物是吡喹酮。

四、日本裂体吸虫

日本裂体吸虫,又称日本血吸虫,引起血吸虫病。

(一)形态

1. 成虫　雌雄异体。雄虫乳白色,圆柱形,长 12～20mm,略粗短。有发达的口、腹吸盘,自腹吸盘以下虫体两侧向腹面卷曲,形成抱雌沟。雌虫为灰褐色,前细后粗,虫体长 12～28mm,长居于抱雌沟内,与雄虫呈合抱状态(图 19-11)。

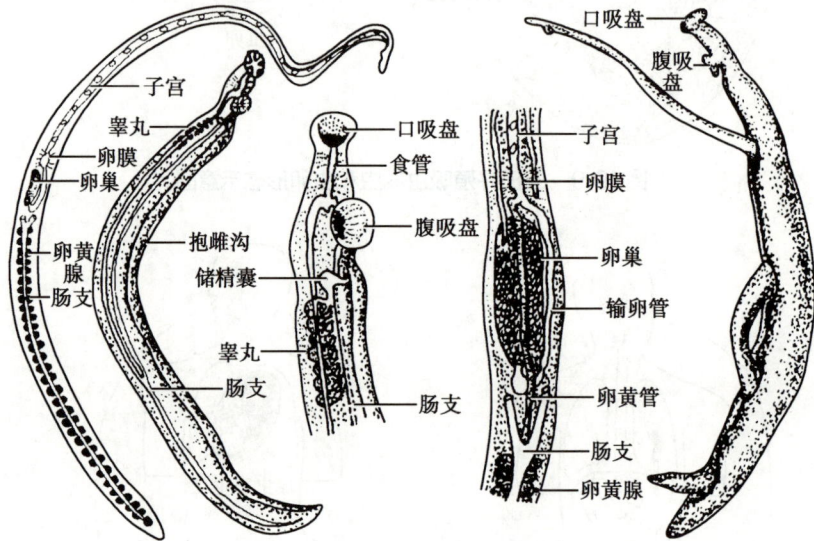

图 19-11　日本血吸虫成虫形态示意图

2. 虫卵　椭圆形,淡黄色,平均 89μm×67μm。卵壳薄,无卵盖,一侧有一逗点状小棘,表面常附有许多宿主残留物。卵内含一毛蚴,毛蚴与卵壳间常有大小不等的圆形或椭圆形油滴状毛蚴分泌物(图 19-12、文末彩图 5)

3. 毛蚴　长椭圆形或梨形,99μm×35μm,灰白色,半透明,周身被有纤毛,前端有顶腺和一对头腺,能分泌溶组织物质(图 19-12)。

4. 尾蚴　叉尾型,长 280～360μm,分体部和尾部,尾部又分尾干和尾叉(图 19-12)。

(二)生活史

成虫寄生于人和多种哺乳动物的门脉 - 肠系膜静脉系统,雌虫产卵于肠黏膜下静脉末梢内。大部分虫卵随血流沉积在肝组织内;少数虫卵沉积于肠壁。卵内毛蚴分泌物可透过卵壳释出,引起肠壁坏死,形成以虫卵为中心的嗜酸性脓肿。虫卵随脓肿溃破落入肠腔,随粪便排出,入水孵出毛蚴,钻入钉螺体内,经无性生殖形成大量尾蚴。尾蚴自螺体逸出,在水中游动,遇到人或牛等,靠其穿刺腺分泌的溶组织酶和尾部的摆动,钻入皮肤脱去尾部形成童虫。童虫随血液循环经右心、肺、左心进入体循环,到达肠系膜动脉,穿过毛细血管进入门静脉,发育到雌雄合抱,再移行到肠系膜下静脉寄居,交配产卵。(图 19-13)从尾蚴钻入皮肤到成虫产卵约需 24 天。成虫寿命平均为 4.5 年。

(三)致病

1. 尾蚴　尾蚴侵入皮肤,局部出现丘疹、瘙痒、红斑,称尾蚴性皮炎。

2. 童虫　童虫在体内移行,患者可有潮热、背痛、咳嗽、食欲减退、腹泻、嗜酸性粒细胞增多等症状。

3. 成虫　成虫寄生于血管内,可致静脉内膜炎及Ⅲ型超敏反应。

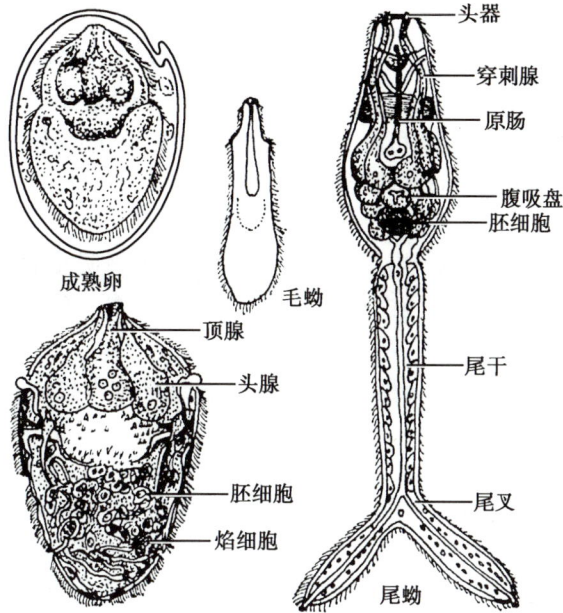

图 19-12　日本血吸虫幼虫和虫卵形态示意图

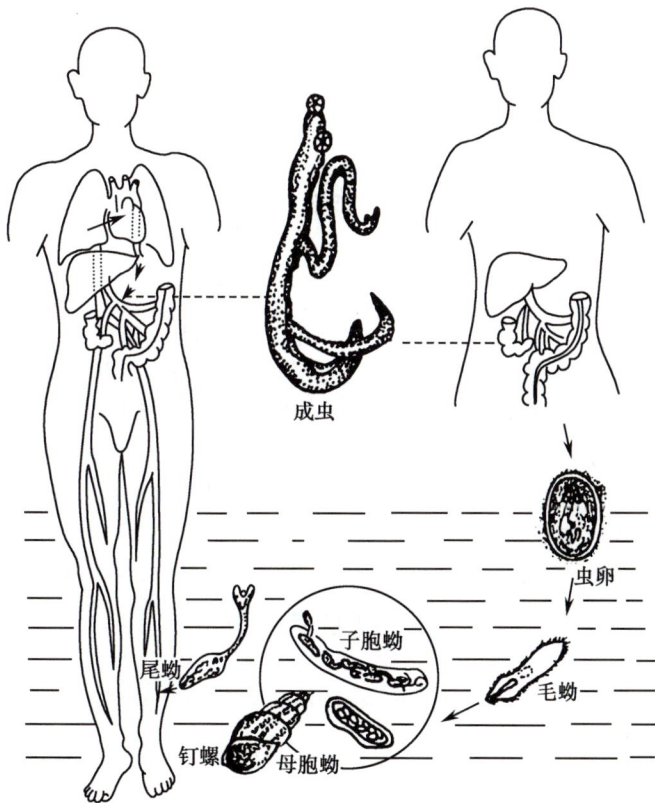

图 19-13　日本血吸虫生活史示意图

4. 虫卵　虫卵是主要致病虫期。卵内毛蚴分泌可溶性抗原透过卵壳,吸引巨噬细胞、嗜酸性粒细胞、淋巴细胞等集聚于虫卵周围,形成虫卵肉芽肿(Ⅳ型超敏反应)。急性期肉芽肿易液化出现嗜酸性脓肿,致卵内毛蚴死亡,继之纤维化。虫卵引起的肉芽肿和纤维化是血吸虫病的主要病理变化。

根据临床表现,日本血吸虫病常分为以下三种类型。①急性血吸虫病:常见于初次感染者,慢性患者再次大量感染尾蚴后亦可发生。患者出现畏寒、发热、多汗、食欲减退、腹痛、腹泻、黏液血便、淋巴结及肝脾大等。②慢性血吸虫病：急性期症状消失而未经彻底治疗，或反复轻度感染可转为慢性血吸虫病。因患者获得了一定免疫力，所以不出现明显症状，或有慢性腹泻、乏力、肝脾大等。③晚期血吸虫病：由于反复或大量感染，虫卵肉芽肿严重损害肝脏，终致干线型肝硬化。晚期血吸虫病根据临床表现可分为巨脾型、腹水型、结肠增殖型和侏儒型。晚期血吸虫病的主要并发症有上消化道出血和肝性脑病。

（四）实验诊断

1. 病原学检查　①粪便直接涂片法查虫卵，常用于急性血吸虫病患者；水洗沉淀法加毛蚴孵化法检出率较前者高，用于急性、慢性和晚期血吸虫病的诊断。②直肠镜活组织检查，适用于慢性特别是晚期血吸虫病患者。

2. 免疫学检查　常用的方法有环卵沉淀试验、间接红细胞凝集试验、酶联免疫吸附试验等，作为诊断和疗效的指标。

（五）流行

日本血吸虫主要流行于亚洲的中国、菲律宾及印度尼西亚等国家。我国长江流域及其以南的江苏、浙江、湖北、湖南等省、自治区、直辖市均有流行。血吸虫病流行因素主要包括：①传染源：本病属人畜共患寄生虫病，人和多种家畜及野生动物均可为传染源，其中患者和病牛最为重要。②传播途径：含虫卵的粪便污染水源、水中存在钉螺和人群接触疫水是传播本病的三个重要环节。③易感者：不论何种年龄、性别、种族的人对日本血吸虫均易感。

（六）防治原则

"两管一灭"是预防的主要措施，即管水管粪，消灭钉螺。加强宣传教育，改变不良生产、生活方式，加强个人防护。治疗首选吡喹酮。

第三节　绦　虫　纲

寄生人体的绦虫有30余种。共同特征如下：①成虫乳白色，背腹扁平、带状分节，长数毫米至数米不等。②雌雄同体。③无消化道，经体壁吸收营养。④成虫由头节、颈部和链体组成。头节细小，上有吸盘、小钩或吸槽等固着器官。颈部细小不分节，具生发功能，不断生出新节片。链体由3～4个节片至数千个节片组成，分为幼节、成节、孕节，节片内有雌、雄生殖器官各1套。幼节紧接颈节之后，细小，宽大于长，生殖器官尚未发育成熟。成节位于虫体中部，较大，近方形，内有发育成熟的雌、雄生殖器官各一套。孕节位于虫体后部，最大，长大于宽，除了充满虫卵的子宫，其他生殖器官均已退化。

一、链状带绦虫

链状带绦虫，又称猪肉绦虫、猪带绦虫、有钩绦虫等。成虫引起猪带绦虫病；幼虫引起猪囊尾蚴病。

（一）形态

1. 成虫　乳白色，带状，长2～4m，节片薄。头节近球形，直径0.6～1.0mm，上有4个吸盘，顶端有顶突，其上有两圈小钩。颈部纤细。链体由700～1 000个节片构成。孕节内子宫由主干向两侧分支，每侧7～13支（图19-14）。

2. 虫卵　球形或近球形，直径31～43μm，卵壳薄而透明，内为胚膜。胚膜较厚，棕黄色，其上有放射状条纹，内含一个六钩蚴（图19-14、文末彩图5）。

3. 猪囊尾蚴　又称囊虫。黄豆大小，半透明囊状体，囊内充满透明囊体及一小米粒大的白点，为向内凹陷的头节（图19-14）。

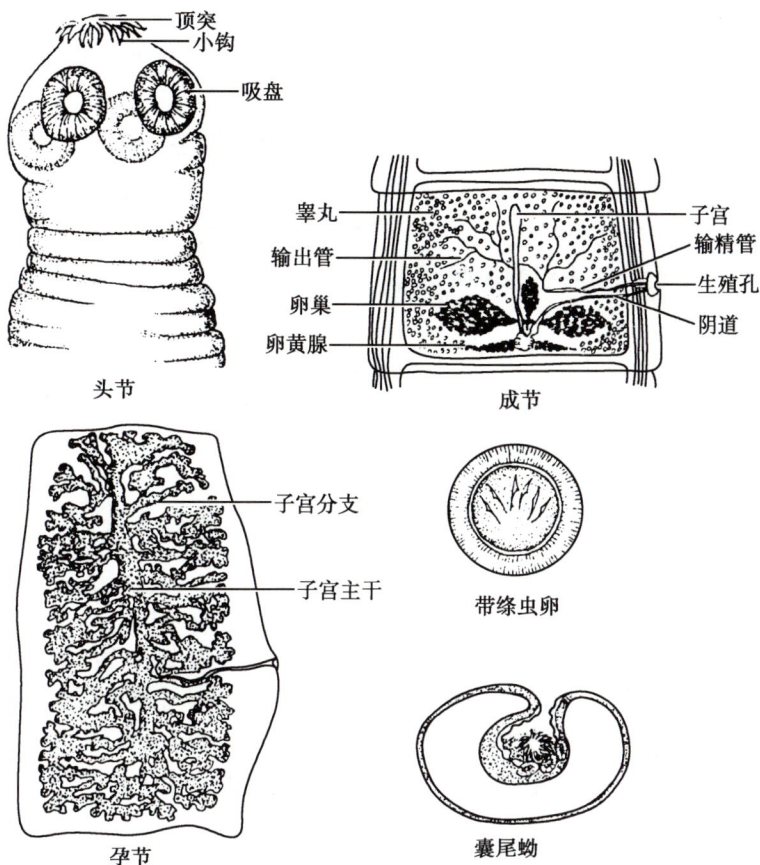

图 19-14 链状带绦虫形态示意图

（二）生活史

　　人是猪带绦虫唯一的终宿主。成虫寄生于人体小肠，头节深埋于肠黏膜内，末端脱落的孕节及虫卵随粪便排出，被猪食入，虫卵在消化液的作用下，六钩蚴孵出，钻入肠壁，随血液到达猪全身各处，发育为囊尾蚴。含囊尾蚴的猪肉俗称"米猪肉""豆猪肉""米糁肉"等。人食入含活囊尾蚴的猪肉而感染。囊尾蚴在小肠消化液作用下，头节翻出并吸附于肠壁发育为成虫（图 19-15）。成虫在人体内寿命可达 25 年以上。虫卵或孕节被人误食后，可在人体组织内发育成囊尾蚴，但无法继续发育为成虫。

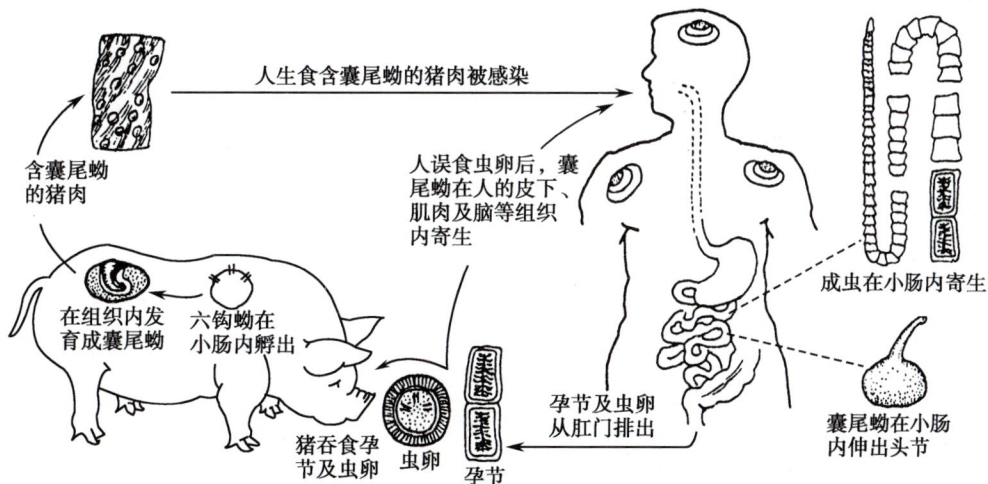

图 19-15 链状带绦虫生活史示意图

（三）致病

成虫引起的猪带绦虫病常无明显临床表现，因粪便中发现节片求医。少数患者可有上腹或全腹隐痛、消化不良、腹泻、消瘦等。

囊尾蚴寄生人体引起猪囊尾蚴病，又称囊虫病，其危害远远大于成虫。囊尾蚴寄生人体，寄生部位主要有皮下、肌肉、脑、眼、心、肝、腹部等。寄生于皮下及肌肉时，可出现无痛性皮下结节，以头部和躯干较多；脑囊虫病危害最严重，致癫痫、精神症状、颅内压增高等，重者可突然死亡；眼囊虫病轻者影响视力，重者引起失明。

（四）实验诊断

询问有无食"米猪肉"及节片排出史；查孕节子宫侧支数确定虫种；查虫卵可用直接涂片法和饱和盐水浮聚法等。皮下囊尾蚴病通过手术摘除结节后检查；眼部的囊尾蚴可用检眼镜检查；脑和深部组织的囊尾蚴可通过影像学检查、免疫学检测等辅助诊断。

（五）流行

世界性分布，我国几乎遍及全国。患者以青壮年为主，农村高于城市。猪的饲养与管理不善，及人生食或食入半生猪肉的饮食习惯是引起本病的主要因素。

（六）防治原则

综合防治，主要为"驱、管、检、食"。①驱：驱虫治疗患者和带虫者，常用药物有吡喹酮、阿苯达唑及南瓜子 - 槟榔合剂；治疗囊尾蚴病可手术摘除，也可用吡喹酮、阿苯达唑。②管：加强粪便管理和对猪的饲养管理。③检：严格肉类检疫，避免"米猪肉"流入市场。④食：不食生的或未煮熟的猪肉，切生、熟肉的刀和砧板要分开，注意个人卫生和饮食卫生。

二、肥胖带绦虫

肥胖带绦虫，又称牛带绦虫、牛肉绦虫或无钩绦虫，引起牛带绦虫病。

牛带绦虫的形态与猪带绦虫相似，主要区别见表19-1。人只能做牛带绦虫的终宿主，不能做中间宿主。牛带绦虫呈世界性分布，我国各地均有报道，在牧区或以牛肉为主要食物的民族中流行。主要与粪便污染牧草和水源及食用牛肉方法不当有关。

表19-1　牛带绦虫与猪带绦虫形态区别

区别点	猪带绦虫	牛带绦虫
体长	2～4m	4～8m
节片	700～1 000节，薄，略透明	1 000～2 000节，肥厚，不透明
头节	球形，直径约1mm，具有顶突及2圈小钩	方形，直径1.5～2mm，无顶突及小钩
成节	卵巢分左右两叶及中央小叶，睾丸150～200个	卵巢仅两叶，睾丸300～400个
孕节	子宫分支每侧7～13支	子宫分支每侧15～30支
囊尾蚴	头端有小钩	头端无小钩

三、细粒棘球绦虫

细粒棘球绦虫，又称包生绦虫。幼虫即棘球蚴，也称包虫，可寄生于人和多种食草动物的内脏组织中，引起棘球蚴病或称包虫病。

（一）形态

1. 成虫　似黄瓜籽，虫体微小，体长2～7mm。头节呈梨形，有4个吸盘及明显的顶突，有两圈小钩。除头节和颈部外，整个链体只有幼节、成节和孕节各1节（图19-16）。

2. **虫卵** 与猪、牛带绦虫卵相似,略小,光镜下不易区分。

3. **棘球蚴** 又称包虫,为圆形囊状体。其直径从不足 1 厘米到数十厘米不等。囊壁分两层,外层为角皮层,厚约 1mm,乳白色,半透明,无细胞结构,易破裂;内层为生发层,又称胚层,厚约 20μm。囊腔内充满无色透明棘球蚴液。生发层向囊内长出许多原头蚴和生发囊(育囊、子囊)。原头蚴与成虫头节相似,子囊可向外分泌出角质层,向内长出原头蚴和生发囊(孙囊,与子囊结构相同),与母囊结构相同。原头蚴、子囊、孙囊均可自囊壁脱落而悬浮于囊液中,统称为棘球蚴砂(图 19-16)。

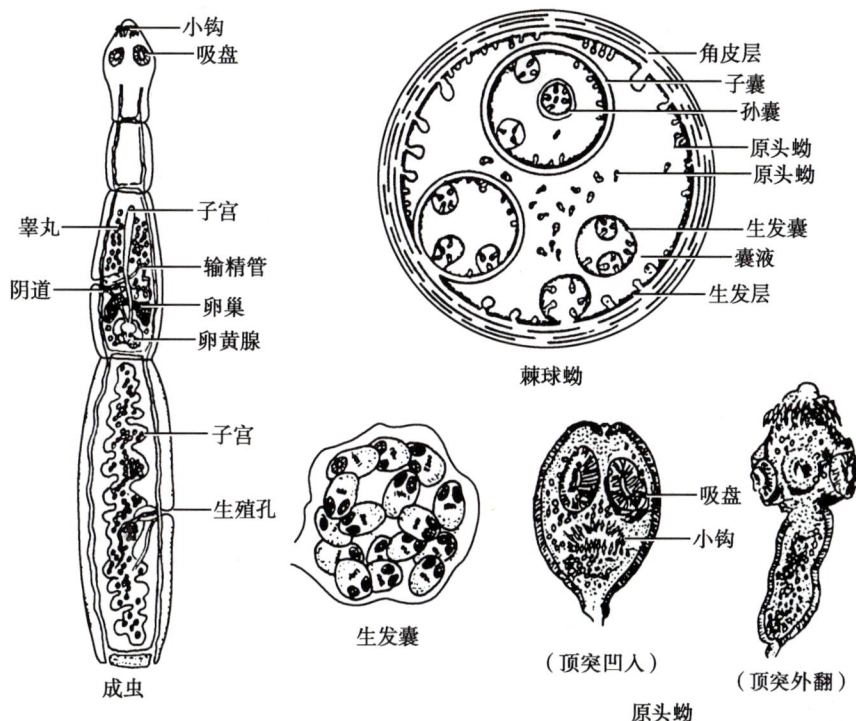

图 19-16 细粒棘球绦虫的形态与结构示意图

(二)生活史

成虫寄生于犬科动物小肠,脱落的孕节和虫卵随粪便排出体外,污染牧草、水源及周围环境。人或食草类动物食入孕节和虫卵,在十二指肠中孵出六钩蚴并钻入肠壁的血管或淋巴管,随血流至全身各部位,经 3～5 个月发育成棘球蚴。含有棘球蚴的牛、羊等食草类动物的内脏,被狼、犬等肉食动物吞食后,囊内原头节散出,在小肠中约经 8 周发育为成虫,可有数百、数千条,多则数万条(图 19-17)。

(三)致病

棘球蚴病是绦虫中危害人体较为严重的一种。其危害程度,与寄生的数量、部位和时间等有密切关系,主要寄生在肝、肺、脑、眼、骨等处。临床表现为局部压迫、过敏反应及全身中毒症状。若棘球蚴破裂,囊液及棘球砂溢出,可引发严重过敏反应,甚至引起休克而死亡。

(四)实验诊断

本病严禁穿刺。可采用影像学手段诊断和定位。手术摘除棘球蚴,或从痰液、尿液、腹水或胸腔积液中镜检发现棘球蚴砂,即可确诊。

(五)流行

世界性分布。我国是世界上棘球蚴病流行最严重的国家之一。流行因素主要有:①虫卵对牧区环境的严重污染;②人与牲畜和牧区环境的密切接触;③病畜内脏随便弃置或喂狗。

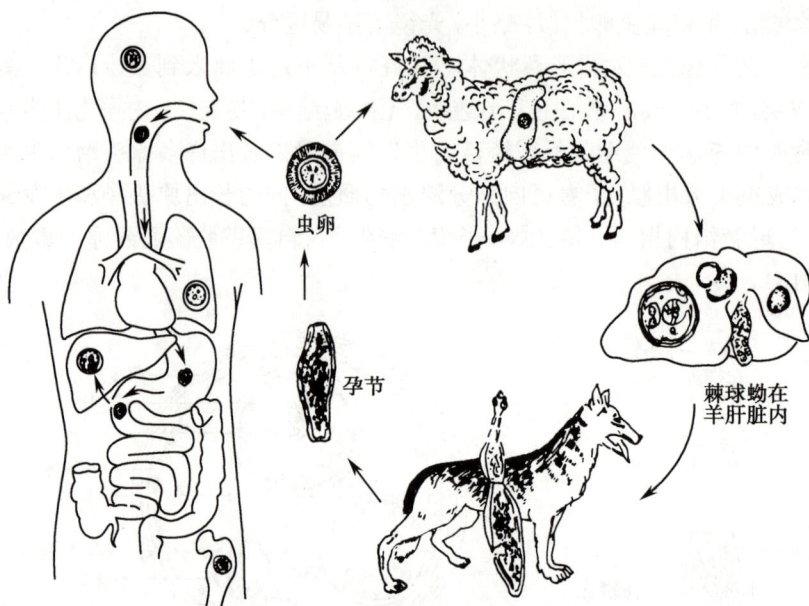

图 19-17　细粒棘球绦虫生活史示意图

（六）防治原则

加强卫生宣教，提高个人防护能力；加强对病畜内脏的管理，定期为牧犬驱虫。治疗首选手术摘除棘球蚴。

（王革新）

? 复习思考题

1. 蛔虫可致哪些疾病？
2. 钩虫引起贫血的原因有哪些？
3. 日本血吸虫病流行因素主要有哪些？
4. 猪带绦虫感染方式有哪些？分别可以引起什么疾病？

ER-19-3

扫一扫，测一测

第二十章 医学原虫

学习目标

掌握常见医学原虫的生活史与致病性;熟悉常见医学原虫的形态及实验诊断方法;了解常见医学原虫防治原则。

第一节 医学原虫概述

原虫是单细胞真核动物,能独立完成生命活动的全部生理功能。虫体微小,结构简单,基本构造包括胞膜、胞质、胞核三部分。胞膜由单位膜构成,参与原虫的运动、排泄、营养、侵袭等多种生物学功能;胞质由基质、细胞器和内含物构成,大多数原虫的基质分为内质和外质;胞核由核膜、核质、核仁和染色质组成,多数原虫的细胞核属于泡状核,少数为实质核。

寄生在人体的致病性和非致病性原虫称为医学原虫,约有 40 余种。其中某些原虫虽与肠道疾病有关,但致病性不明。近年来研究表明,有些原虫甚至可能参与了人体的微生态系统的构成。原虫具有运动、摄食和增殖能力的生活史期称为滋养体,是大多数原虫的基本生活型;某些原虫的滋养体在不良环境下分泌某些物质形成囊壁而成包囊,是多数原虫的感染阶段。

医学原虫根据运动细胞器的不同,可分为叶足虫、鞭毛虫、孢子虫和纤毛虫 4 种,其分属于原生动物亚界下的叶足纲、动鞭纲、孢子虫纲和动基裂纲。

第二节 叶足虫

一、溶组织内阿米巴

溶组织内阿米巴(*Entamoeba histolytica* Schaudinn,1903),又称痢疾阿米巴,主要寄生于人体结肠内,在一定条件下侵入肠壁组织,引起阿米巴痢疾;也可随血液侵入肝、肺、脑等组织,引起肠外阿米巴病。本病呈世界性分布,多见于热带和亚热带。

(一)形态

1. 滋养体 虫体大小为 12~60μm,有透明的外质、富含颗粒的内质和 1 个泡状核,借助伪足作单一定向运动。从有症状患者组织中分离出的滋养体常含吞噬的红细胞,有时也可见白细胞和细菌。

2. 包囊 圆球形,外有光滑透明囊壁,直径 10~20μm,由滋养体在肠腔内形成。未成熟包囊包括 1 核包囊和 2 核包囊,囊内可见糖原泡及棒状拟染色体;成熟包囊为 4 核包囊,囊内糖原泡和拟染色体均消失,是原虫的感染阶段(图 20-1)。

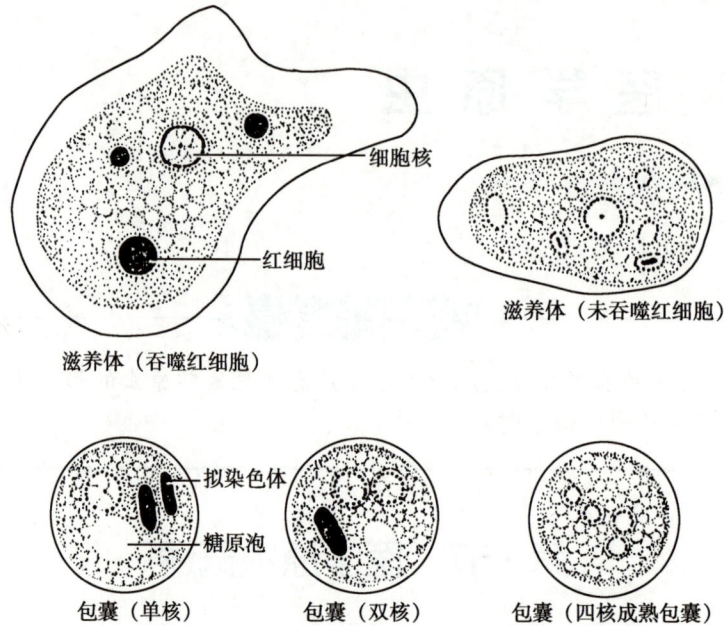

图 20-1 溶组织内阿米巴的滋养体和包囊形态示意图

（二）生活史

人是溶组织内阿米巴的适宜宿主，偶可寄生于猫、狗、猪和猴等动物体内。人常因食入被4核包囊污染的饮水或食物而感染。在回肠末端或结肠经碱性消化液作用，虫体脱囊而出形成4个囊后滋养体，再进一步分裂为8个滋养体，虫体在结肠上端摄食细菌和肠黏液，进行二分裂增殖。当虫体移行至结肠下段时，因营养及水分减少而停止活动，虫体团缩并分泌胶状物质，形成包囊随粪便排出体外（图20-2）。

当机体免疫力降低、肠功能紊乱或肠壁受损时，肠腔内的滋养体可侵入肠黏膜，吞噬红细胞，破坏肠壁组织，引起肠壁溃疡；也可随血流侵入肝、肺、脑等组织中寄生，引起肠外阿米巴病。部分滋养体随坏死脱落的肠壁组织落入肠腔，随粪便排出体外。滋养体在外界生存无传播疾病作用。

（三）致病

溶组织内阿米巴的致病性与虫株致病力、数量、寄生环境及宿主免疫功能有关。大多表现为无症状带虫者，仅有少数表现为肠或肠外阿米巴病。

1. 致病机制 当机体免疫力下降、肠壁有损伤、肠道致病性细菌混合感染及肠道内环境改变时，滋养体通过释放凝集素吸附在结肠上皮细胞上，然后分泌穿孔素、半胱氨酸蛋白酶破坏肠黏膜上皮细胞及穿破细胞，引发溃疡。

2. 临床表现 ①肠阿米巴病：病变多见于回盲部和升结肠，其典型病理改变为口小底大的"烧瓶样"溃疡，溃疡间的黏膜正常或稍有充血水肿。急性阿米巴痢疾患者表现为腹痛、腹泻、里急后重、粪便呈果酱色，血多脓少，伴奇臭。慢性阿米巴病可表现为间歇性腹泻、腹胀、腹痛和体重下降，有些患者可出现阿米巴肿。②肠外阿米巴病：侵入肠壁的滋养体随血流侵入肝、肺、脑等部位，可引起相应的肠外阿米巴病。以阿米巴性肝脓肿最多见，其次为肺脓肿。脓液早期为粉红色，晚期呈巧克力酱样，含大量滋养体。

（四）实验诊断

1. 病原学检查 生理盐水直接涂片法进行粪检是确诊肠阿米巴病最有效的方法，可检出活动的滋养体，滋养体内可见被吞噬的红细胞。对慢性患者及成形粪便常用碘液染色法检查包囊。肠外阿米巴病可采集脓肿穿刺液行涂片检查。

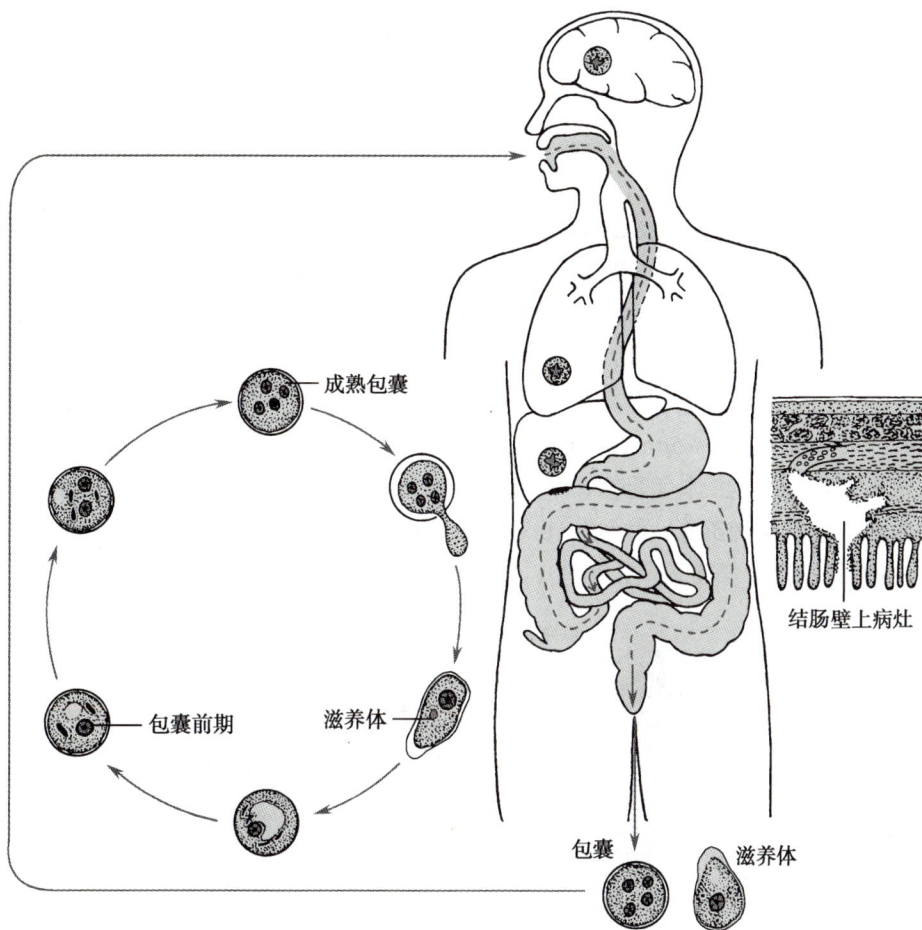

图 20-2 溶组织内阿米巴的生活史示意图

2. 免疫学检查 常用的方法有酶联免疫吸附试验、间接血凝试验或琼脂扩散法等。

（五）防治原则

患者首选甲硝唑（灭滴灵），亦可使用替硝唑和塞克硝唑等；带包囊者可使用巴龙霉素、喹碘方等。中药鸦胆子仁、人蒜素、白头翁等均有一定疗效，且副作用小。

对粪便进行无害化处理，杀灭包囊，防止污染水源；注意个人及饮食卫生，消灭苍蝇和蟑螂。

二、消化道非致病阿米巴

寄生于人体消化道的阿米巴包括迪斯帕内阿米巴、结肠内阿米巴、哈门内阿米巴、微小内蜓阿米巴、布氏嗜碘阿米巴和齿龈内阿米巴等，它们一般不致病，若重度感染或宿主抵抗力减弱时可出现非特异性症状。常见的有迪斯帕内阿米巴和结肠内阿米巴。

迪斯帕内阿米巴与溶组织内阿米巴形态相同，生活史相似，其感染者在所有感染阿米巴的人中占绝大多数。通过同工酶分析、ELISA 和 PCR 可与溶组织内阿米巴鉴别。

结肠内阿米巴与溶组织内阿米巴形态相似，但感染后不侵入组织，也无临床症状。其滋养体胞质内多含细菌而不含红细胞，包囊较大，核 1～8 个，需与溶组织内阿米巴相鉴别。

第三节　鞭　毛　虫

一、蓝氏贾第鞭毛虫

　　蓝氏贾第鞭毛虫（*Giardia lamblia* Stile，1915），简称贾第虫，主要寄生于人和某些哺乳动物的小肠，引起以腹泻和消化不良为主的贾第虫病，偶尔侵犯胆道系统造成炎性病变。本病呈世界性分布，尤其以旅游者居多，故又称为"旅游者腹泻"。近年来，该虫与艾滋病合并感染的病例不断增多。

（一）形态

　　贾第虫生活史中有滋养体和包囊两个发育阶段。滋养体呈半梨形，左右对称，腹面扁平，背部隆起，长 9～21μm，宽 5～15μm。腹面前半部向内凹陷形成吸盘，虫体前端 1/2 靠近吸盘处有一对泡状核，内有核仁。虫体有前侧、后侧、腹侧和尾鞭毛 4 对，尾鞭毛及延伸结构连将虫体分为对称的两半。包囊呈椭圆形，大小为（8～14）μm×（7～10）μm，内含 2 或 4 个核。4 核包囊是成熟包囊，为贾第虫的感染阶段（图20-3）。

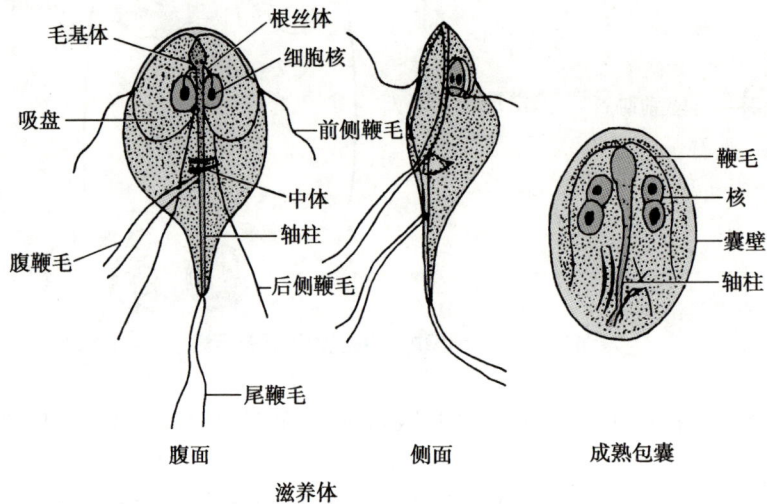

图 20-3　蓝氏贾第鞭毛虫形态示意图

（二）生活史

　　该虫生活史简单，人或动物因误食被 4 核包囊污染的饮水或食物而感染。4 核包囊在十二指肠脱囊形成 2 个滋养体，后者借吸盘吸附于十二指肠或小肠上段的肠黏膜上夺取营养，以二分裂法增殖。在不利环境下，滋养体分泌囊壁形成包囊，随粪便排出体外。

（三）致病

　　贾第虫的致病性与虫株致病力、宿主的免疫力及二糖酶缺乏等均有关系。大多数感染者仅呈带虫状态。若滋养体大量增殖，损伤肠黏膜损伤引起炎症，使肠黏膜对维生素 B_{12}、乳糖、脂肪和蛋白质吸收功能障碍，患者可表现为急、慢性腹泻，后者常伴有吸收不良综合征。典型病例表现为突发性恶臭性水泻，粪便内可含有大量脂肪颗粒，偶见黏液，极少带血，常伴胃肠胀气、呃逆及中上腹疼挛性疼痛。儿童感染可引起营养不良和发育障碍。滋养体偶可寄生于胆道，引起胆囊炎和胆管炎。

（四）实验诊断及防治原则

　　取新鲜粪便标本或十二指肠引流液检出滋养体即可确诊，亚急性或慢性患者可用碘液染色法查包囊。预防应加强粪便管理,注意饮食卫生和个人卫生,积极治疗患者和带虫者。常用治疗药物有甲硝唑、替硝唑、呋喃唑酮等。

二、阴道毛滴虫

阴道毛滴虫(*Trichomonas vaginalis* Donne,1837),简称阴道滴虫,主要寄生于人体阴道、泌尿生殖道内,引起滴虫性阴道炎、尿道炎或前列腺炎。该虫呈世界性分布,主要通过性接触传播。

(一)形态

阴道毛滴虫的生活史中仅有滋养体期。活体无色透明,活动力强,体态多变。经固定染色后呈梨形,体长7~23μm。虫体前端有一椭圆形的泡状核,核上缘的毛基体发出4根前鞭毛和1根后鞭毛,后鞭毛向后伸展与位于虫体外侧前1/2处的波动膜外缘相连。一根轴柱由前向后纵贯虫体并自后端伸出(图20-4)。虫体借鞭毛和波动膜作旋转式运动。

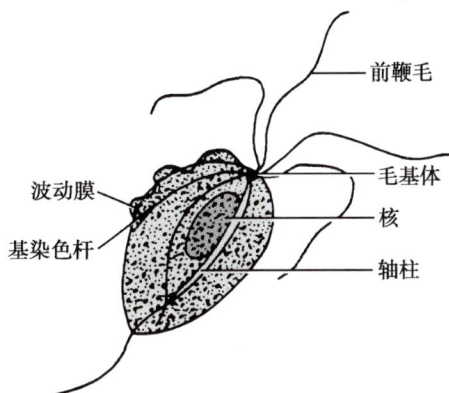

图20-4 阴道毛滴虫形态示意图

(二)生活史

阴道毛滴虫生活史简单,滋养体既是繁殖阶段,也是感染及致病阶段。虫体以纵二分裂法增殖,主要寄生于女性阴道,尤以后穹窿多见,偶可寄生于尿道。男性感染者多寄生于尿道、前列腺,亦可侵及睾丸、附睾和包皮下组织。滋养体在外界环境中抵抗力较强,主要通过性接触直接传播,也可通过使用公共浴池、浴具、坐式马桶或共用泳衣裤等间接接触方式感染。

(三)致病

阴道毛滴虫的致病力与宿主生理状态变化有关。正常情况下,健康妇女的阴道内存在的乳酸菌能酵解阴道上皮细胞的糖原产生乳酸,使阴道保持酸性(pH值3.8~4.4),可抑制虫体及细菌的生长繁殖,这称为阴道的自净作用。而滴虫寄生于阴道时,消耗糖原,妨碍了乳酸菌的作用,使阴道内环境变成中性或碱性,滴虫得以大量繁殖,同时继发细菌感染,加重炎症反应。在妊娠期或月经前后,阴道内环境变为中性或碱性,更有利于滴虫和细菌增殖。

大多数女性感染者无临床症状或症状不明显。典型病例表现为阴部瘙痒或烧灼感、白带增多,分泌物呈灰黄色或乳白色、泡沫状,有异味;伴有细菌感染时,白带可呈粉红状或脓液状。若侵入尿道,可引起尿道炎。男性感染者多为无症状带虫者,也可致尿道炎或前列腺炎。

(四)实验诊断

取阴道后穹窿处分泌物、尿液沉渣或前列腺液,生理盐水直接涂片或涂片染色镜检,检出滋养体即可确诊。必要时可采用培养法。标本应注意保温并及时送检。

(五)防治原则

加强卫生宣传,及时治疗带虫者和患者,控制传染源。夫妻双方应同时治疗。首选药物为甲硝唑,局部可用乙酰胂胺、1:5 000高锰酸钾溶液、蛇床子等药物。

三、杜氏利什曼原虫

杜氏利什曼原虫[*Leishmania donovani*(Laveran & Mesnil,1903)Ross,1903]又称黑热病原虫,主要寄生于单核巨噬细胞内,引起内脏利什曼病,即黑热病;亦可引起皮肤利什曼病和淋巴结型内脏利什曼病。

（一）形态

无鞭毛体，又称利杜体，寄生于人和其他哺乳动物（如犬）的单核巨噬细胞内。虫体卵圆形，大小为(2.9～5.7)μm×(1.8～4.0)μm。瑞氏染色后，细胞质呈蓝色，核圆形呈红色或淡紫色。动基体呈细杆状，染色较深，基体与根丝体相连。前鞭毛体，又称鞭毛体，寄生于白蛉的消化道内，是本虫的感染阶段。虫体呈梭形，大小为(14.3～20)μm×(1.5～1.8)μm。核位于虫体中部，前端有动基体、基体及游离于虫体外的1根鞭毛（图20-5）。

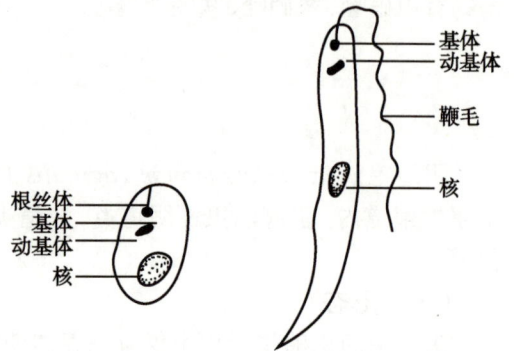

图20-5　杜氏利什曼原虫形态示意图

（二）生活史

杜氏利什曼原虫生活史包括在人体内和白蛉体内发育两个时期，犬是重要的保虫宿主。当雌性白蛉叮吸患者或病犬血液时，血液中的无鞭毛体被吸入白蛉胃内，发育为前鞭毛体。前鞭毛体以纵二分裂法繁殖，经1周后发育成熟为具感染性的前鞭毛体并聚集在白蛉的口腔和喙。当雌性白蛉再次叮吸健康人血液时，前鞭毛体随唾液进入人体，一部分前鞭毛体可被多形核白细胞吞噬消灭；一部分则被巨噬细胞吞噬后进入细胞内发育为无鞭毛体，并进行分裂繁殖，最终导致巨噬细胞破裂，游离的无鞭毛体又可侵入其他巨噬细胞并重复上述分裂增殖过程。

（三）致病

人感染杜氏利什曼原虫后，经3～5个月或更长的潜伏期后发病。表现为：①内脏利什曼病：典型症状为长期不规则发热，肝、脾及淋巴结肿大，全血细胞减少性贫血。其中脾大是最重要的体征。患者常因并发各种感染性疾病而导致死亡。②皮肤利什曼病：表现为丘疹、斑块、溃疡和结节性痒疹，少数呈脓疱和脓疱疮样。③淋巴结型内脏利什曼病：无内脏利什曼病史，病变局限于淋巴结，主要表现为全身多处淋巴结肿大，以腹股沟和股部最多见。④黑热病后皮肤利什曼病：部分见于用锑剂治疗黑热病患者过程中，或者治愈后数年至十余年。主要表现为面部、四肢或躯干等部位出现皮肤结节，呈大小不等的肉芽肿或暗色丘疹状。

黑热病愈后可获得终身免疫。

（四）实验诊断

取患者骨髓、淋巴结或脾脏穿刺液涂片染色镜检，检出无鞭毛体即可确诊。也可使用培养法或动物接种法。皮肤型病变可采取皮肤活组织检查。免疫检测主要包括检测血清抗体和循环抗原。

（五）防治原则

治疗患者，捕杀病犬。防蛉灭蛉，加强个人防护。常用药物为葡萄糖酸锑钠、戊烷脒等。

第四节　孢　子　虫

一、疟　原　虫

疟原虫（*Plasmodium*）是疟疾的病原体。疟疾俗称"打摆子"，是我国古老的疾病之一。在公元前1200多年的殷墟甲骨卜辞中已有"疟"字的记载。西周时期《周礼·天官》中记载"秋时有疟寒疾"，即为对疟疾的描述。寄生人体的疟原虫主要有4种，即间日疟原虫[*P. vivax*(Grassi and

Felletti, 1890) Labbe, 1899]、恶性疟原虫[*P.falciparum*(Welch, 1897) Schaudinn, 1902]、三日疟原虫[*P.malariae*(Laveran, 1881) Grassi and Felletti, 1890]和卵形疟原虫[*P.ovale* Stephens, 1922]。值得注意的是近年来感染猕猴的诺氏疟原虫在东南亚引起疟疾的多次暴发流行。目前世界上有90多个国家有疟疾流行，其中在非洲多见。我国以间日疟原虫最多见，其次为恶性疟原虫，三日疟原虫少见，卵形疟原虫罕见。

（一）形态

疟疾患者的血片经瑞氏或吉姆萨染色后，疟原虫细胞质呈蓝色，细胞核呈红色，疟色素（为疟原虫分解血红蛋白后的代谢产物）呈棕褐色。现以间日疟原虫为例，描述其各期形态（文末彩图6）。

1. 滋养体 按发育的先后顺序分为两类。①早期滋养体：也称小滋养体，胞核小，胞质少，中间有空泡，且虫体呈环状，故又称环状体。②晚期滋养体：也称大滋养体或阿米巴样体，由环状体发育长大而成。胞核增大，胞质增多，并出现伪足，细胞质内开始出现疟色素。被寄生的红细胞胀大，色变淡，胞质内开始出现红色的薛氏小点，多见于间日疟和卵形疟。

2. 裂殖体 晚期滋养体继续发育，核开始分裂，即为裂殖体。早期裂殖体核分裂成2～10个，但细胞质尚未分裂，疟色素增多并集中；当细胞核分裂至12～24个，每个核都被部分胞质包裹形成裂殖子，疟色素集中成块状，称为成熟裂殖体。

3. 配子体 疟原虫经过数代裂体增殖后，部分裂殖子侵入红细胞，不再进行裂体增殖而直接发育为雌、雄配子体。雌配子体虫体较大，呈圆形或卵圆形，胞质致密，深蓝色，核亦致密，深红色，偏于虫体一侧，疟色素分散；雄配子体虫体较小，胞质稀薄，淡蓝色，胞核疏松、较大，淡红色，位于虫体中央，疟色素分散。

（二）生活史

4种疟原虫的生活史基本相同，需要人和雌性按蚊两个宿主。在人体内进行裂体增殖并形成配子体；在蚊体内完成配子生殖并进行孢子增殖。现以间日疟原虫为例阐述其生活史。

1. 在人体内的发育 包括肝细胞内的发育和红细胞内的发育两个阶段。

（1）红细胞外期（红外期）：即疟原虫在肝细胞内的裂体增殖。当体内含成熟子孢子的雌性按蚊刺吸人血时，子孢子即随蚊唾液进入人体，约30分钟后随血流进入肝细胞内进行裂体增殖，发育为成熟裂殖体，其内含大量裂殖子；裂殖子采取芽生方式从肝细胞逸出，一部分被吞噬细胞吞噬杀灭，一部分侵入红细胞内开始红细胞内期的发育。间日疟原虫完成红外期的时间约8天，恶性疟原虫约6天，三日疟原虫11～12天，卵形疟原虫约9天。

一般认为，间日疟原虫的子孢子具有遗传学上不同的两种类型，即速发型子孢子和迟发型子孢子。当子孢子进入肝细胞后，速发型子孢子继续完成红外期的裂体增殖，而迟发型子孢子经过一段时间（数月至数年）的休眠期后，才完成红外期的裂体增殖过程。迟发型子孢子（休眠子）是疟疾复发的根源。

（2）红细胞内期（红内期）：即疟原虫在红细胞内的裂体增殖。红外期的裂殖子侵入红细胞，先形成环状体，再经大滋养体、未成熟裂殖体，最后发育为成熟裂殖体。红细胞破裂后释放出裂殖子，其中一部分被吞噬细胞消灭，其余的再侵入其他正常红细胞，重复上述裂体增殖过程。间日疟原虫完成一代裂体增殖约需48小时，恶性疟原虫需36～48小时，三日疟原虫约需72小时，卵形疟原虫约需48小时。

红内期疟原虫经过几代裂体增殖后，部分裂殖子侵入红细胞后不再进行裂体增殖，而是直接发育为雌、雄配子体。配子体的进一步发育需在蚊体内进行，否则在人体内经30～60天可被吞噬细胞杀灭。

2. 在蚊体内的发育 当雌性按蚊刺吸患者或带虫者血液时，红细胞内的各期疟原虫被吸入蚊胃，除雌、雄配子体能继续发育为雌、雄配子外，其余各期均被消化。雄配子钻入雌配子体内结合形成合子,合子变长能动,成为动合子,动合子穿过蚊的胃壁,在蚊胃弹性纤维膜下形成圆球形的卵囊,卵囊内的虫体反复分裂完成孢子增殖,形成数万个子孢子,子孢子随卵囊破裂释出或由囊壁逸出,经蚊血淋巴到达蚊涎腺,发育为成熟的子孢子。当雌性按蚊再次刺吸人血时,子孢子即可随唾液进入人体,开始在人体内发育(图20-6)。

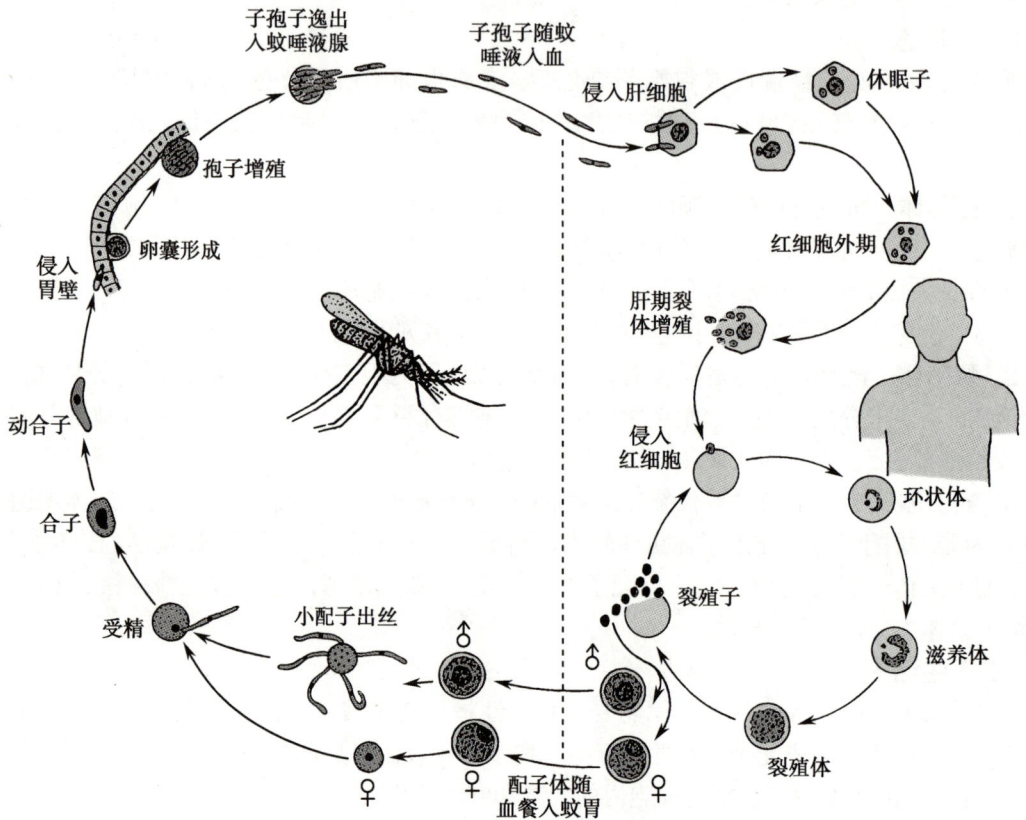

图20-6 间日疟原虫的生活史示意图

虚线左侧为蚊体内发育过程,右侧为人体内发育过程

(三) 致病

疟原虫侵入人体后,经过一段潜伏期后即引起疾病。红内期的裂体增殖期是疟原虫的主要致病阶段。其致病力的强弱与虫种、数量和机体免疫力有关。

1. 疟疾发作 典型的疟疾发作表现为周期性寒战、高热、出汗退热三个连续阶段。红内期疟原虫经几代裂体增殖后,血中原虫的密度达到发热阈值,成熟裂殖体胀破红细胞后,大量裂殖子、疟原虫代谢产物及红细胞碎片进入血液,被单核巨噬细胞和中性粒细胞吞噬,刺激此类细胞释放内源性致热原,作用于下丘脑的体温调节中枢,引起发热。疟疾的周期性发作与红细胞内期裂体增殖的周期一致。典型的间日疟和卵形疟隔日发作1次,三日疟隔2日发作1次,恶性疟隔36～48小时发作1次。

2. 再燃与复发 疟疾初发停止后,在无再感染的条件下,红细胞内残存的疟原虫在一定条件下重新大量增殖,再次引起疟疾发作,称为再燃。再燃与宿主免疫力降低及疟原虫的抗原变异有关。若疟疾初发患者红内期疟原虫已被消灭,在未经蚊媒传播感染,经数周至年余,又出现疟疾发作,称为复发。恶性疟原虫和三日疟原虫无迟发型子孢子,故只有再燃而不引起复发。间日疟原虫和卵形疟原虫既有再燃又有复发。

3. 贫血与脾肿大 疟疾发作数次后,患者可出现不同程度的贫血,尤以恶性疟为甚。脾充血及单核巨噬细胞增生会导致患者脾脏明显肿大。

4. 凶险型疟疾 多见于恶性疟。常见的有脑型和超高热型,多表现为持续高热、惊厥、昏迷、恶性贫血、肾衰竭、肺水肿等,病死率高。

(四)实验诊断

1. 病原学检查 从患者耳垂或指尖采血,制作厚、薄血膜,经吉姆萨或瑞氏染色后镜检,检出疟原虫可确诊。恶性疟应在发作时采血,间日疟应在发作后数小时至十余小时采血。

2. 免疫学检查 常用间接免疫荧光试验、酶联免疫吸附试验、放射免疫试验等方法检测循环抗原或循环抗体。

3. 分子生物学检查 可采用DNA探针技术和聚合酶链反应,其敏感度高,尤其对低原虫血症检出率较高。

(五)防治原则

做好疟疾监测,防蚊灭蚊,对易感人群进行预防服药,治疗现症患者和休止期患者。常用氯喹、伯氨喹、乙胺嘧啶等。中药可选用青蒿素、常山、小柴胡汤等。

> **思政元素**
>
> **屠呦呦与青蒿素**
>
> 屠呦呦,1955年毕业于北京医学院(现北京大学医学院),现为中国中医科学院首席科学家、终身研究员兼首席研究员,博士生导师,"共和国勋章"获得者。2011年9月因其发现的青蒿素挽救了全球数百万人的生命获得了拉斯克奖临床研究奖;2015年10月获得诺贝尔生理学或医学奖,是第一位获得诺贝尔科学奖项的中国本土科学家,也是中医药成果获得的最高奖项。2020年3月,入选《时代周刊》100位最具影响力女性人物榜。屠呦呦是我们中国人的骄傲,也是我们学习的榜样。

二、刚地弓形虫

(一)形态

刚地弓形虫,简称弓形虫,广泛寄生于人和多种动物的有核细胞内,引起人畜共患的弓形虫病。弓形虫呈全球性分布,是一种机会致病原虫,在宿主免疫力低下时可导致严重感染。

(二)生活史

弓形虫的生活史有滋养体、包囊、卵囊、裂殖体、配子体五种形态,与传播及致病有关的是滋养体、包囊和卵囊。①滋养体:包括速殖子和缓殖子。速殖子呈香蕉形,长4～7μm,最宽处2～4μm。吉姆萨染色后胞核红色,位于中央,胞质蓝色。急性期速殖子在中间宿主细胞内增殖,由宿主细胞膜包裹,形成假包囊。②包囊:圆形或卵圆形,直径5~100μm,外有一层囊壁,内含大量缓殖子,其形态与速殖子相似,但虫体略小,核稍偏后。③卵囊:卵圆形,大小为10～12μm,具有两层囊壁。成熟卵囊内含2个孢子囊,每个孢子囊内含4个新月形子孢子(图20-7)。

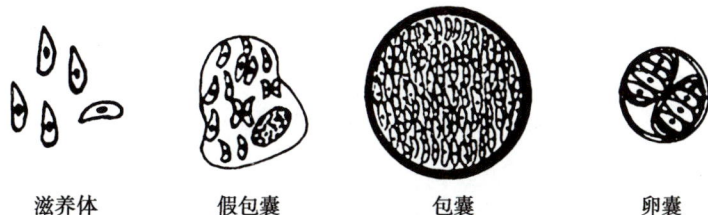

滋养体　　假包囊　　包囊　　卵囊

图 20-7　刚地弓形虫形态示意图

弓形虫在猫或猫科动物体内完成有性和无性生殖，猫既是终宿主，也是中间宿主；在人和其他动物体内只有无性生殖，为中间宿主。猫粪中的卵囊或动物肉类中的包囊或假包囊是感染阶段，被中间宿主吞食后，可寄生在除红细胞外几乎所有的有核细胞。在终宿主体内虫体五种形态均可出现，在中间宿主体内，只出现滋养体和包囊。

（三）致病

弓形虫急性感染的主要致病阶段是速殖子，而慢性感染的主要致病阶段是包囊内的缓殖子。感染后通常无症状，但先天性感染和免疫功能低下者（如肿瘤患者和艾滋病患者）的获得性感染常引起严重的弓形虫病。孕妇在孕期初起感染弓形虫，可经胎盘垂直传播引起胎儿先天性弓形虫病。在孕早期可致流产、早产、畸形或死胎等，而存活者中 90% 精神发育障碍，表现为脑积水、大脑钙化灶、视网膜及脉络膜炎等。获得性弓形虫病最常见的临床表现是淋巴结肿大，以颌下和颈后淋巴结多见。近年来研究表明，所谓的"无症状"感染可能与精神疾病有关。免疫缺陷者表现严重，多因并发弓形虫脑炎导致死亡。

（四）实验诊断

采用涂片染色法、动物接种或细胞培养法从待检标本中检出虫体是确诊的依据。免疫学检查方法有间接血凝试验、间接荧光抗体试验、酶联免疫吸附试验等。近年来，PCR 及 DNA 探针技术已应用于检测弓形虫感染，效果较好。

（五）防治

防治方面应加强对家畜、家禽和可疑动物的隔离、监测；注意饮食卫生，严格肉类食品的卫生检疫制度；不食未熟的肉、蛋、奶制品；尽量不接触猫及猫粪。对急性患者可采用乙胺嘧啶、磺胺类药物治疗，孕妇感染首选螺旋霉素。

（阳　莉）

？复习思考题

1. 简述溶组织内阿米巴原虫的生活史。
2. 试述阴道毛滴虫的致病机制。
3. 简述疟疾发作的原因。

ER-20-4

扫一扫，测一测

第二十一章 医学节肢动物

ER-21-1
PPT 课件

ER-21-2
知识导览

ER-21-3
医学节肢动物

学习目标

掌握常见医学节肢动物的分类及危害；熟悉蚊、蝇、蚤、虱、蜱、螨的生活史、致病性；了解常见医学节肢动物的防制。

第一节 概 述

一、概念、主要特征与分类

医学节肢动物是指以骚扰、螫刺、吸血、寄生和传播疾病等方式危害人畜健康的节肢动物。

节肢动物的主要特征：躯体及附肢均分节，虫体两侧对称；体表被有坚硬的几丁质外骨骼；循环系统呈开放式，整个循环系统的主体称为血腔，内含血淋巴；发育过程中大多有蜕皮或变态等现象。

与医学有关的节肢动物有 5 个纲，分别是昆虫纲、蛛形纲、唇足纲、甲壳纲和倍足纲。其中最重要的是蛛形纲和昆虫纲。

二、生态与发育

（一）生态

生态是指生物与周围环境中各种因素相互关系的总和，包括温度、湿度、地理、季节、宿主、食性等非生物环境因素和生物环境因素。了解节肢动物的生态因素，对确定、控制和消灭医学节肢动物及其传播的疾病有重要医学意义。

（二）变态

变态是指昆虫发育到成虫过程中，其形态、结构、生理功能、生活习性等方面发生的一系列变化过程。包括完全变态和不完全变态两种类型：①完全变态（全变态），是指生活史经历卵、幼虫、蛹、成虫 4 个发育阶段，各阶段形态、生理及生活习性完全不同。如蚊、蝇、白蛉、蚤等。②不完全变态（半变态），是指生活史经历卵、幼虫、若虫、成虫中的 4 个或 3 个发育阶段，无蛹期。如虱、臭虫的发育。

三、医学节肢动物对人体的危害

节肢动物对人体的危害是多方面的，可分为直接危害和间接危害两类。

（一）直接危害

直接危害是指节肢动物通过骚扰、吸血、螫刺、毒害、寄生及其引发的超敏反应等引起的节肢动物源性疾病。

（二）间接危害

间接危害是指节肢动物携带病原体在人和动物之间传播疾病。此类节肢动物称媒介节肢动物,其引起的疾病称虫媒病。间接危害是节肢动物对人体的主要危害,包括机械性传播和生物性传播。

1. 机械性传播 指仅通过携带、传递等机械性作用传播病原体的方式。传播期间病原体的形态和数量没有变化,如蝇传播痢疾、伤寒、霍乱等均属于此种方式。

2. 生物性传播 指病原体必须在节肢动物体内经过发育和(或)繁殖阶段才具有传染性,某些病原体还可经卵传至下一代。如蚊传播的丝虫病和疟疾等。

第二节 昆 虫 纲

一、蚊

蚊(mosquito)通过叮咬吸血传播多种疾病,对人类危害很大,是重要的医学节肢动物。与疾病有关的蚊类主要有按蚊属、库蚊属和伊蚊属。

蚊属于小型昆虫,体长 1.6~12.6mm,呈灰褐色、棕褐色或黑色,分头、胸、腹 3 部分。头部半球形,有复眼、触角及触须各 1 对,喙(口器)细长如针状,为典型的刺吸式口器。胸部分前、中、后三节,有足 3 对,翅 1 对。腹部细长,分节明显。

蚊为完全变态发育,生活史经卵、幼虫(孑孓)、蛹及成虫四个阶段。卵、幼虫和蛹均在水中生活,成虫生活于陆地。雄蚊以植物汁液及花蜜为食,于交配后死去;雌蚊需吸血后卵巢才能发育,产卵于积水中。小溪、稻田、污水坑、树洞积水等均可成为蚊的孳生地。蚊完成一代生活史需 9~15 天,一年可繁殖 7~8 代,吸血频繁。除白纹伊蚊于白天吸血外,其他蚊种多在夜晚吸血。外界气温在 10℃以下时蚊开始越冬,伊蚊大多以卵越冬,微小按蚊以幼虫越冬。热带、亚热带地区适宜蚊的生长,无越冬现象(图 21-1)。

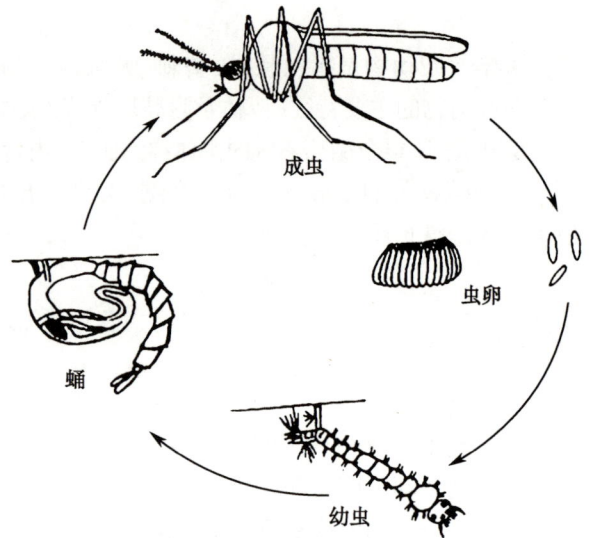

图 21-1 蚊的形态与生活史示意图

成蚊除通过叮咬吸血骚扰人体外,还可传播多种疾病,如疟疾、丝虫病、流行性乙型脑炎、登革热、黄热病等。

防制应消除孳生环境,杀灭成蚊和幼虫,做好个人防护,避免蚊虫叮咬。

二、蝇

蝇(fly)是重要的医学节肢动物,能传播多种疾病。我国常见的有家蝇、大头金蝇、黑尾黑麻蝇、丝光绿蝇、巨尾阿丽蝇、厩腐蝇等。

蝇体粗短,全身披有鬃毛,成虫体长 4~14mm,呈暗灰、黑或黄褐等色,有些蝇类带有青、紫、蓝绿等金属光泽。成虫分头、胸、腹 3 部分。头部呈半球形,具有复眼、触角各一对,单眼 3 个;多数蝇类的口器为舐吸式,吸血蝇类的口器为刺吸式。胸部有翅一对,足 3 对,足跗节末端各有

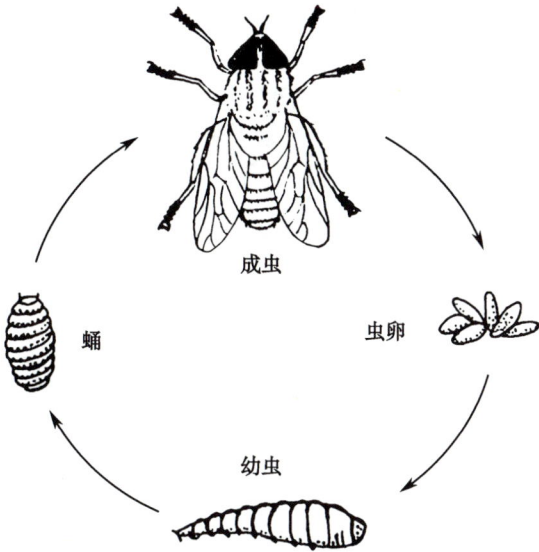

图 21-2 家蝇的形态与生活史示意图

一对爪和爪垫，其上密布细毛，并分泌黏液，可黏附及携带大量病原体。腹部呈圆筒状，分节明显。

蝇为完全变态发育，生活史历经卵、幼虫（蛆）、蛹和成虫四个阶段。完成一代发育需8～10天，每年繁殖7～8代，成蝇寿命1～2个月（图21-2）。

蝇多栖息孳生于粪便、垃圾、腐败的动植物中，属杂食类昆虫，以血液、腐败的动植物，人和动物的食物、排泄物等为食，取食频繁，并有边食、边吐、边排泄的生活习性，在传播疾病上具有重要意义。蝇善飞翔，有趋光性。大多数白天活动，夜间栖息。根据季节消长我国蝇类分为春秋型、夏秋型、夏型和秋型，夏秋型和秋型蝇类与夏秋季消化道传染病关系密切。大多数蝇类以蛹越冬，少数蝇类以幼虫和成虫越冬。

机械性传播是蝇传播疾病的主要方式，包括伤寒、痢疾、霍乱、脊髓灰质炎、肠道蠕虫病、阿米巴痢疾、结核病及结膜炎等。另外，蝇还可通过生物性传播方式传播疾病，如舌蝇传播锥虫病、冈田绕眼果蝇可作为眼结膜吸吮线虫的中间宿主等。某些蝇类幼虫还可寄生于人体的皮肤、眼、消化道、创伤等处直接引起蝇蛆病。

防制主要是清除孳生场所，注意饮食卫生和个人卫生。杀灭蛆、蛹和成虫。

三、其他昆虫

（一）蚤

蚤（flea），成虫一般3mm左右，两侧扁平，棕黄色或深褐色。体分头、胸、腹3部分，有刺吸式口器，足3对，长而粗壮，无翅，善于跳跃。

蚤的生活史为完全变态，包括卵、幼虫、蛹和成虫四个阶段。由卵发育为成虫约需1个月，成蚤寿命为2～3个月或1～2年不等（图21-3）。

雌、雄成蚤均吸血，有边吸血边排便的习性；蚤耐饥饿能力很强，低温条件下耐饥饿能力可达3~9个月，善跳跃，对温度敏感，当宿主体温过高或降低时，则离开另觅新宿主。

蚤主要通过生物性传播方式传播鼠疫、地方性斑疹伤寒、绦虫病等。

防制应着重处理蚤的孳生地，防鼠灭鼠，加强猫、狗的管理。针对猫和犬皮毛中的蚤可用除虫菊、三氯苯醚菊酯等涂抹、洗浴。

（二）虱

寄生人体的虱（louse）包括人虱和耻阴虱，人虱又分为人头虱和人体虱。虱成虫体小且狭长，

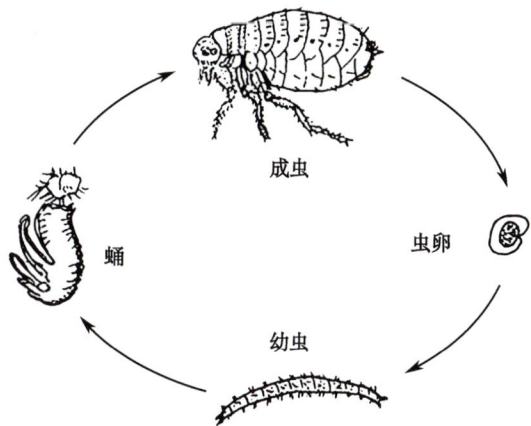

图 21-3 蚤的形态与生活史示意图

背腹扁平，呈灰白色或灰褐色，人虱长2.5～4.2mm，耻阴虱长1.5～2mm，分头、胸、腹3部分。

虱为不完全变态发育，生活史分卵、若虫和成虫3个阶段，人虱成虫期为20~30天，耻阴虱

时间更短。人头虱多寄生于人头发根部,人体虱多寄生于贴身衣裤的衣缝、褶皱处,耻阴虱主要寄生于会阴部阴毛处。

雌、雄若虫和成虫均嗜吸人血,常边吸血、边排粪,虱粪内或被压碎的虱体内的病原体可经损伤的皮肤侵入人体,引起疾病。虱对温度及湿度敏感,当宿主因患病体温过高、出汗或死亡体温降低时,虱逃离人体,转换新宿主。人虱通过直接或间接接触传播,耻阴虱主要通过性接触传播。虱通过生物性传播方式传播流行性斑疹伤寒、战壕热和虱媒回归热等(图21-4)。

防制应搞好个人和公共卫生,保持衣、被及身体清洁。对人头虱和耻阴虱可剃去毛发,用 0.01%～0.02% 二氯苯醚菊酯或 0.01% 的氯菊酯醇剂涂擦,也可用 50% 的百部酊涂擦杀灭耻阴虱。

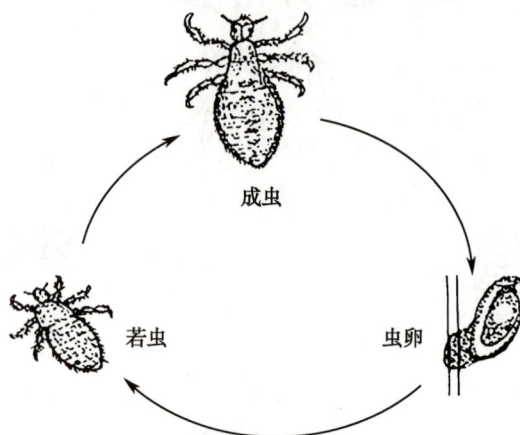

图 21-4　人体虱的形态与生活史示意图

知识链接

毒隐翅虫皮炎

毒隐翅虫皮炎是夏秋季节常见的皮肤病,每年的 7～9 月是高发季节。毒隐翅虫属于昆虫纲鞘翅目,常栖于隐蔽潮湿的环境中,昼伏夜出,有较强的趋光性。其血淋巴液中含有一种剧烈的接触性毒素,称毒隐翅虫毒,当虫体被压碎时该毒素与皮肤接触引起毒隐翅虫皮炎,也称线状皮炎。皮损多于清晨起床后发现,好发于面、颈、胸背及四肢暴露部位,初为红斑,稍水肿,随后出现密集小丘疹,继之发展为水疱、脓疱等。患处自觉灼热刺痛,可伴痒感。病程一般 1 周左右,愈后可暂时遗留色素沉着斑。

第三节　蛛　形　纲

一、蜱

蜱(tick)为蛛形纲节肢动物,包括硬蜱和软蜱两大类。我国主要的虫媒蜱种有全沟硬蜱、亚东璃眼蜱、草原革蜱、乳突钝缘蜱等。

虫体呈椭圆形,黄褐色,体长 2～10mm,饥饿时背腹扁平,吸饱血后胀大如豆,呈红褐色。虫体分颚体和躯体 2 部分,颚体前端有螯肢 1 对,无翅,有足 4 对,硬蜱背面有盾板,而软蜱无盾板。

蜱的生活史包括卵、幼虫、若虫、成虫四个时期,孳生于森林、草原、畜圈等处。硬蜱寿命数月至数年,软蜱为 5～6 年或更长。蜱的幼虫、若虫和成虫均能刺吸人畜血液。硬蜱在叮咬吸血时可导致宿主局部充血、水肿,还可引起继发感染;若同时分泌毒素,可引起蜱瘫痪,重者可因呼吸衰竭致死。蜱属于自然疫源性疾病的重要虫媒,可通过生物性方式传播森林脑炎、克里木 - 刚果出血热、Q 热、蜱媒回归热、莱姆病等(图21-5)。

防制上应清除孳生地,搞好个人防护。进入有蜱区域可涂擦趋避剂,且避免将蜱带出疫区。

二、人 疥 螨

人疥螨（itch mite）寄生于人体皮肤表皮角质层内，是一种永久性寄生螨。

成虫呈类圆形，背面隆起，乳白或淡黄色。雌螨长 0.3～0.5mm，雄螨略小。前端有短小颚体，包含螯肢和须肢各一对，腹面有足 4 对。其生活史经历卵、幼虫、前若虫、后若虫及成虫 5期。疥螨多寄生于人体皮肤薄嫩处，如指间、手背、肘窝、腋窝、脐周、腹股沟、外生殖器、股内侧和女性乳房下等处，儿童可遍及全身。人体经直接或间接接触感染。

雌螨啮食角质组织和淋巴液，利用螯肢和足在皮下开凿形成隧道，在其中发育为成虫并产卵，导致机械刺激和超敏反应。皮损常为淡红色丘疹、水疱及隧道，针头大小，对称分布。其最突出的症状是剧痒，尤以夜间虫体活动时为甚，搔抓后可引起继发性感染，临床称为疥疮（图 21-6）。

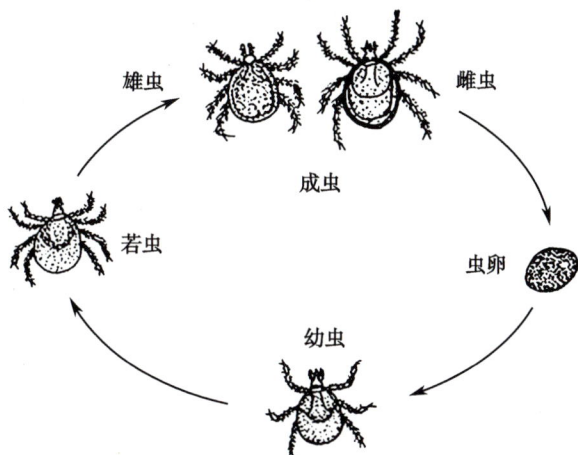

图 21-5　硬蜱的形态与生活史示意图

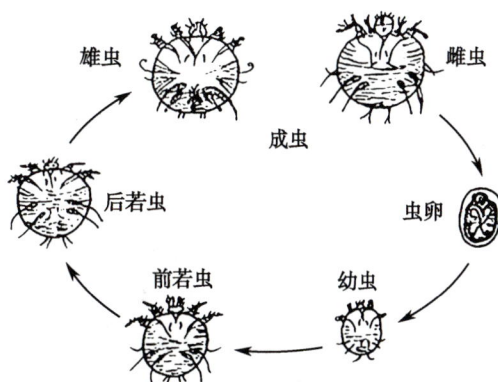

图 21-6　疥螨的形态与生活史示意图

从病变处发现隧道、检出虫体即可确诊。注意个人卫生，及时治疗患者，消毒衣物和卧具是防制关键。治疗药物有硫黄软膏、苯甲酸苄酯乳剂等。

三、蠕 形 螨

蠕形螨（demodicid mite），俗称毛囊虫，属永久性寄生螨。致病虫种有毛囊蠕形螨和皮脂蠕形螨。成虫细长呈蠕虫状，乳白色，半透明，长0.1～0.4mm，由颚体、足体和末体组成（图 21-7）。

蠕形螨的生活史包括卵、幼虫、前若虫、若虫和成虫 5 期。经接触方式侵入人体毛囊或皮脂腺寄生，常寄生于鼻、额、颈、外耳道、背等皮肤处，以面部感染率最高。毛囊蠕形螨多群居于毛囊，而皮脂蠕形螨常单个寄生于皮脂腺和毛囊。

大多数人感染无明显症状，在毛囊炎、脂溢性皮炎、酒渣鼻、痤疮、眼睑缘炎和外耳道瘙痒等患者中，蠕形螨检出率高。临床上常用挤压涂片法或透明胶纸法采集标本，光镜下检出该虫即

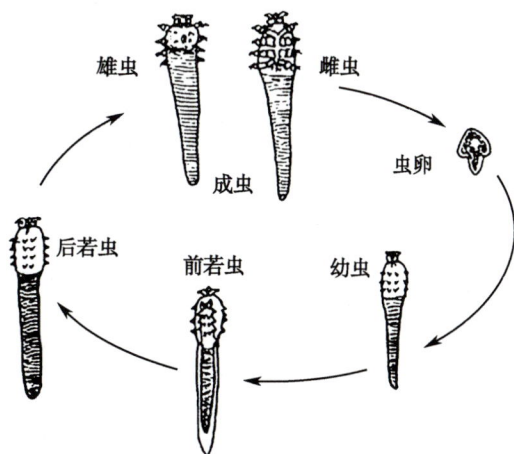

图 21-7　蠕形螨的形态与生活史示意图

可确诊。预防应注意避免与患者接触,不用公共盥洗器具,治疗可口服甲硝唑、伊维菌素等,局部用药包括硫黄软膏、苯甲酸苄酯乳剂等。

四、恙螨与尘螨

(一)恙螨

恙螨(chigger mite),又称恙虫,仅幼虫营寄生生活。常见种类有地里纤恙螨和小盾纤恙螨。

幼虫呈椭圆形,橘红色或淡黄色,长0.2~0.5mm。生活史包括卵、前幼虫、幼虫、若蛹、若虫、成蛹及成虫7期。恙螨孳生于地势低洼、潮湿、杂草丛生、鼠类较多的地方。多数幼虫对宿主选择性不强,可寄生于哺乳类、鸟类、爬行类和两栖类。在人体主要寄生于体表皮肤薄嫩和湿润处,如腰、腋窝、腹股沟、会阴等处。

恙螨幼虫叮咬可导致恙螨皮炎、恙虫病和肾综合征出血热。后两种病原体在恙螨体内可经卵传递,属生物性传播。

灭鼠,清除杂草,填平低洼,保持干燥是防制恙螨的根本措施。

(二)尘螨

尘螨(dust mite)广泛存在于谷物、中药材、棉花、尘埃及居室内,营自生生活,以粉末性物质(如面粉、真菌、花粉、皮屑等)为食。与人类关系密切的包括屋尘螨、粉尘螨和小角尘螨。

成虫长椭圆形,乳黄色,体长0.17~0.50mm。发育过程包括卵、幼虫、第一若虫、第三若虫和成虫5期。尘螨大多营自生生活,畏热怕光,喜阴暗潮湿的环境。尘螨的代谢产物、死亡虫体的分解产物等均是强烈的过敏原,可引起人体超敏反应性疾病,如螨性哮喘、过敏性鼻炎、特应性湿疹(皮炎)和慢性荨麻疹等。

注意清洁卫生,保持干燥和通风是防治尘螨的有效方法。治疗上以对症为主,也可使用尘螨浸液进行脱敏治疗。

(阳　莉)

？ 复习思考题

1. 试述医学节肢动物对人体的危害。
2. 什么是完全变态和不完全变态?
3. 蚊、蝇、蚤、虱、蜱分别能传播哪些疾病?

ER-21-4
扫一扫,测一测

附录
中医与免疫

2019 年 10 月召开的全国中医药大会,对新时代中医药传承创新发展产生重大而深远的影响。从党和国家事业发展全局的战略高度,深刻阐明发展中医药的重大意义、阐述了中医药的重大价值,中医药学是中国古代科学的瑰宝,也是打开中华文明宝库的钥匙,凝聚着中国人民和中华民族的博大智慧。要大力推动中医药人才培养、科技创新和药品研发,要推进中医药现代化,推动中医药走向世界,把中医药这一祖先留给我们的宝贵财富继承好、发展好、利用好。

中医药历来强调健康养生、祛病健身,主张"道法自然""天人合一""阴阳平衡、调和致中",讲究"辨证论治",突出"治未病",标本兼治才能彻底治愈疾病,保障生命健康。

一、中医学对免疫的认识与贡献

中医学源远流长,几千年来为人类健康和民族繁衍昌盛做出了重要贡献。我国古代民间医家在防治疾病的实践中,早已认识到机体免疫功能与疾病的发生、发展有着密切关系。中医古典著作中早就记载对机体免疫的认识。"天花"又名痘疮,是一种传染性较强的急性发疹性疾病。早在晋代时,著名医药学家葛洪在《肘后备急方》中已有记载,他说:"比岁有病时行,仍发疮,头面及身,须臾周匝,状如火疮,皆戴白浆,随决随生","剧者多死"。同时他对"天花"的起源进行了追溯,指出:此病起自东汉光武帝建武年间(25—56 年)。这是我国也是世界上最早关于"天花"病的记载。对于"天花"书中尚载有具体治疗药物方法。16 世纪明代《痘疹世医心法》中指出:"至于疹子则与痘疮相似,彼此传染,但发过不再作耳。"同时又进一步指出:"终身但作一疫,后者其气不复传染。"他们都很早就观察到患过某种传染病后,便不再感染的事实。

用人工主动免疫方法预防传染病,是中医对免疫学的重大贡献。东晋时葛洪《肘后备急方》中提到:"杀所咬犬,取脑敷之,后不复发。"就是说被狂犬咬后,杀死该狂犬,取其脑外敷伤口,以防狂犬病发生。我国的人痘苗接种预防天花是世界人工免疫法的先驱,也是世界上最早的免疫实践。据清代医学家朱纯嘏在《痘疹定论》中记载,宋真宗(998—1022 年)或宋仁宗(1023—1063 年)时期,四川峨眉山有一医者能种痘,被人誉为神医,后来被聘到开封府,为宰相王旦之子王素种痘获得成功。后来王素活了 67 岁,这个传说或有讹误,但也不能排除宋代有产生人痘接种萌芽的可能性。到了明代,随着对传染性疾病的认识加深和治疗痘疹经验的丰富,便正式发明了人痘接种术。到明朝,此种方法得到了重大改进,将生苗(天花患者的痘痂)逐渐改成熟苗(人工种痘后出痘的痘痂),减轻了痘苗的毒性。清朝康熙年间,沙俄派人来中国学习人痘接种,后又传入土耳其、英国,以至整个亚洲、欧洲,这对英国乡村医生琴纳(Jenner)牛痘苗的发明和法国微生物学家巴斯德(Pasteur)减毒疫苗的发明也提供了线索。西医学将胎盘球蛋白用作人工被动免疫制剂，而我国李时珍的《本草纲目》早已有用紫河车（胎盘粉及脐带粉）来预防麻疹的记载。在古代医书中可以看到大量类似近代医学中的人工免疫法、疫苗保藏法、患病后可获得抵抗力以及接触油漆或食物引起超敏反应等现象的记载。

二、中医理论与免疫

中医认为，人体的气血、经络、阴阳、脏腑各部之间相互联系、相互制约，为统一的整体。将人体的正常生理活动归结为"阴平阳秘，精神乃治"，即阴气平顺，正气固守，两者相互调节，才能维持相对平衡。中医把人体的功能活动及抗御各种有害因素的作用归之于"正气"，将破坏人体健康的各种有害因素归之于"邪气"。正气包括脏腑之气、经络之气及营卫之气等，也包括人体免疫系统的功能；邪气有内邪、外邪之分，病原微生物及外来抗原物质属外邪，自身抗原则属内邪。中医所说"正气存内，邪不可干"，也就是免疫功能正常可防止体内外各种致病物质的侵袭，维护人体健康。正气虚则免疫功能低下，中医扶正的主要机制在于调节阴阳、气血、脏腑的生理功能，进而增强机体免疫力，使机体处于健康状态。中医治病求本，是调理整体而治病，其实就是增强机体免疫功能，通过自身免疫机制治疗疾病。

中医认为"肾者精神之舍，性命之根"。张介宾更进一步强调，"五脏之伤，必穷及肾""肾为先天之本，肾藏精主生殖"。肾的结构与免疫系统虽无直接关系，但中医所说的"肾"极有可能是指下丘脑 - 垂体 - 肾上腺皮质系统的功能。"肾"是全身各脏的根本，肾藏的精气推动全身各组织器官的生理活动，维持人体的生长发育及生命。脑垂体是调节免疫反应的重要环节，垂体分泌的生长激素促进免疫反应，分泌的促肾上腺皮质激素（ACTH）可促使皮质类固醇分泌，抑制免疫反应，因而"肾"有调节免疫的作用。中医认为"久病者多肾虚"，肾虚者免疫功能多紊乱。扶正固本方药的免疫调节作用是能够调节下丘脑 - 垂体 - 肾上腺皮质系统，改善机体的核酸代谢和改善骨髓的造血功能，促进血细胞增生等，以达到调节机体免疫功能的作用。

中医认为脾为后天之本，主运化、统血，主肌肉四肢。脾有运化食物精华和水液以滋养全身的功能，脾还能统摄血液，为人身气血生化之源。正气的强弱也有赖于脾的滋养。脾运化正常，使机体有足够的气血和营养以维持正常生理活动，增强抗病能力。西医学研究认为，中医所指的脾应包括脾脏、造血器官和淋巴器官等，都属于免疫器官。所以脾在机体免疫中发挥重要作用，健脾补气可以调整机体免疫功能。张仲景讲"四季脾旺不受邪"，也是强调了脾对邪气的抵抗力。实验也证明，脾虚型患者不仅有胃肠道功能的改变，在免疫功能方面也有异常，如脾虚型的溃疡病、腹泻病、萎缩性胃炎、慢性细菌性痢疾等患者的免疫功能均较低下，应用一些健脾理气方药可以改善其免疫功能，使疾病好转而愈。

正气与肺有关。肺主气，司呼吸，主一身之气。"卫气者所以温分肉，充皮肤，肥腠理，司开阖者也"，由于肺气推动，使气血津液散布全身，维持各组织器官的正常功能。卫气的作用也是依靠肺气宣发，卫气强，则机体防御功能也强；如果肺气虚，则宣发卫气的能力下降，外邪极易乘虚而入引起疾病。卫气具有湿润肌肤、滋养腠理、启闭汗孔、保护体表的作用。中医所指肺气、卫气即为人体的各种生理性屏障，具有抗御外来致病因素入侵的功能，与固有性免疫有关。补肺能增强免疫功能和抵抗超敏反应发生。

肾、脾、肺与机体免疫功能有密切关系。肾是根本，脾是化源，肺是敷布与辅助作用。若慢性病长久失治，由轻而重，也多按肺、脾、肾的规律发展。实验证明，三脏之虚，都能影响免疫功能，影响程度基本也是肾＞脾＞肺。近年来大量研究资料证明，虚证患者的免疫功能均在一定程度上受到损害。中医认为虚证的发生、发展与先天肾气不足、后天营卫失调有关，即肺、脾、肾三脏功能的亏损所致。以上可说明中医学的藏象学说与免疫学有密切联系。

三、针灸与免疫

针灸对机体免疫功能的影响具有双向调节作用。作为整体疗法，针灸对人体既可扶正，又可祛邪，提高机体免疫力。针刺足三里，可见到外周血的中性粒细胞增多，单核巨噬细胞的吞噬功能活跃，杀菌力增强。针灸足三里、大椎和肺俞等穴，在产生一定疗效的同时还能提高淋巴细胞的转化率、E 花环形成率等。针灸足三里、大椎、曲池、关元、气海等穴位，可增加 B 细胞的数量，提高血清中免疫球蛋白的含量。针灸还能抑制过高的免疫反应，对某些过敏性疾病，针灸可降低 IgE 的含量，减轻过敏症状。在治疗免疫性疾病，如哮喘、麻疹、过敏性鼻炎等，也有一定疗效。针灸对细菌性痢疾、肺结核、疟疾等感染性疾病，不但能控制症状，而且还能帮助清除病原体。大量实验证明，针灸可通过神经 - 体液途径，调整机体内环境平衡，增强抗病能力。

四、中草药与免疫

中草药对免疫具有双向调节作用。有些中草药既能增强机体免疫功能，又有免疫抑制作用，如活血化瘀、清热解毒、扶正固本、益气养阴及软坚散结等方药。更有单味中药含有不同的成分，具有双向调节作用。在临床使用中应遵循辨证论治原则，通过"虚则补之，实则泻之，低则升之，高则抑之"，达到免疫调节之功效。只有补益得法，祛邪对症，才能达到免疫调节作用。

常用与免疫有关的中草药如下：

1. 增强免疫的中草药

（1）补气药：灵芝、人参、黄芪、党参、白术、大枣、山药等。

（2）补血药：阿胶、熟地黄、当归、鸡血藤、白芍等。

（3）补阳药：淫羊藿、肉苁蓉、锁阳、补骨脂、鹿角胶、紫河车、肉桂等。

（4）补阴药：麦冬、石斛、玄参、沙参、银耳、枸杞子、桑寄生、何首乌等。

（5）其他：茯苓、猪苓、白花蛇舌草、黄芩、黄连、鱼腥草、红花、丹参等。

2. 抑制免疫的中草药

（1）清热解毒药：白花蛇舌草、穿心莲、大青叶、金银花、蒲公英、板蓝根、紫花地丁、鱼腥草、龙胆、青蒿、黄芩、黄连、黄柏、大黄等。

（2）活血化瘀：丹参、赤芍、牡丹皮、桃仁、红花、益母草、三棱、莪术等。

（3）祛风除湿药：蝉蜕、僵蚕、苍耳子、柴胡、细辛、荆芥、防风、泽泻等。

（4）其他：斑蝥、蟾酥、雷公藤、砒石、喜树碱、山海棠等。

3. 促进免疫的方剂 六味地黄丸、附子理中丸、补中益气丸、四君子汤、四物汤、生脉散等。

4. 抑制免疫的方剂 桂枝汤、荆防败毒散、黄连解毒汤、活络效灵丹、益肾汤、过敏煎等。

（刘文辉）

主要参考书目

1. 刘文辉,田维珍. 免疫学与病原生物学[M]. 4 版. 北京：人民卫生出版社,2018.
2. 曹雪涛. 医学免疫学[M]. 7 版. 北京：人民卫生出版社,2018.
3. 李凡,徐志凯. 医学微生物学[M]. 9 版. 北京：人民卫生出版社,2018.
4. 诸欣平,苏川. 人体寄生虫学[M]. 9 版. 北京：人民卫生出版社,2018.
5. 肖纯凌,吴松泉. 病原生物和免疫学[M]. 8 版. 北京：人民卫生出版社,2018.
6. 沈关心,徐威. 微生物学与免疫学[M]. 8 版. 北京：人民卫生出版社,2016.
7. 王锦. 病原生物学与免疫学[M]. 北京：人民卫生出版社,2016.

复习思考题答案要点

模 拟 试 卷

《免疫学与病原生物学》教学大纲

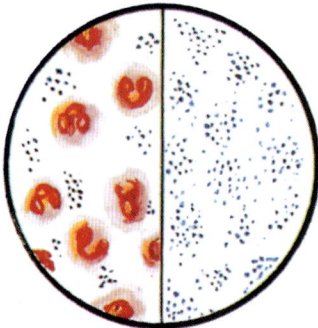

葡萄球菌

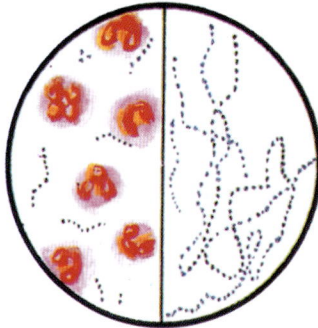

链球菌

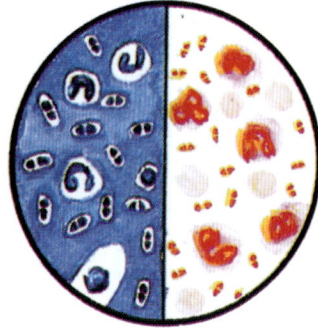

肺炎链球菌

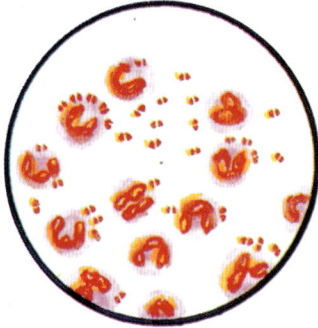

脑膜炎奈瑟菌

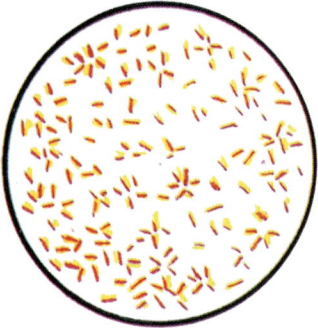

痢疾志贺菌

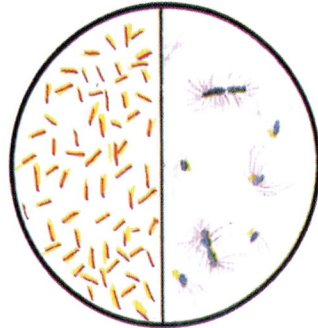

伤寒沙门菌

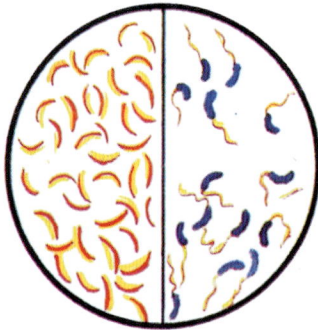

霍乱弧菌

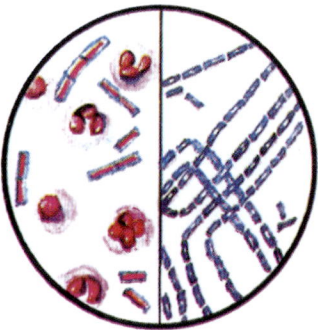

炭疽芽胞杆菌

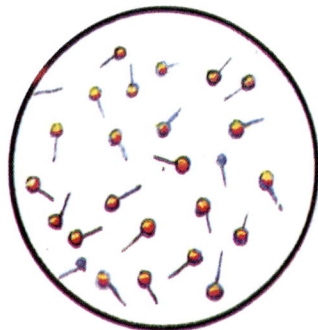

破伤风芽胞梭菌

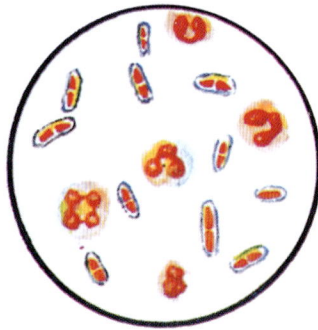

产气荚膜芽胞梭菌

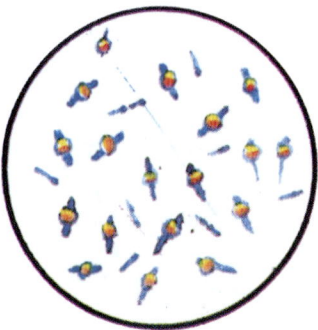

肉毒芽胞梭菌

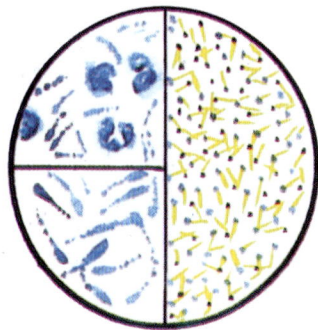

白喉棒状杆菌

文末彩图 1　病原性细菌

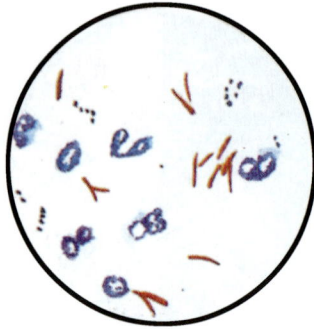

结核分枝杆菌

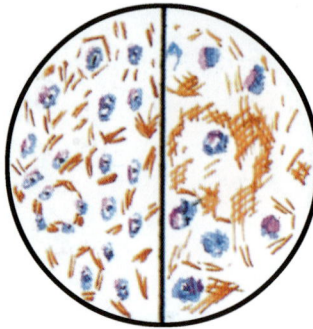

麻风分枝杆菌

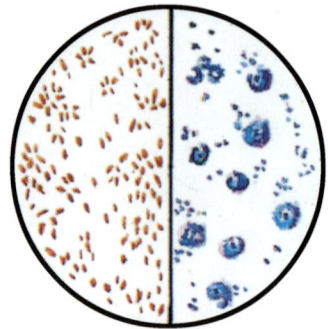

布鲁菌

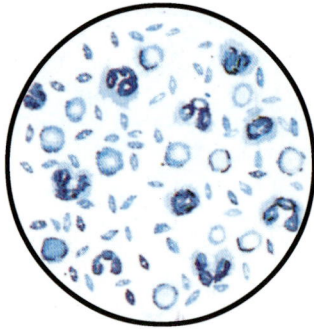

鼠疫耶尔森菌

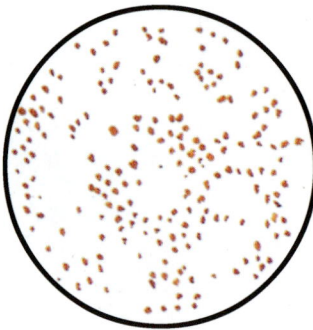

百日咳鲍特菌

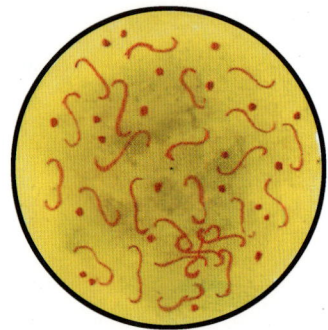

钩端螺旋体

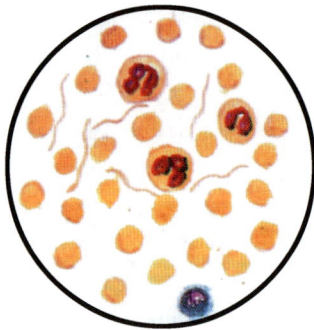

回归热螺旋体

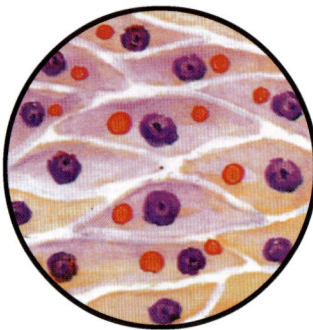

狂犬病病毒包涵体

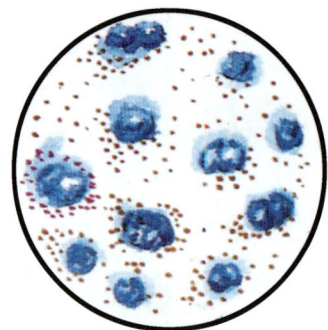

斑疹伤寒立克次体

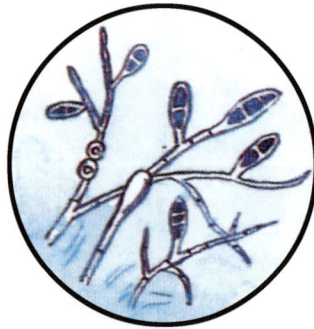

絮状表皮癣菌

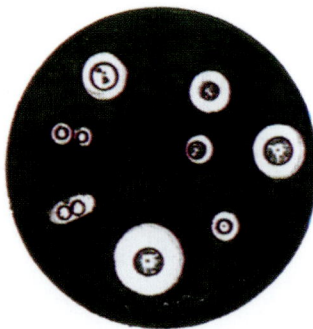

新型隐球菌

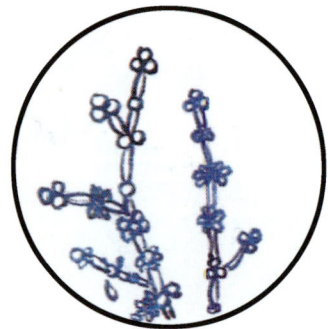

白假丝酵母菌

文末彩图 2　各种病原体

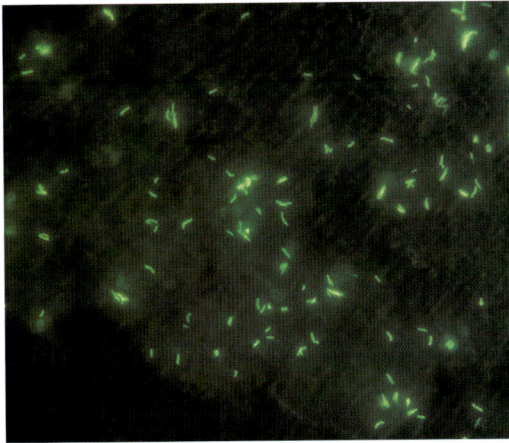

文末彩图3　结核分枝杆菌（荧光染色）

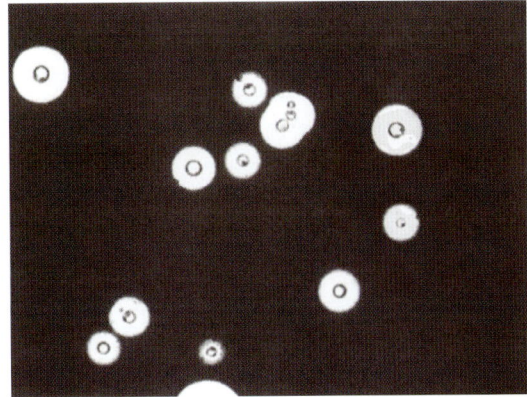

文末彩图4　新生隐球菌（墨汁负染色）

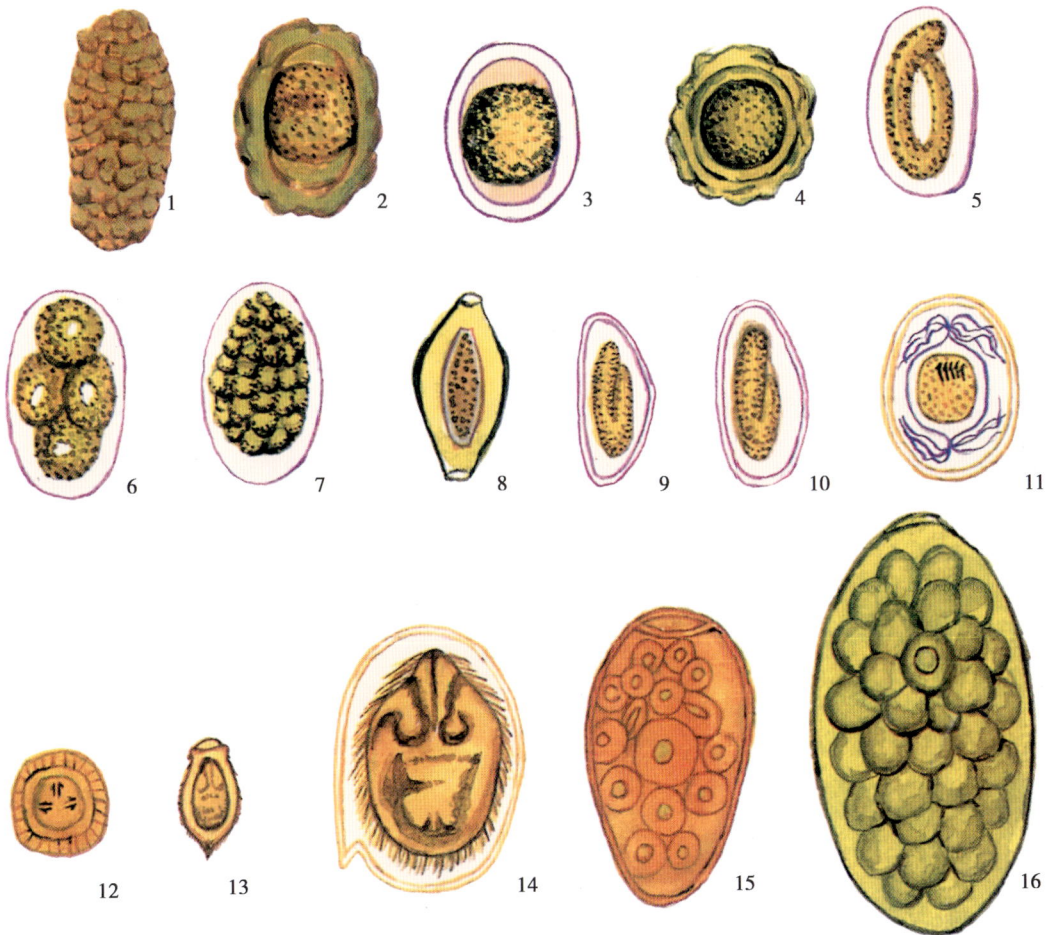

1. 未受精蛔虫卵；2、4. 受精蛔虫卵；3. 脱蛋白质膜蛔虫卵；5. 钩虫卵（含蚴期）；6、7. 钩虫卵；
8. 鞭虫卵；9. 蛲虫卵（早期含蚴卵）；10. 蛲虫卵（成熟含蚴卵）；11. 短膜壳绦虫卵；12. 带绦虫卵；
13. 肝吸虫卵；14. 日本血吸虫卵；15. 肺吸虫卵；16. 姜片虫卵。

文末彩图5　蠕虫卵

4 免疫学与病原生物学

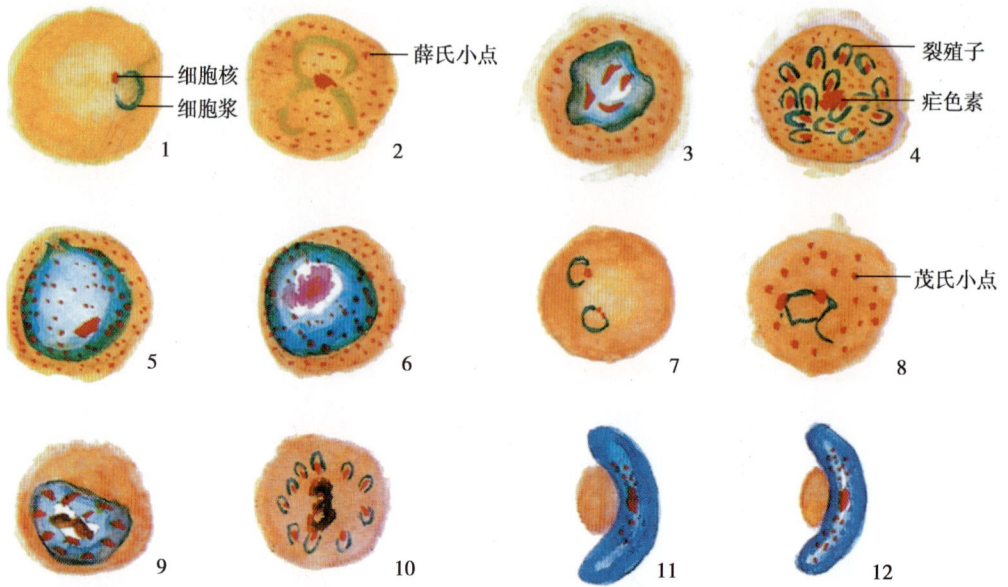

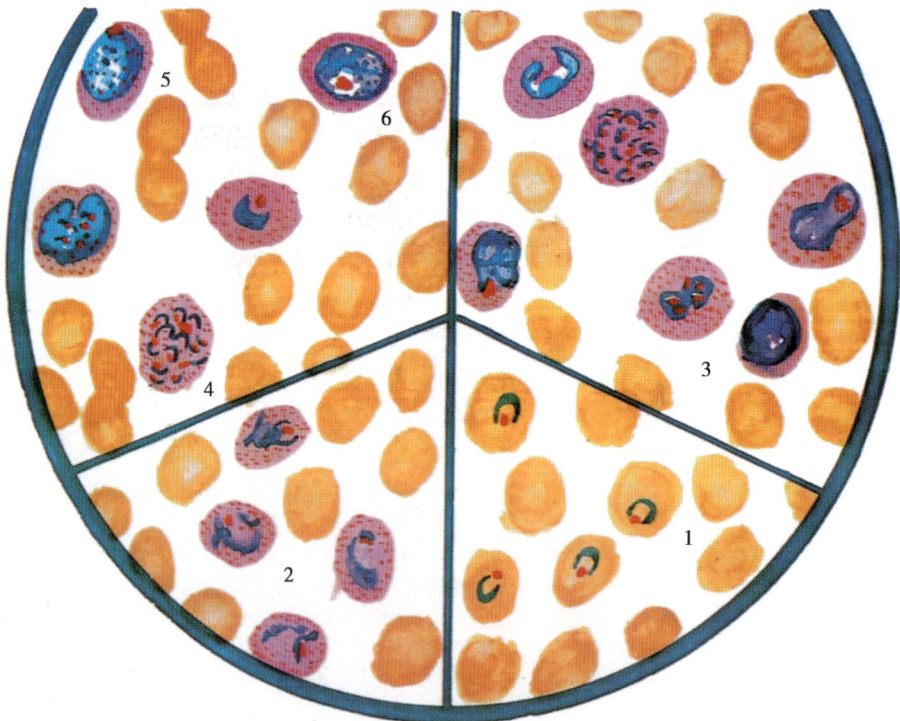

1~6. 间日疟原虫；7~12. 恶性疟原虫；1、7. 早期滋养体；2、8. 晚期滋养体；3、9. 未成熟裂殖体；4、10. 成熟裂殖体；5、11. 雌配子体；6、12. 雄配子体。

文末彩图6　疟原虫

10栏